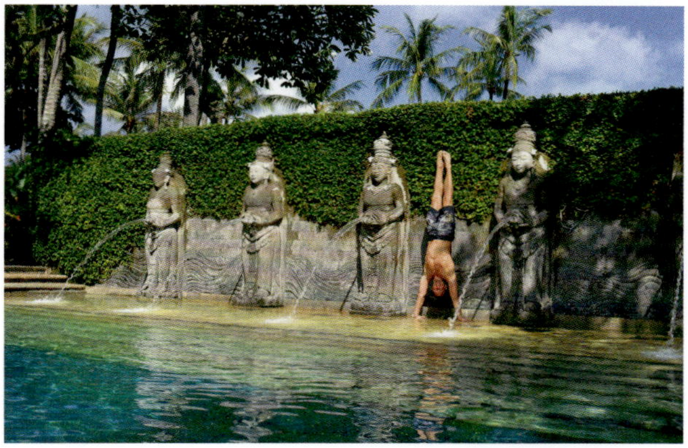

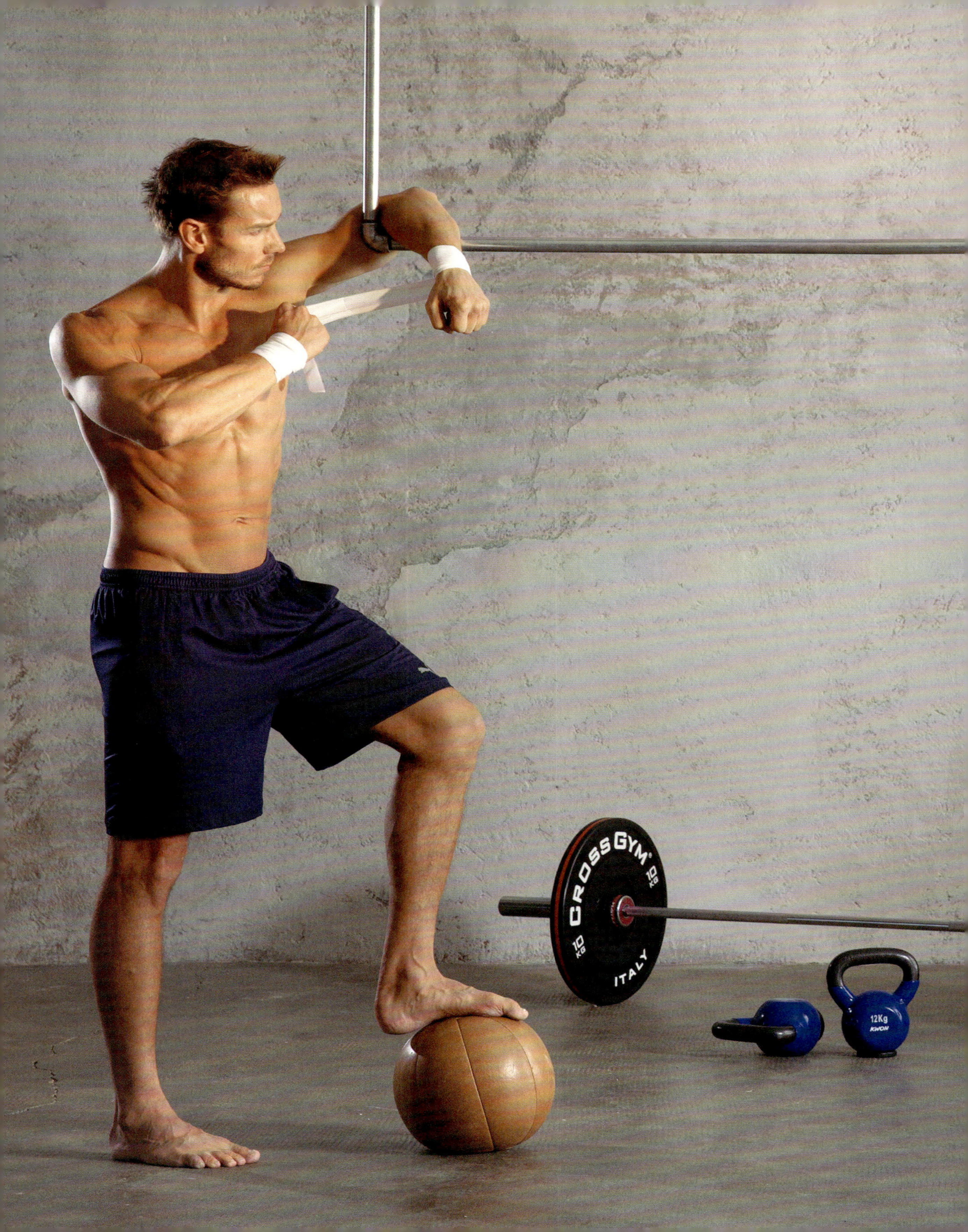
CROSSGYM
10 KG
10 KG
ITALY
12Kg

Functional Training

Das revolutionäre
5-Dimensionen-Konzept

DANIEL GÄRTNER

blv

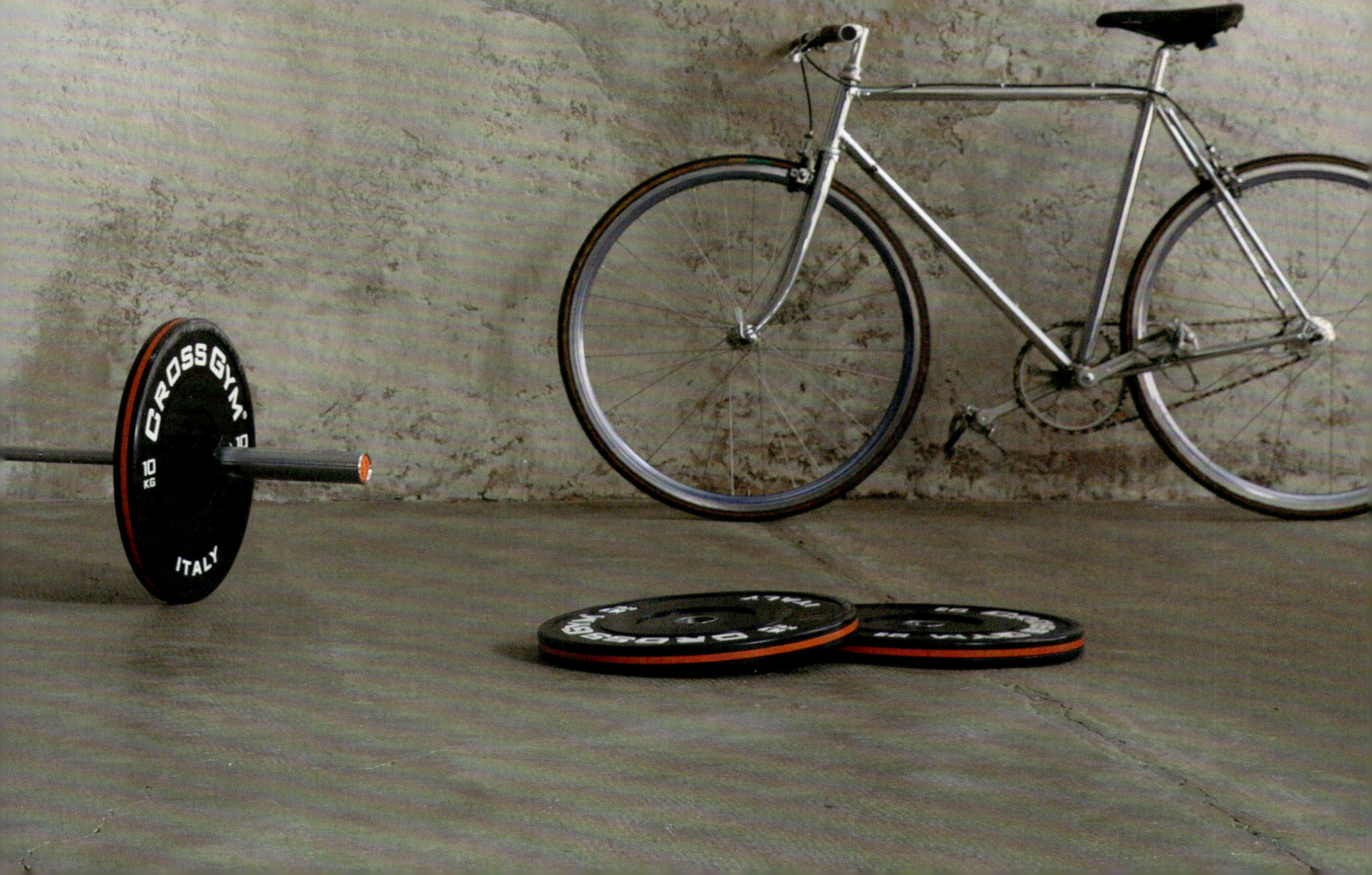

Was Sie in diesem Buch finden

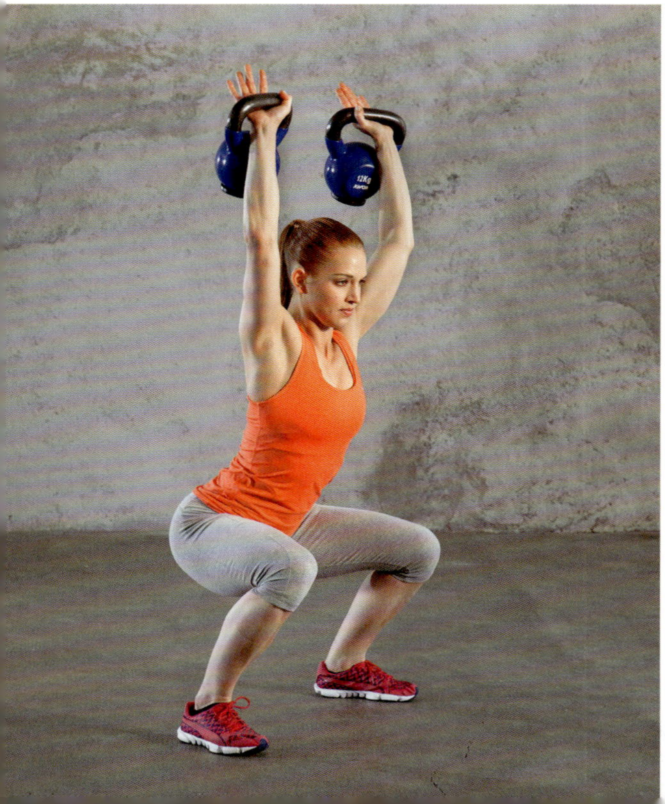

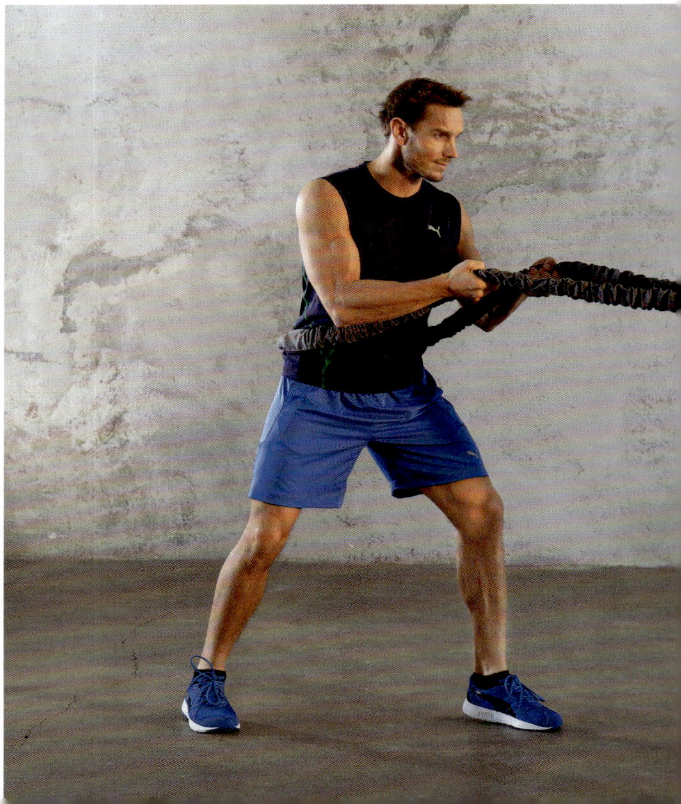

Trainingspläne 161

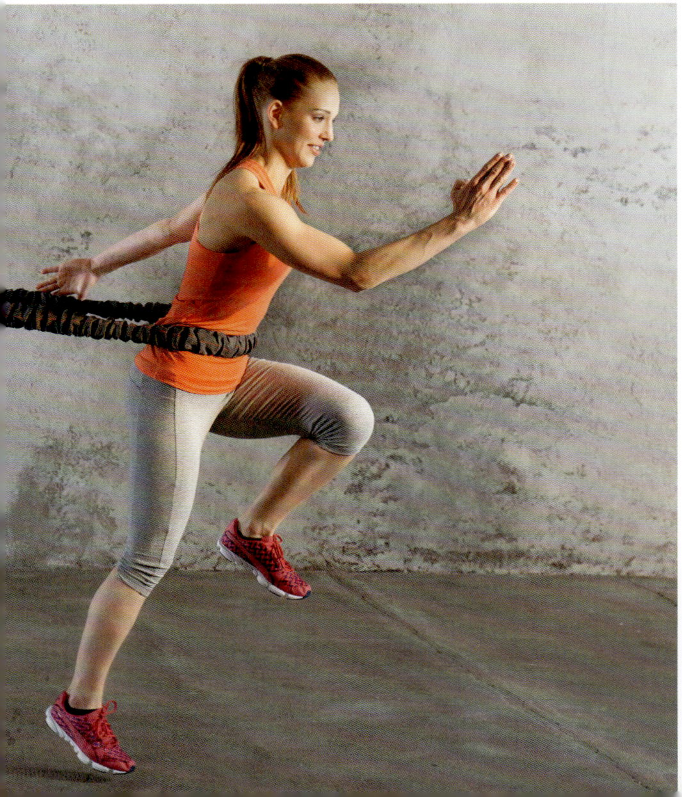

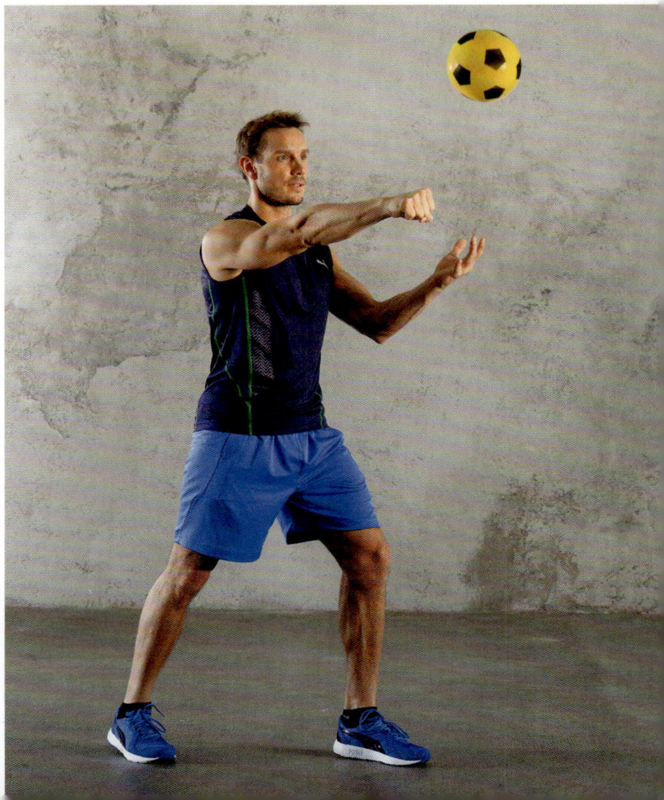

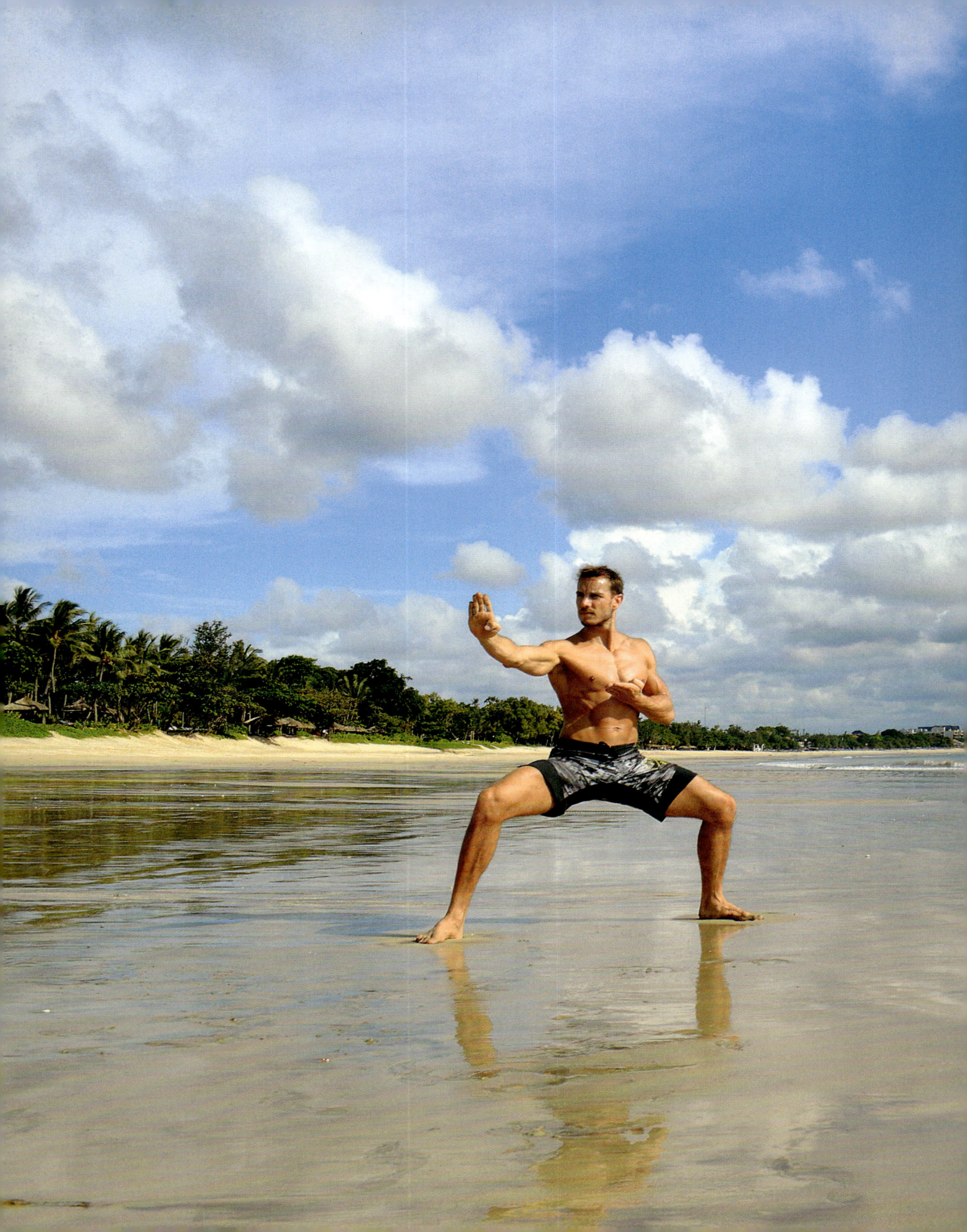

Der ästhetische Athlet

Das ästhetische Erscheinungsbild erfolgreicher Sportler beruht meist auf einem intelligenten Trainingskonzept und auf einer harmonischen Kombination von fünf Elementen: Kraft, Ausdauer, Schnelligkeit, Beweglichkeit und Koordination. Dieses Buch soll Ihnen helfen, solch ein ästhetischer Athlet zu werden. Sie lernen die Vielfalt eines Turners kennen, verbessern Ihre Schnelligkeit und Ausdauer wie ein Leichtathlet, werden explosiv wie ein Kampfsportler, stark wie ein Gewichtheber und geschmeidig wie ein Tänzer.

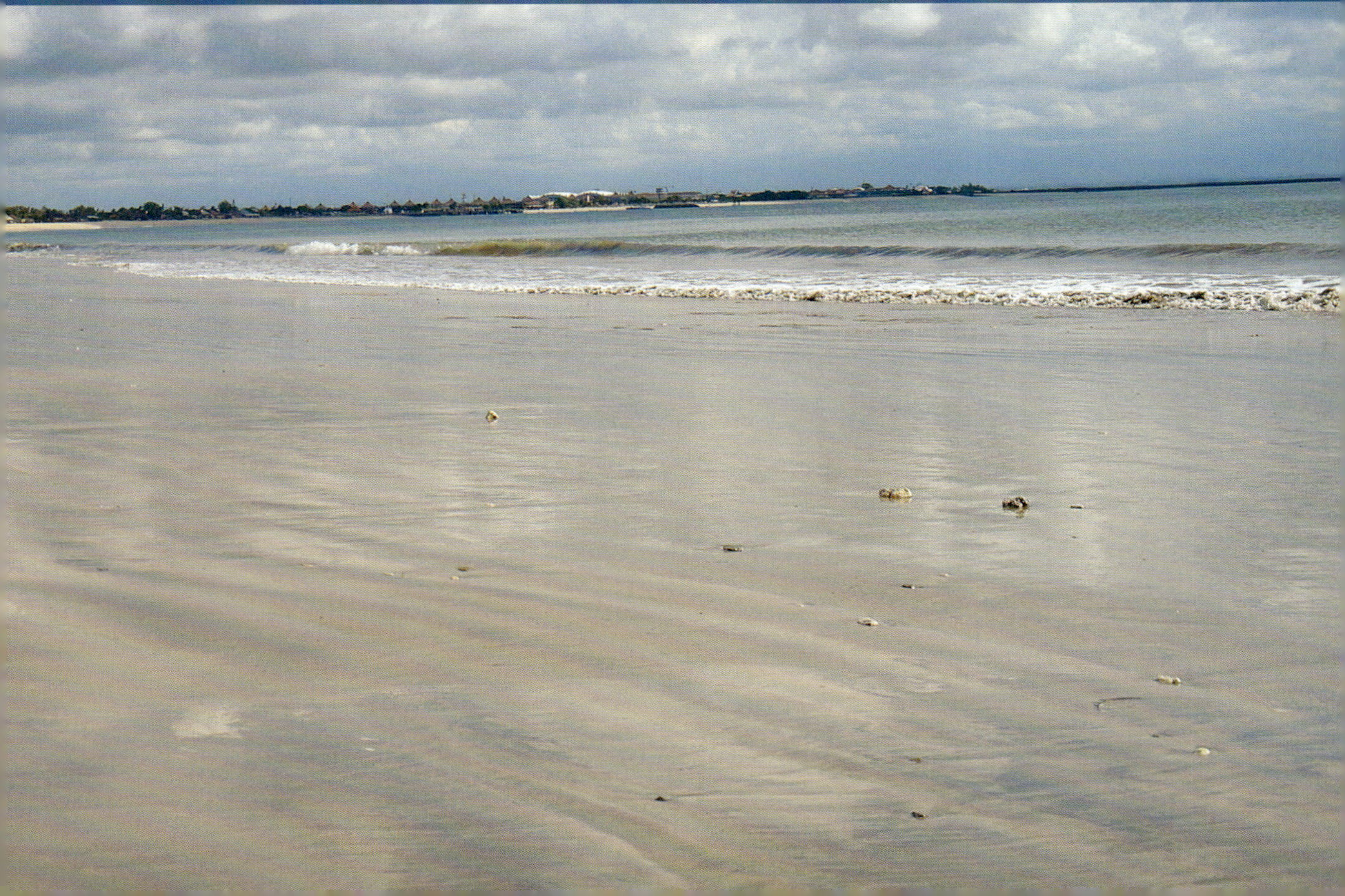

5 aus 5: Werden Sie ganzheitlich fit

In diesem Buch geht es um die ganzheitliche Ausbildung des Körpers. Um wesentliche Trainingsprinzipien zu verstehen, werden im theoretischen Teil wichtige Grundlagen für ein besseres biomechanisches Verständnis erläutert und die Wichtigkeit einer optimalen Körperwahrnehmung in den Vordergrund erklärt. Darüber hinaus erfahren Sie, was Leistungssportler von Hobbysportlern unterscheidet und warum Profis in der Lage sind, auch in problematischen Situationen eine perfekte Technik aufrechtzuerhalten.

Sie lernen die fünf Basisfähigkeiten im Sport kennen und erfahren, dass ein langfristig und gleichmäßig aufgebautes Leistungsniveau länger anhält als ein kurzfristig schnelles und dass Ihnen dieses Niveau auch in Zeiten sportlicher Abstinenz länger erhalten bleibt. Außerdem werden Sie in Zukunft starke Muskeln aufbauen wollen und dadurch Ihren Grundumsatz erhöhen, sodass Sie alleine schon durch ihre Existenz mehr Kalorien verbrauchen. Durch ein zusätzliches Cardiotraining können Sie zusätzlich überschüssiges Fett leichter zum Schmelzen bringen. Darüber hinaus verbessert sich Ihre Grundlagenausdauer. Dadurch werden Sie belastbarer und widerstandsfähiger.

Um langfristig ästhetisch und beweglich zu bleiben, werden Sie von nun an alle Bewegungen im Sport und im Alltag ganz bewusst in einem langen Bewegungsradius durchführen und Ihre Gelenkreichweite immer in eine natürliche und vollständige, aber kontrollierte Streckung bewegen. Sie erfahren, dass Sie beim Krafttraining in den Satzpausen ganz gezielt die Gegenspielermuskulatur dehnen sollten, um auf diese Weise neuromuskuläre Reflexe auszunutzen zu können. Sie lernen, wie Sie Ihr Training abwechslungsreich gestalten und die Inhalte und Übungen durch kleine Veränderungen immer wieder neu gestalten können. Außerdem lernen Sie die Wichtigkeit des Koordinationstrainings zu schätzen und werden in Zukunft der Koordination mehr Zuwendung schenken, zum Beispiel wenn Sie beim Warten an der Supermarktschlange Ihr Gleichgewicht trainieren.

Das »5-Dimensionen-Konzept«

In vielen Fitnessbüchern finden Sie sehr gute und detaillierte Beschreibungen verschiedenster Übungen und Trainingskonzepte, doch die meisten Bücher sind auf einige wenige motorische Fähigkeiten beschränkt oder spezialisieren sich alleine auf eine dieser Formen. So findet man in den letzten Jahren beispielsweise immer mehr Literatur zum funktionellen Krafttraining. Das ist grundsätzlich nicht falsch, da jeder Sportler daraus sehr viele Informationen und Anregungen für das eigene Training erhält. Doch dabei versäumen viele Hobbysportler die ganzheitliche Ausbildung des Körpers und Gehirns. Oft bleibt die Ausdauer zulasten des Krafttrainings auf der Strecke oder anders herum. Häufig verändert sich durch ein unphysiologisches Krafttraining die ästhetische Erscheinung eines Menschen oder die Beweglichkeit wird auf Kosten der Schnelligkeit vernachlässigt. Im Sport gibt es so gut wie keine Reinform von Kraft, Ausdauer, Beweglichkeit, Schnelligkeit und Koordination. Diese **fünf motorischen Hauptbeanspruchungsformen** treten immer kumuliert auf und beeinflussen sich gegenseitig. In vielen **traditionellen Sportarten** verbirgt sich genau diese Verbindung der einzelnen Elemente. Demzufolge wird in diesen Sportarten auch ganz speziell und zugleich allumfassend trainiert. Denken Sie nur einmal an die **athletische Erscheinung** eines Sprinters, das **majestätische Auftreten** der Turner, die **grazile Leichtigkeit** einer Balletttänzerin, die **geballte Kraft** eines Gewichthebers oder die **Explosivität** eines Kickboxers. Diese Sportarten haben sich aus einer langen Tradition heraus entwickelt. Sie bringen mit ihren besonderen Trainingsmethoden eine **wahre Schatzkiste an Übungen** für uns mit, an die Sie als Hobbysportler über das Lesen reiner Fitnessbücher nur sehr schwer herankommen würden.

Gerätturnen

Das deutsche Turnen geht auf die Leibesübungen der Philanthropen um 1770 zurück und fällt in die Zeit der Aufklärung. Geist und Körper sollen eine Einheit bilden und hierfür dienen turnerische Übungen als Körperertüchtigung. Mit Friedrich Ludwig Jahn (Turnvater Jahn) erfuhr die Turnbewegung um 1811 auf der Berliner Hasenheide ihren Höhepunkt. Wenn man so will, kann diese Entwicklung als Grundlage für den Begriff »Sport« betrachtet werden. Zwar darf man an dieser Stelle die antiken Olympischen Spiele nicht vergessen, doch sprach man dabei eher vom Wett-Kampf als von einem sportlichen Vergleich. Außerdem gerieten die Traditionen der Griechen im Laufe der Geschichte immer mehr in Vergessenheit.

Disziplinen und Training

Aufgrund der historischen Entwicklung wird auch heute noch zwischen Männer- und Frauenturnen differenziert. Das klassische Gerätturnen bzw. Kunstturnen besteht bei den Männern aus einem Sechskampf an den Geräten Boden, Pauschenpferd, Ringe, Sprung, Barren und Reck. Bei den Frauen werden vier Geräte geturnt: Sprung, Stufenbarren, Schwebebalken und Boden.
An jedem dieser Geräte werden spezielle Kraft-, Technik-, Beweglichkeits- und Koordinationsübungen durchgeführt, um die entsprechenden Leistungsvoraussetzungen für das Erlernen schwieriger Elemente aufzubauen. Eine besondere Rolle spielen dabei die Maximalkraft, die Reaktivkraft, die aktive Beweglichkeit und die Koordination im Allgemeinen. Darüber hinaus legt der Turner bei allen seinen Übungen Wert auf eine ästhetische Haltung und eine permanent aufrecht gehaltene Mittelkörperspannung. Aus diesem Grund sieht ein Handstand eines Turners eleganter aus als bei einem Fitnesssportler, der zwar genügend Kraft hat, sich aber über das Erscheinungsbild oder die Haltung nur wenig Gedanken macht.

Basisübungen im Gerätturnen dienen vor allem zur Stabilisierung der Wirbelsäule. Das Muskelkorsett um den Rumpf wird hierbei besonders trainiert. Bauch, Rücken und Gesäßmuskeln stehen im Fokus, aber auch die Stütz- und Hangkraft im Oberkörper und oberen Rücken sind ein wesentlicher Trainingsschwerpunkt. Brust, Schultern, Bizeps und Trizeps müssen über hohe Kraftfähigkeiten verfügen. Meist gehen Kraftübungen in diesen Bereichen mit aktivem und passivem Beweglichkeitstraining einher bzw. werden koordinative Zusatzleistungen eingebaut.

Falls Sie nun die Befürchtung haben, Sie müssten sich für Ihr Training all diese Turngeräte besorgen, so können Sie beruhigt sein, denn es gibt einfache Alternativen. Eine Vielzahl der Übungen wird auf dem Boden absolviert. Anstatt Ringe können Sie einen Sling-Trainer verwenden. Ein schmales Holzbrett kann zum Schwebebalken umfunktioniert werden. Eine Klimmzugstange wird zu einem Reck umgebaut und einen Barren können Sie sich ganz einfach selbst bauen, indem Sie zwei stabile Banklehnen nebeneinander stellen.

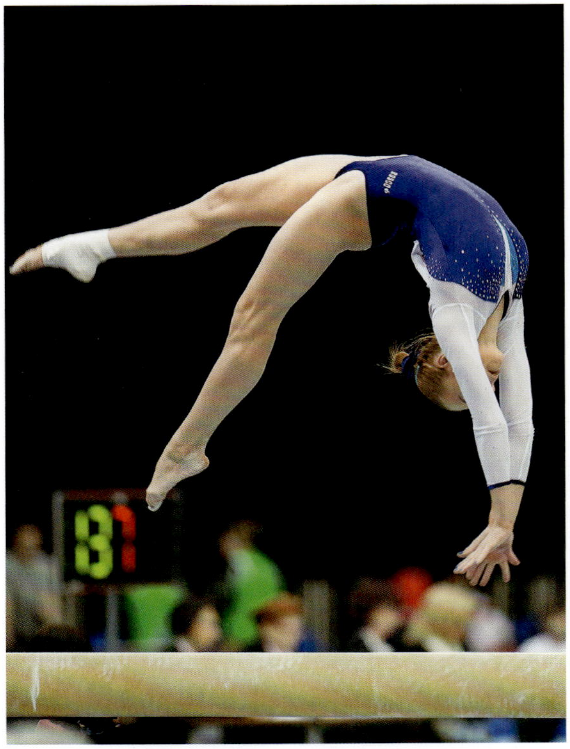

Gerätturnen – die Mutter aller komplexen Sportarten

Kampfsport

Kampf- und Kriegstechniken gibt es seit Menschheitsbeginn, denn schon immer wurden Kriege geführt und Menschen mussten sich gegen die Angriffe anderer verteidigen. Die Kampfhandlungen nahmen durch die antiken Olympischen Spiele erste sportliche Züge an. Neben Boxen und Ringen gab es Pankration, einen brutalen Allkampf, der den heutigen Mixed Martial Arts gleicht. In China beeinflussen Philosophie und Religion der Shaolin-Mönche die Entwicklung der asiatischen Kampftechniken. Um 1600 war Japan das Herrscherland im Fernen Osten und einte große Teile befeindeter Staaten. Durch eine lange Friedensperiode in dieser Zeit gerieten die realen Kriegstechniken in den Hintergrund. Deshalb widmeten sich die Krieger der japanischen Fürsten, die Samurai, den schönen Künsten und gründeten erste Fecht- und Kampfschulen. Die Philosophie und Perfektion der Technik waren von nun an vorrangig und der Begriff »Kampf-Kunst« entstand.

Disziplinen

Über die große Auswanderungswelle aus dem asiatischen Raum im 19. Jahrhundert gelangten viele Kampfkünste durch Plantagenarbeiter nach Amerika. Dort wurde aus der Kunst ein Sport und traditionelle Stile vermischten sich. In den 1960er-Jahren ließ man die verschiedensten Kämpfer gegeneinander antreten, um den effektivsten Stil herauszufinden – der moderne Wettkampfsport Kickboxen war geboren. Diese Entwicklung nahm auch Einfluss auf die heute bekanntesten Kampfsportarten Taekwondo, Karate, Thaiboxen oder Kung Fu. In den meisten dieser Sportarten gibt es verschiedene Disziplinen: Der Kampf nach Punkten wird Semikontakt genannt; daneben gibt es Leicht- und Vollkontaktdisziplinen. Häufig wird dabei in Kämpfe mit oder ohne Low-Kicks unterschieden; aber auch kontaktlose Disziplinen, wie die sogenannten Formen-Wettkämpfe, die einer Turn- oder Tanzkür ähneln und von einer Jury bewertet werden, gehören zum Kampfsport.

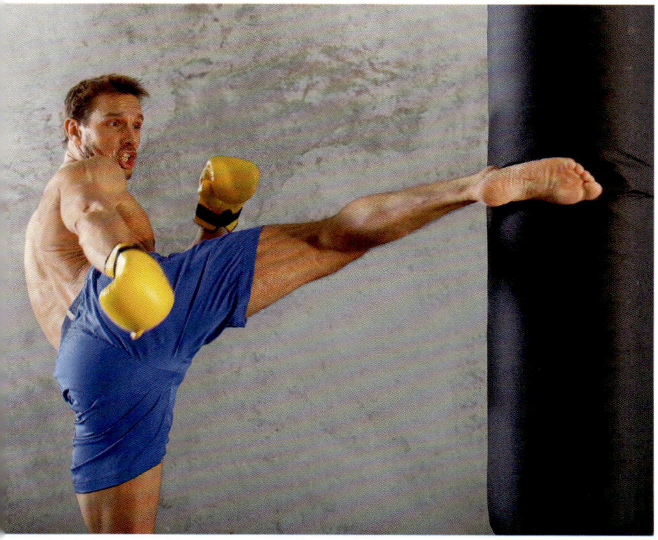

Kampfsport – martialische Kraft, Schnelligkeit und Präzision

Aus der Mitte kommt die Kraft

Die meisten Kampfsportarten verfolgen im Training einen ganzheitlichen Ansatz. Gerade im Kickboxen, Karate oder Taekwondo stellt die Explosivkraft einen wesentlichen Erfolgsfaktor dar. Jede Technik muss maximal schnell ausgeführt werden können, soll dabei aber eine möglichst geringe Ausholbewegung aufweisen, damit der Gegner die Aktion so spät wie möglich erkennt. Dabei darf der Kämpfer sein Gleichgewicht nicht verlieren und muss sich ständig auf die Konterbewegungen des Gegners einstellen. Deshalb sind ferner eine gut ausgebildete Reaktions- und Umstellungsfähigkeit von großer Bedeutung.

Neben all den Schnelligkeitsfähigkeiten spielt die Ausdauer eine große Rolle, da die Leistung über mehrere Runden oder Kämpfe aufrechterhalten werden muss. Dadurch finden im Kampfsport viele Verknüpfungen statt, die den Sport und die entsprechenden Leistungskomponenten hervorragend kombinieren. Darüber hinaus bilden für alle Kicktechniken speziell die aktive Beweglichkeit sowie die Kraft und Stabilität im gesamten Rumpf fundamentale Voraussetzungen – denn: Aus der Mitte kommt die Kraft. Aufgrund dieser Vielfalt ist der Kampfsport per se bereits ein ganzheitliches Training.

Leichtathletik

Die Leichtathletik ist ein Sammelbegriff für sportliches Gehen, Springen, Laufen, Werfen und Stoßen. Aus diesem Grund ist sie die elementarste und wohl traditionellste Sportart der Menschheitsgeschichte, denn sie bildet in ihren Disziplinen die natürlichen Bewegungen des Menschen im sportlichen Wettkampf ab. Neben den Einzeldisziplinen in jeder Kategorie gibt es auch Mehrkampfwettbewerbe, zu denen Sieben- und Zehnkampf zählen. Nicht zuletzt bildet die Leichtathletik auch wegen dieser Vielfalt das Herzstück der Olympischen Spiele. Sie ist in der Geschichte des modernen Leistungssports fest verwurzelt.

Als Breitensport tritt sie mit den verschiedenen Disziplinen des Laufens, Springens und Werfens vor allem im Schulsport und beim Erwerb des Sportabzeichens in Erscheinung. Die Leichtathletik steht deshalb auch Pate beim Einstieg in einen regelmäßigen Freizeit- und Gesundheitssport, weil sich in ihr alle konditionellen Fähigkeiten vereinen und diese besonders in den Laufdisziplinen von jedem Hobbysportler ohne großen Aufwand betrieben werden können.

Disziplinen

Die Disziplinen der Leichtathletik werden in die Gruppen Lauf, Sprung und Wurf eingeteilt. Mehrkämpfe bestehen aus mehreren Disziplinen, wobei immer alle drei dieser Gruppen beteiligt sind. Zu den Sprintwettkämpfen zählen der 100-Meter-, 200-Meter- und 400-Meter-Lauf. Die Mittelstrecke teilt sich in vier Disziplinen (800 m, 1000 m, 1500 m und 1 Meile) auf und zur Langstrecke zählen die Distanzen 3000 m, 5000 m, 10 000 m sowie der Halbmarathon- und Marathonlauf. Des Weiteren gibt es bei den Laufdisziplinen verschiedene Staffelläufe (4 × 100 m, 4 × 400 m, 3 × 800 m, 3 × 1000 m) sowie den Hürdenlauf (100 m, 110 m, 400 m), das Hindernisrennen (3000 m), Crossläufe im Gelände oder Gehwettbewerbe. Zum Sprung zählen der Hoch-, Stabhoch-, Weit- und Dreisprung. Bei den Wurfdisziplinen gibt es das Kugelstoßen, den Diskus-, Hammer- und Speerwurf.

Zum Training in der Leichtathletik gehören Elemente wie Laufschulung, Arm-Bein-Koordination, Technikschulung, Ausdauertraining, Sprints und Sprungläufe sowie spezifisches Krafttraining mit Gewichten und Schnellkraftübungen. Besonders in der Laufschulung tritt der athletische Charakter dieses Sports in den Vordergrund. Als Basis für die Ausbildung eines fitten und schnellkräftigen Körpers, aber auch für die ästhetische Bewegungserscheinung ist vor allem das Lauf-Abc eine wertvolle Übung für jeden Sportler. Dabei werden verschiedene Laufformen wie etwa Skippings, Kniehebeläufe, Sprungläufe und Co. zum Aufwärmen oder aber in einer isolierten Techniketheit durchgeführt. Der Sportler lernt dadurch, sich athletisch zu bewegen, und verbessert seine Beinkoordination, die er auf alle anderen Sportarten oder gar auf alltägliche Bewegungen transferieren kann.

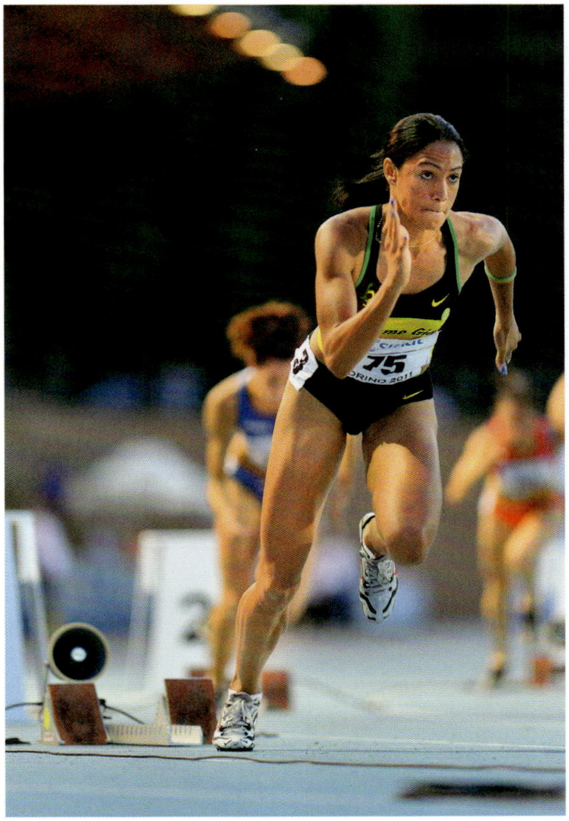

Leichtathletik – als Basis dynamischer und athletischer Eleganz

Ballett

Ballett ist ein klassischer Tanz und wird meist als künstlerische Bühnenaufführung zur Musik inszeniert. Dabei stehen die nahezu schwerelos aussehenden Körperbewegungen im Raum sowie Gestik, Mimik und Ausstrahlung im Vordergrund. Das Ballett entwickelte sich im 15. und 16. Jahrhundert aus den an italienischen und französischen Fürstenhöfen aufgeführten Schauspielen sowie aus tänzerischen Gesellschaftsspielen. Entgegen der heutigen, oft vorurteilhaften Meinung war der Bühnentanz lange eine Männerdomäne, bei der keine Frauen erlaubt waren. Im 16. Jahrhundert ging die Entwicklung des Balletts von Italien auf Frankreich über. Der hohe Stellenwert des Balletts jener Zeit wird durch die Gründung der königlichen Tanzakademie (Académie Royale) in Paris durch den Sonnenkönig Ludwig XIV. deutlich. In dieser Zeit erfuhr das Ballett eine enorme Weiterentwicklung und wurde zunehmend von Berufstänzern ausgeführt. Damit trennte sich der Tanz vom höfischen Zeremoniell. Ab 1681 durften auch Frauen öffentlich tanzen. Eine Blütezeit erfuhr das Ballett in der zweiten Hälfte des 19. Jahrhunderts in Russland, wo viele der heute bekanntesten Stücke wie »Der Nussknacker« oder »Dornröschen« entstanden.

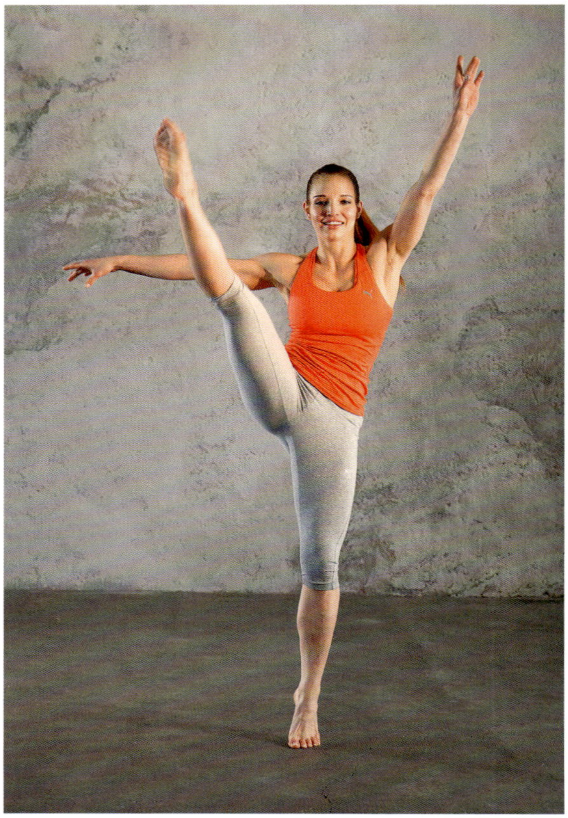

Ballett – für ein ästhetisches und leicht aussehendes Erscheinungsbild

Disziplinen

Neben den klassischen Bühnen- und Handlungstänzen werden im Ballett zeitgenössische Tänze, Modern Dance, der Ausdruckstanz und das Tanztheater unterschieden. In den ersten beiden Jahrzehnten des 19. Jahrhunderts erfuhr das Ballett einen zunehmenden Wandel. Vor allem an den Theatern in Paris wurde sehr erfolgreich mit Mischformen von Ballett, Theater, Pantomime und Zirkus inszeniert. Auch der Spitzentanz entstand in dieser Zeit und die Kostüme wurden so verändert, dass die Fuß- und Beinarbeit für die Zuschauer sichtbar wurde. Auf diese Weise wurde der Tanz zunehmend athletischer und akrobatischer.

Das Training der Ballett-Techniken beinhaltet ein vielfältiges Repertoire an Halte-, Schwung-, Kraft- und Beweglichkeitsübungen. Ein derartiges Training basiert auf Übungen an der *Barre* (Stange) und im *Milieu* (Mitte bzw. frei im Raum). Bei allen Positionen und Trainingsübungen soll eine optimale vertikale Achse aufrechterhalten werden, die durch das Zentrieren des Körpers erreicht wird. Dabei bleibt der Körper stets in einer stabilen Grundspannung, die, egal in welcher Stellung sich der Tänzer befindet, nie aufgegeben werdendarf. Ferner sollen Sprünge leicht aussehen und eine sanfte Landung aufweisen. Alle Bewegungen müssen wohlkontrolliert und harmonisch abgestimmt werden. Hierfür ist ein besonderes Maß an aktiv-statischer und aktiv-dynamischer Beweglichkeit erforderlich. Zugleich sind eine kräftige und schnelle Beinmuskulatur sowie eine gut ausgeprägte Rumpfmuskulatur besonders wichtig.

Gewichtheben

Das Gewichtheben, auch als Schwerathletik bezeichnet, ist eine olympische Sportart mit langer Tradition. Obwohl es das Heben schwerer Gewichte schon seit der Antike gibt, entstand die heute als Gewichtheben bekannte Sportart als solche erst um 1880. In dieser Zeit wurden die ersten Verbände gegründet und die Disziplinen 1891 Teil der Olympischen Spiele. Der Sport entwickelte sich in dieser Zeit stetig weiter, verschiedene Disziplinen entstanden und die Einteilung in Gewichtsklassen wurde vorgenommen. Obwohl das Gewichtheben damals wie heute als Randsportart einzuordnen ist, fanden die Übungen und das Training schnell Akzeptanz bei vielen Hochleistungssportlern, die dadurch ihre Kraft- und Schnelligkeitsleistungen verbessern wollten. Besonders die Leichtathleten im Sprint, Kugelstoßen oder ähnlichen Schnellkraftdisziplinen profitieren vom Gewichtheben. Heutzutage sind die Techniken des Gewichthebens in nahezu allen Leistungssportarten vertreten. Bei Skifahrern, Snowboardern, Fußballern und in vielen weiteren Sportarten gehört das Training mit der Freihantel zum Basisprogramm.

Disziplinen

Die beiden Standarddisziplinen sind das Reißen und Stoßen. Beim Reißen wird die Langhantelstange in einer flüssigen Bewegung über den Kopf geführt, ohne dabei auf halber Strecke eine Pause zu machen. Beim Stoßen wird das Gewicht nach dem Anheben vom Boden zunächst auf der Brust abgelegt und dann im zweiten Schritt explosiv mit dem Beineinsatz über den Kopf gehoben. In früheren Zeiten gab es zusätzlich zu diesen beiden Disziplinen auch noch das Drücken. Dabei durfte nach dem Umsetzen auf die Brust kein Beineinsatz erfolgen, sondern das Gewicht musste durch die reine Streckkraft der Arme und Schultern nach oben gedrückt werden. Eine Sonderdisziplin des Gewichthebens ist der Kraftdreikampf bzw. das Powerlifting. Dazu gehören das Bankdrücken, die Kniebeuge und das Kreuzheben.

Die Disziplinen des Gewichthebens und des Powerliftings zählen zu den effektivsten Standardübungen mit freien Gewichten und sind Bestandteil jedes athletischen Krafttrainings im leistungsorientieren Bereich. Für den komplexen Bewegungsablauf beim Reißen oder Stoßen ist ein hohes Maß an Körpergefühl und Koordination erforderlich. Nahezu alle großen Hauptmuskelgruppen (Arme, Schultern, Brust, Gesäß, Rücken und Beine) werden dabei angesprochen und müssen optimal zusammenspielen. Auch die Kniebeuge, das Bankdrücken oder Kreuzheben stellen hohe koordinative Ansprüche an den Sportler und sind hinsichtlich der gesamtheitlichen Kraftentwicklung besonders essenziell. Solche komplexen Übungen sind ein nicht mehr wegzudenkender Bestandteil des Leistungssports und sollten auch von jedem ambitionierten Hobbysportler, im Hinblick auf eine Ganzkörperentwicklung, beherrscht werden.

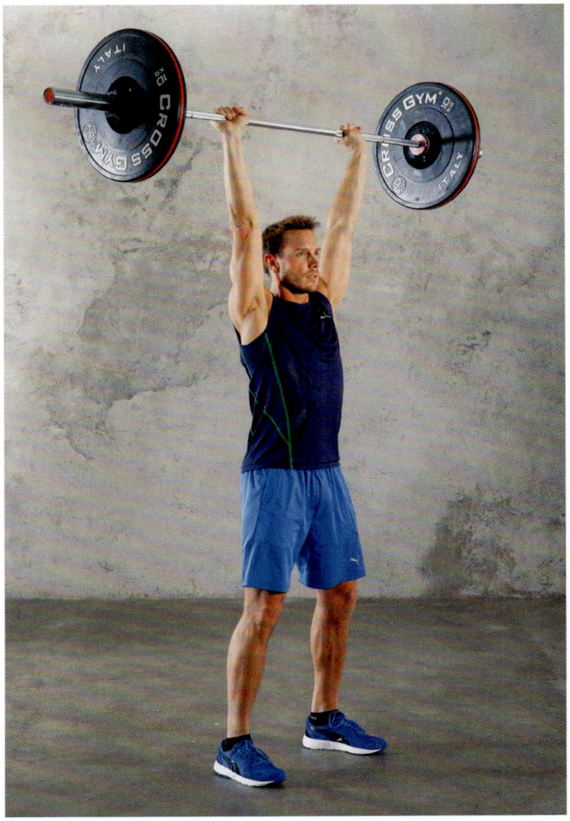

Gewichtheben – als Basis elementarer Kraftfähigkeiten und Stabilität

Vom echten Sport zum modernen Fitnesstraining

Der Begriff »Functional Fitness« ist heutzutage in aller Munde und gibt offensichtlich eine neue Richtung in der Fitnesswelt vor. Eindeutige Definitionen im wissenschaftlichen Sinne sind jedoch schwer zu finden und weisen häufig noch einige Unschärfen auf.

Funktionelles Training

Funktionelle Übungen beanspruchen mehr als 30 % der Skelettmuskulatur. Sie werden zudem als mehrdimensionale Bewegungen beschrieben, die immer über mindestens zwei Körperachsen durchgeführt werden. Meist sollen die Übungen auf alltägliche oder sportartspezifische Bewegungen oder Teilbewegungen innerhalb einer Sportart vorbereiten.

Blick in die Vergangenheit

Bei genauer Betrachtung fällt auf, dass der Ansatz eines funktionellen Trainings überhaupt nicht neu ist. Um sich in einer Sportart zu verbessern, muss neben dem Technik- und Taktiktraining auch die Kondition und Koordination trainiert werden. Schon in der Antike erkannten die Athleten die Wichtigkeit eines Ergänzungstrainings im Sinne der Verbesserung der körperlichen Fitness. Der daraus resultierende Kraft- oder Schnelligkeitsvorteil war oft ausschlaggebend über Sieg oder Niederlage. In unserer heutigen, modernen Welt des Spitzensports wird ein Sportler bis ins kleinste Detail analysiert, um ihm einen adäquaten Trainingsplan an die Hand geben zu können. Solch ein Plan verfolgt meist die Entwicklung von einer allgemeinen zu einer speziellen Fitness, die für eine entsprechende Sportart besonders wichtig ist. Dadurch werden wesentliche Leistungsvoraussetzungen geschaffen, wodurch es vielen Sportlern erst möglich ist, bestimmte technische Fertigkeiten zu erlernen. Ist diese Art des Fitnesstrainings dann nicht höchst »funktionell«? Es scheint aber eher so, als wäre der Begriff »Functional Training« eine Bezeichnung der modernen Fitnesswelt, denn im Leistungssport oder gar in der Sportwissenschaft ist dieser Ausdruck erst bei näherer Betrachtung zu erkennen. Das liegt daran, dass sich der Leistungssport an echten bzw. traditionellen Sportarten orientiert. Ballspiele, Leichtathletik oder Fechten und Boxen gibt es schon viel länger als das heutige Verständnis von Fitness. Der Begriff »Fitnesstraining« resultiert vielmehr aus den ergänzenden Kraft- und Ausdauerübungen, die man eben genau für diese Sportarten benötigt. Aus diesem Grund schien es lange Zeit überhaupt nicht nötig, von »funktionellen Übungen« zu sprechen, da diese Übungen bereits einen wichtigen Zweck erfüllten – nämlich den Zweck, einen Sportler innerhalb einer Sportart zu verbessern, ihn langfristig auf steigende Belastungen vorzubereiten und ihn somit auf ein insgesamt höheres Leistungsniveau zu bringen.

Wirft man einen Blick zu den Anfängen der Fitnessbewegung in den 70er- oder 80er-Jahren, ist zu erkennen, dass solche Ziele bei der breiten Masse in den Hintergrund gerieten und ausschließlich die singulären Wirkungen des Fitnesstrainings immer populärer wurden. Man erkannte beispielsweise, dass durch regelmäßiges Krafttraining die Muskeln wachsen und der Körper geformt wird. Eigentlich passiert so etwas in einer »echten« Sportart als Nebenerscheinung; doch nicht alle Menschen wollen eine traditionelle Sportart betreiben und können sich auch nicht immer mit der Philosophie von Mannschafts- oder Individualsportarten identifizieren. Häufig spielt sich solch ein Sport in Vereinen ab, die auch nicht immer den gewünschten Komfort oder flexible Trainingszeiten anbieten. Folglich standen visuelle bzw. ästhetische Ziele im Vordergrund und weniger der funktionelle Nutzen des Trainings.

Von den Leistungssportlern lernen

Wenn Sie wettkampfambitionierte Sportarten einmal genauer betrachten, fällt auf, dass das Ziel darin besteht, koordinativ anspruchsvolle Bewegungsmuster zu erlernen. Anspruchsvoll kann an dieser Stelle auch schon der richtige Stemmschritt beim Weitsprung, die kompakte Deckung beim Boxen, der explosive Abdruck aus dem Startblock beim Sprint oder das schnelle Schließen der Beine beim Salto im Turnen sein. Ähnliche Fertigkeiten können Sie im übertragenen Sinne auch in einem Fitnesskurs in Ihrem Studio lernen. Doch was Leistungssportarten von solchen Fitness- und Freizeitkursen unterscheidet, sind vorwiegend Wettkampf- und Wertungsbestimmungen.

Der Unterschied zwischen realen Sportarten und reinem Fitnesstraining

Besonders in verlaufsorientierten Sportarten wie etwa im Gerätturnen, beim Ballett oder einer Tanzkür sind technische und haltungsgemäße Ausführungen sowie die Schwierigkeit der Komposition der Wettkampfübungen ausschlaggebend. Diese werden von einem internationalen Regelwerk vorgeschrieben.

Beim Zumba oder im Aerobic-Kurs in einem Sportstudio hingegen werden Sie nicht disqualifiziert, nur weil Ihre Technik schlecht ist oder nicht dem Ideal entspricht. Wenn Sie keinen ambitionierten Trainer haben, der Sie immer wieder korrigiert, wird sich daran wohl auch selten etwas ändern. Ihnen selbst fehlt oft die spezifische Körperwahrnehmung, um das, was der Fitnesstrainer korrekt vorführt, auch auf Ihren individuellen Habitus, also Ihren Körper, anzuwenden.

Auch in ergebnisorientierten Sportarten wie etwa der Leichtathletik, im Kampfsport oder im Gewichtheben gibt es Regeln. Wie muss ein Gewicht beim Reißen und Stoßen geführt werden, damit der Versuch gültig ist? Im Fitness-Studio sowie in den meisten Cross-Fit-Boxen gibt es oft gute Trainer, die Ihnen die richtige Technik beim *Clean and Press* einer Langhantel zeigen können. Jedoch werden Sie nicht gleich disqualifiziert oder

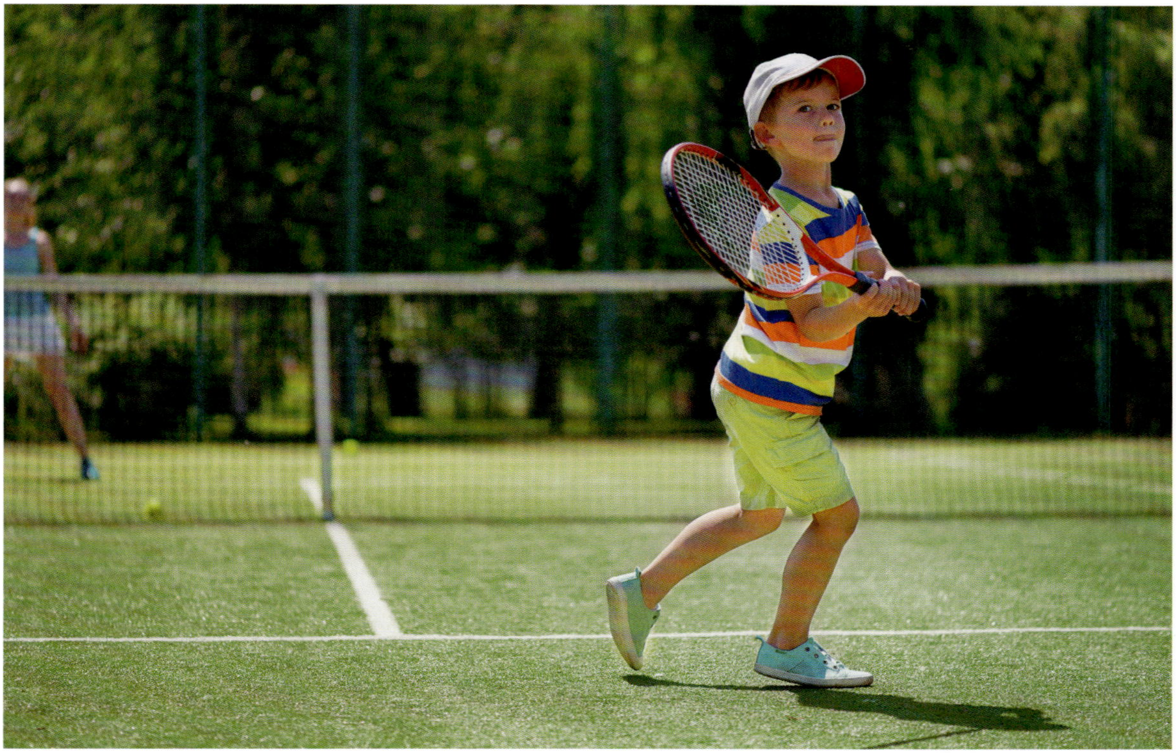

Primäres Ziel ist das Schaffen spezieller Leistungsvoraussetzungen für den Sport. Die Entwicklung des Körperbaus ist im Leistungssport ein Nebenprodukt.

rausgeworfen, wenn Ihre Technik miserabel ist und Sie sich dadurch langfristig die Bandscheiben kaputt machen. Würden Sie allerdings an einem Gewichtheber-Wettkampf teilnehmen, müssten Sie die korrekte Technik beherrschen, damit Sie von den Schiedsrichtern nicht disqualifiziert werden. Es gibt viele weitere Beispiele, anhand deren die Unterschiede einer »realen« Sportart im Vergleich zum reinen Fitnesstraining sichtbar werden: Welche Bewegungsstruktur muss beim Kugelstoßen realisiert werden, um einen Stoß als solchen zu erkennen? Wann ist beim Leichtkontakt-Kickboxen ein Schlag unkontrolliert durchgeführt und muss mit einem Strafpunkt geahndet werden?

Die Körperwahrnehmung als Grundlage

All diese leistungsorientierten Bewegungen jener Sportarten entspringen einer gemeinsamen Grundlage: der langfristig erworbenen Körperwahrnehmung eines jeden Sportlers. Häufig sind es nicht die absoluten Kraft- oder Ausdauerfähigkeiten, die über Sieg oder Niederlage entscheiden, sondern die Fähigkeiten, den eigenen Körper, die Positionen und Gelenkwinkelstellungen auch bei zunehmender Erschöpfung noch korrekt aufrechterhalten zu können. Hierzu gehört auch das Spüren, wann sich eine Bewegung oder Bewegungskopplung gut anfühlt und wann nicht. Fühlt sich eine Bewegung unharmonisch an, können geübte Leistungssportler diese in Bruchteilen von Sekunden korrigieren, denn sie schöpfen aus einem breiten und langjährig erworbenen Erfahrungsschatz. Ein Laie hingegen spürt vielleicht, wenn sich etwas ungut oder falsch anfühlt, doch er hat keine alternativen Bewegungsmuster im Speicher, um diese als Korrekturmaßnahme verwenden zu können. Genau diese Fähigkeit zur Feinsteuerung jeder Technik und zur exakten Bewegungsausführung einer Übung unterscheidet einen Profi von einem ambitionierten Freizeitsportler. Vergleicht man die Ausführung eines Liegestützes von Profi-Turnern mit der von Hobby-

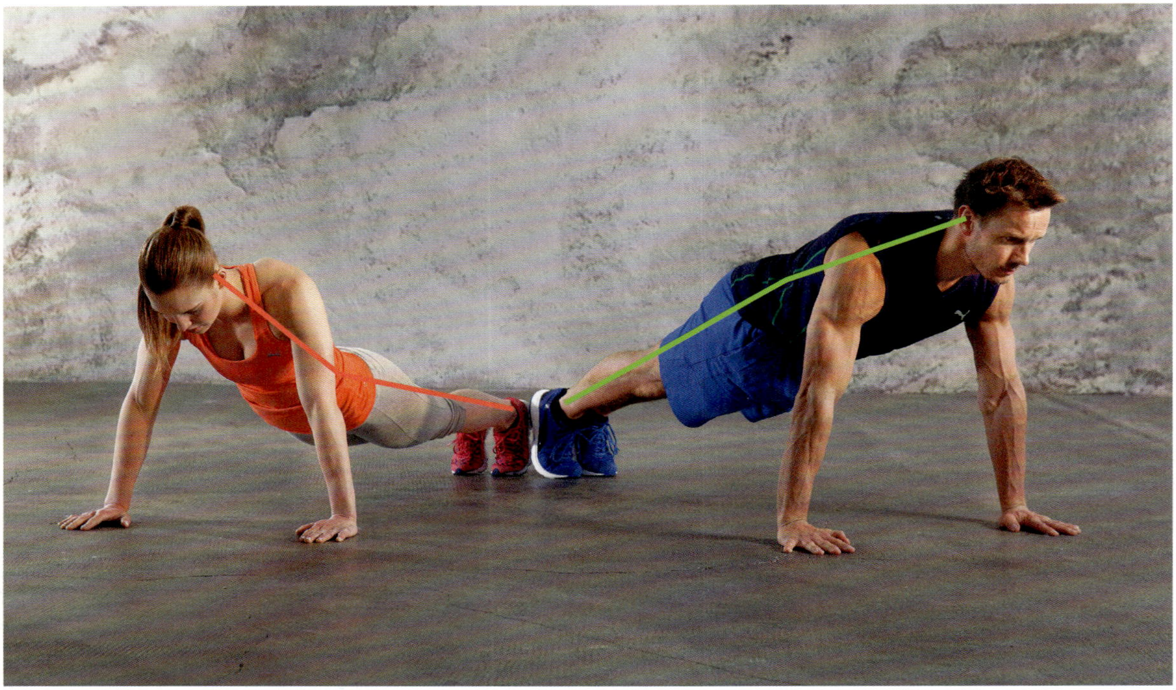

Eine Bewegung hängt immer von der Qualität der eigenen Feinsteuerung ab. So unterscheiden sich scheinbar gleiche Bewegungen von Leistungssportlern (richtige Ausführung) häufig signifikant von denen reiner Fitnesssportler (falsche Ausführung).

Fitnesssportlern, dann würden sich die Profis immer durch kleine Nuancen unterscheiden. Ein Laie wird dies wahrscheinlich nicht wirklich wahrnehmen, denn die Bewegung ist ja scheinbar die gleiche – trotzdem sieht es beim Profi kompakter, stabiler, geschmeidiger und ökonomischer aus.

Lassen Sie uns dieses Phänomen an einem anderen Beispiel analysieren: Sie werfen einen Ball und danach schmerzt Ihnen die Schulter, weil Sie bei der Wurfbewegung den Ellenbogen nach außen angewinkelt und den Arm zu früh gestreckt haben. Sie fühlen den Schmerz, wissen aber nicht, warum dieser entstanden ist. Ein Profi weiß, dass durch den langen Seithebel starke Torsionskräfte auf die Wurfschulter wirken. Aus diesem Grund hält ein Speerwerfer in der Leichtathletik beim Wurf den Ellenbogen weit oben über dem Kopf, anstatt ihn nach außen fallen zu lassen. Aber ist sich ein Laie darüber bewusst? Wohl kaum. So brechen viele Freizeitsportler ein Fitnesstraining schmerzbedingt ab und geben auf, obwohl oft kleine Winkelveränderungen in Armen und Beinen oder einige wenige technische Optimierungen ausreichen würden. Die Sportwissenschaft beschreibt diesen Bereich der eigenen, internen Körperwahrnehmung als »Kinästhetik« – das Bewegungsempfinden, das im Laufe der nächsten Kapitel eine wichtige Rolle spielen wird. Denn Fitnesstraining unter bewusster Körperwahrnehmung und kinästhetisch korrektem Bewegungsverlauf ist ein zentrales Erfolgsgeheimnis im Sport.

Variable Verfügbarkeit der Leistung

Die meisten Leistungssportler verfügen im Vergleich zu typischen Fitnesssportlern über einen enormen Erfahrungsschatz, den sie über Tausende von Wiederholungen in verschiedenen Trainings- und Wettkampfsituationen erworben haben. Auch ein ambitionierter Fitnesssportler hat zwar im Laufe seiner Trainingskarriere unzählige Sätze und Übungswiederholungen bewältigt, aber – und das ist der große Unterschied – er absolviert diese fast ausschließlich in einer gewohnten Umgebung, nämlich in seinem Fitnessstudio, im Sportverein oder zu Hause. Seine variable Verfügbarkeit, das heißt das Vermögen, diese Leistung auch unter anderen Bedingungen in der gleichen Qualität abrufen zu können, wird dadurch nur vermindert ausgebildet. Ein Leistungssportler ist gezwungen, seine Leistung auf jeder Wettkampffläche der Welt, in jeder Halle oder in jedem Kraftraum zu 100 Prozent zu erbringen. Das verlangen die permanenten Reisen zu Wettkämpfen, Talentsichtungen, Leistungsüberprüfungen und Kadertrainingseinheiten, die zum Alltag eines solchen Profi-Athleten gehören. Zudem variiert ein Leistungssportler von Zeit zu Zeit sein Training und gestaltet die Inhalte seiner individuellen Periodisierung neu. Dabei führt er Übungen immer wieder unter veränderten, teilweise auch erschwerten Rahmenbedingungen durch und verändert die Belastungsnormativen, sprich den Umfang und die Intensität des Trainings.

Am Anfang eines Makrozyklus, also einer gesamten Trainingsperiode, stehen zunehmend allgemeine Übun-

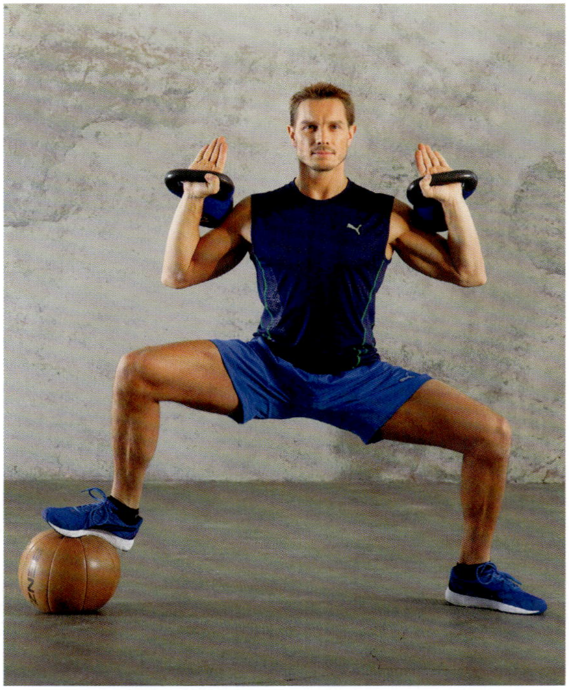

Abwechselnde Trainingsbelastungen an verschiedenen Orten bilden den Körper umfassend aus und sorgen für eine variable Verfügbarkeit.

gen mit mittleren Intensitäten auf dem Trainingsplan. Nähert sich der Leistungssportler seinem wichtigsten Wettkampf, so werden die Übungen immer spezieller und die Belastungsform immer intensiver und spezifischer. Ein Skifahrer zum Beispiel baut im ersten Mesozyklus, also in der ersten Phase einer Gesamtjahresplanung, erst einmal Muskeln auf. Dies geschieht über mehrere Wochen, unter anderem durch Kniebeugen mit freien Gewichten oder auch an Geräten. Im zweiten Mesozyklus führt der Sportler diese Übungen auf wackligen Untergründen durch. Der zunehmend spezifisch-koordinative Reiz wird mit der Annäherung an die Wettkampfphase immer wichtiger. Die Krönung sind dann beispielsweise Kniebeugen freistehend auf einem Pezziball.

Werfen wir einen genaueren Blick in ein gewöhnliches Fitnessstudio, fällt auf, dass viele Kunden dort Tag ein, Tag aus die gleichen Übung unter den gewohnten Bedingungen abarbeiten. Häufig wird neben den immer wieder gleichen Übungen auch die gleiche Wiederholungs- und Satzzahl bewältigt. Dadurch kann kein Fortschritt, keine variable Verfügbarkeit und keine Leistungssteigerung erzielt werden. Der Körper hat sich daran gewöhnt und das schneller, als Sie glauben. Es kommt so irgendwann zum Stillstand. Dabei können Sie doch so viel vom Leistungssport auf Ihr eigenes Training anwenden und dadurch Ihr gesamtes Konzept qualitativ positiv verändern.

Periodisierung des Trainings wie im Leistungssport

Keine Angst, nicht jeder ist zum Leistungssport geboren oder will gar ein Leistungssportler werden. Sie können aber einige seiner Eigenschaften übernehmen und in Ihr eigenes Training einbauen. Jedes Training, egal ob im Hobby- oder im Leistungssport, sollte mit dem Spüren

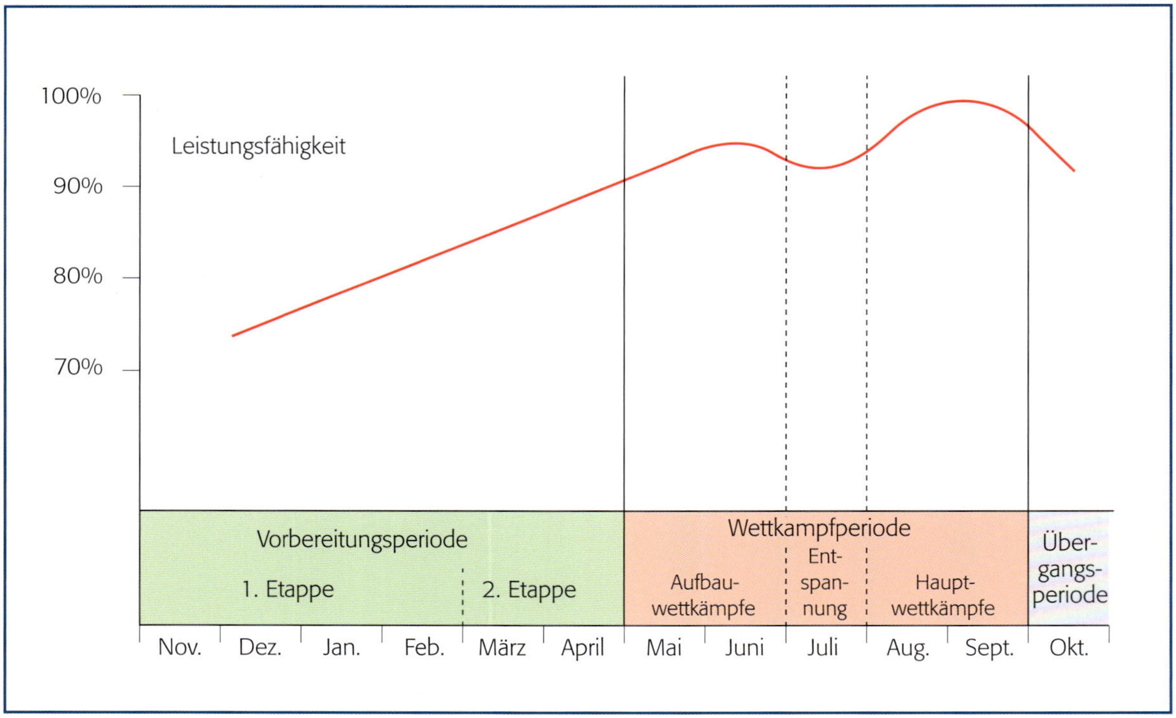

Eine Jahresperiodisierung im Leistungssport führt den Athleten langsam an seine Spitzenleistung heran. Auch im Breitensport sollte das Training hin und wieder nach ähnlichen Etappen gestaltet werden.

des eigenen Körpers in verschiedenen Situationen beginnen und strukturiert aufgebaut werden.

Aus biologischen Gründen ist im langfristigen Trainingsverlauf immer wieder ein Belastungswechsel notwendig. Ein Mensch kann nicht ganzjährig im Hochleistungszustand sein, da er sich damit im Grenzbereich seiner individuellen Belastbarkeit befindet. Sehr leicht wäre in diesem Fall die Gefahr eines Übertrainings gegeben. Aus diesem Grund ist der Phasencharakter bei der Einteilung des Trainingsjahres in aufbauende, stabilisierende und reduzierende Belastungsperioden besonders wichtig. Dadurch können einerseits Belastungsüberforderungen vermieden und andererseits höhere Leistungsspitzen zu bestimmten Zeiten erreicht werden. Sich an so einer Periodisierung aus dem Leistungssport zu orientieren macht auch für fitnessbegeisterte Breitensportler Sinn, denn nur dadurch wird ein stabiles und langfristig hochqualitatives Leistungsniveau aufgebaut. Die Umsetzung in Ihrer Trainingspraxis kann ganz einfach erfolgen: Machen Sie sich Gedanken über Ihre Ziele und beginnen Sie mit der Variation Ihrer Belastung. Erstellen Sie sich einen Jahres- oder Halbjahresplan und verändern Sie Ihre Übungen, Wiederholungs- und Satzzahlen alle 6 bis 8 Wochen.

Der Trainingsaufbau

Um einen umfassend ausgebildeten Körper mit koordinativen Muskeln und vielfältigen Bewegungsfertigkeiten zu erlangen, sollten Sie die Übungen nach den Prinzipien »vom Einfachen zum Komplexen« und »vom Allgemeinen zum Speziellen« in Ihren Trainingsplan einbauen. Beginnen Sie beispielsweise mit einfacheren und bereits bekannten Übungen. Diese sollten anfangs nach der Kraftausdauermethode mit höheren Wiederholungszahlen durchgeführt werden. Dadurch schaffen Sie ein Grundlagenverständnis für die Bewegungsausführung und bereiten Ihren Körper langsam auf steigende Belastungen vor; denn an hochkomplexe und schwere Übungen muss der Körper langsam herangeführt werden. Andernfalls riskieren Sie Langzeitschäden, vor allem im Bereich der Bandscheiben sowie der Schulter- und Kniegelenke.

Grundlagentraining
Allgemeine und bekannte Übungen

- Krafttraining im Kraftausdauerbereich, z. B. Kniebeugen mit dem eigenen Körpergewicht, 25–45 Wiederholungen
- Einfaches Grundlagenausdauertraining z. B. 60 Minuten Joggen
- Weitere Komponenten: passive Beweglichkeit und Koordination
- Ziel: Aufbau eines stabilen Grundgerüsts

Aufbautraining
Bekannte und neue Übungen

- Krafttraining im Hypertrophiebereich, z. B. Kniebeugen mit Zusatzgewichten. Steigernde Gewichte: erst 12–18, nach 3–4 Wochen 8–15, nach 6–8 Wochen 3–6 Wdh.
- Komplexes Intervall-Ausdauertraining, z. B. 45 Minuten Bergauf-bergab-Läufe
- Weitere Komponenten: aktive Beweglichkeit und Koordination
- Ziel: Muskelaufbau, Laktattoleranz, inter- und intramuskuläre Koordination

Spezialtraining
Unbekannte und komplexe Übungen

- Krafttraining mit koordinativen Komponenten, z. B. Kniebeugen mit Zusatzgewichten auf wackeligen Untergründen. Stetige Schwierigkeitssteigerung alle 2–3 Wochen.
- Komplexer Cross-Mix aus Intervall-Ausdauertraining, Schnelligkeit und Kraft, z. B. 30 Minuten Kombination aus schnellen Läufen, Sprints und Körpergewichtsübungen
- Weitere Komponenten: Beweglichkeits- und Koordinationsübungen integriert
- Ziel: Ganzheitlich intelligentes und umfassend ausgebildetes Muskel- und Koordinationssystem mit hoher variabler Verfügbarkeit

Skizzierung sinnvoll abgestimmter Trainingsperioden mit aufeinander aufbauenden Belastungen und Inhalten

Wechseln Sie nach etwa 6 bis 8 Wochen zum Muskelaufbautraining und steigern Sie die Intensität auf 8–15 Wiederholungen. In dieser Phase können Sie auch komplexere Übungen über mehrere Körperachsen zunehmend integrieren. Ist dann ein stabiles Muskelgeflecht aufgebaut, fügen Sie Ihrem Training immer mehr koordinative Komponenten hinzu. So wird ein breiter Bewegungsschatz entwickelt und zudem ein Bewusstsein für richtige oder falsche Gelenkwinkelstellungen geschaffen. Setzen Sie sich intensiv mit einer Bewegung auseinander und versuchen Sie, den Sinn zu verstehen, die korrekte Ausführung zu erfühlen, ehe Sie mit maximalen Gewichten oder hochkomplexen Bewegungen ans Werk gehen. Üben Sie sich an vielen verschiedenen Ausführungsmöglichkeiten und Übungsformen und führen Sie diese zu Hause im Wohnzimmer, draußen in der freien Natur oder als Ergänzung nach dem Sport im Verein durch. Fallen Ihnen die Übungen allmählich leichter, kann die Belastung in Richtung Maximalkraft Schritt für Schritt erfolgen.

Diese veränderten Bedingungen und die Trainingsvariation in Orientierung an einer Jahresperiodisierung sorgen für eine intelligent abgestimmte Reizdichte unter Berücksichtigung Ihrer Gesundheit und der biologischen Anpassungsfähigkeit. Zudem entwickeln Sie Ihr Körpergefühl in verschiedenen Belastungssituationen.

Wie sieht nun das Training in der Praxis aus?

Das Gestaltungsschema auf Seite 18 skizziert, wie Sie Ihr Training langfristig planen und einzelne Inhalte sinnvoll aufeinander aufbauen können. Sofern Sie ein Anfänger sind, ist es ratsam, sich an diesem Konzept zu orientieren und mit einfachen Übungen zu beginnen. Dadurch lernen Sie zunächst Ihren Körper kennen und bauen ein stabiles und allgemeines Grundgerüst auf. Trainieren Sie zu Beginn hauptsächlich nach der Kraftausdauermethode und führen Sie hohe Wiederholungszahlen (im Bereich von 25 bis 45) durch. Die erste Periode nach diesem Belastungsschema kann zwischen zwei und vier Monaten dauern, ehe Sie die Intensität signifikant steigern. Verändern Sie aber während dieses ersten Trainingszeitraums alle 2–3 Wochen Ihre Übungsauswahl und versuchen Sie dabei, auch den Schwierigkeitsgrad langsam zu erhöhen.

Konzentrieren Sie sich beispielsweise auf die Ausführung eines korrekten Liegestützes. Wenn Sie das Gefühl haben, diesen ohne Abfälschung ausführen zu können, wechseln Sie zu einer schwereren Variante des Liegestützes, zum Beispiel durch das Erhöhen der Beine. So steigern Sie allmählich Ihre Leistung und stagnieren nicht.

Vergessen Sie in dieser Trainingsphase aber nicht das kontinuierliche Ausdauertraining. Laufen Sie zusätzlich zum Kraftprogramm ein bis zwei Mal pro Woche 45–60 Minuten oder integrieren Sie dieses im Anschluss an Ihr Training. Führen Sie zum Aufwärmen vor jeder Einheit koordinative Übungen und ein kurzes Beweglichkeitstraining durch.

Sofern Sie ein fortgeschrittener Sportler sind, der bereits über ein gut ausgebildetes Körpergefühl verfügt, können Sie natürlich gleich mit schwereren, Ihnen bekannten Übungen einsteigen. Auch hier ist es jedoch ratsam, sich an das Periodisierungsschema zu halten.

> *»Ein schnell erworbenes Niveau geht bei Einstellung des Trainings schnell wieder zurück; ein über Jahre erworbenes hohes Sportniveau hingegen nur ganz allmählich.«*
>
> *(Weineck, 2010, S. 406)*

Je nach Leistungsstand macht es Sinn, sein Training in kleinere Mesozyklen zu je 6–8 Wochen einzuteilen und die Übungen immer komplexer und intensiver werden zu lassen. Am Anfang steht die Quantität und am Ende die Qualität. Das heißt, dass Sie im ersten Mesozyklus den Umfang hoch halten und viele Wiederholungen mit weniger komplexen Inhalten absolvieren sollten. Sie können sich so beispielsweise auf den Aufbau von Muskelmasse konzentrieren. Im zweiten Mesozyklus lassen Sie die Muskulatur immer koordinativer arbeiten, indem Sie komplexere Übungen ausführen. Komplex bedeutet in diesem Zusammenhang, dass die Ausführung mehrere Muskelgruppen beansprucht oder über mehrere Körperachsen ausgeführt wird. So kann beispielsweise ein Liegestütz komplexer gestaltet werden, wenn er nur auf einem Bein ausgeführt wird. Eine weitere Steigerung wäre das Anheben des Knies in Richtung Schulter während der Abwärtsbewegung oder gar die gesamte Ausführung auf einer Blackroll (Kunststoffrolle) oder einem Sling-Trainer.

Mit dem weiteren Trainingsverlauf steigern Sie also alle 6–8 Wochen die Intensität, Komplexität und Schwierigkeit einer Übung. Sie werden sehen, dass Sie nach 3–4 Mesozyklen, also nach knapp einem halben Jahr, einen viel stabileren und leistungsfähigeren Körper aufgebaut haben, als wenn Sie im Vergleich dazu sofort mit den schwersten Übungen begonnen hätten. Außerdem sollten Sie Ihr Training ständig durch den Wechsel der Übungsausführungen, zum Beispiel Positionsveränderungen, Griff- und Stützwechsel, im Abstand von 2–3 Wochen verändern. Die Übungen müssen sich dabei nicht immer komplett unterscheiden. Kleine Veränderungen bewirken bereits hohe Reizunterschiede und wirken sich deshalb besser auf unsere Anpassung aus.

Aktivierung zusammenhängender Muskelgruppen

Je vielfältiger ein Trainingskonzept gestaltet ist, desto mehr Muskelgruppen werden im Training aktiviert. Dadurch verbessern sich unsere Körperwahrnehmung und gewisse Steuerungsprozesse, die hinsichtlich der Qualität der Bewegungsausführung eine wichtige Rolle spielen. Je mehr koordinative Anteile eine Übung beinhaltet, umso mehr müssen die beanspruchten Muskeln als zusammenhängende Schlingen agieren, die ähnlich wie Zahnräder ineinandergreifen und die »Maschine« in Bewegung versetzen. Dieses Konzept verbirgt sich hinter jedem funktionellen Fitnessprogramm und macht langfristig Sinn, denn durch die Kopplung von Bewegungskoordination, Muskelarbeit und Sensomotorik werden Körper und Geist zusammenhängend und ganzheitlich gefordert. Doch wie im vorausgegangenen Kapitel bereits erwähnt, sollten Anfänger erst einmal durch einfache Übungen eine Grundlage aufbauen, ehe sie zu schweren und komplexen Übungen greifen, für die noch keine optimalen Leistungsvoraussetzungen vorhanden sind.

Für die Anwendung eines solchen ganzheitlichen Trainingskonzepts müssen Sie nicht auf hochmoderne und teure Trainingsgeräte zurückgreifen, sondern können sich an elementaren Sportarten wie dem Geräturnen, Kampfsport, Ballett und der Leichtathletik orientieren. Die Bewegungs- und Lernaufgaben in diesen Sportarten sind nämlich von Natur aus »hochfunktionell«. In all diesen Sportarten benötigt man ein stabiles, kräftiges, ausdauerndes, koordinatives und beweglichkeitsorientiertes Grundgerüst. Die typischen Übungen jener Sportarten verlangen den Einsatz großer und zusammenhängender Muskelgruppen. Darüber hinaus sind gerade im Turnen und im Ballett anforderungs-

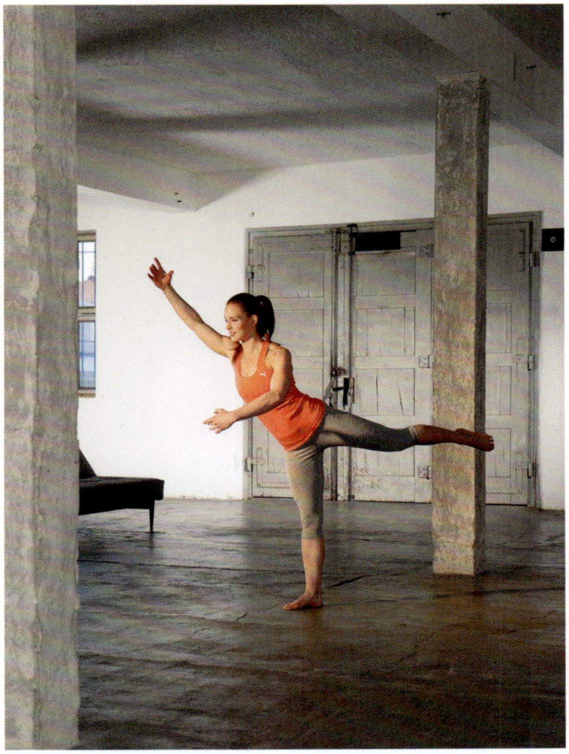

Körperwahrnehmung und Kontrolle über die eigenen Kräfte machen einen ästhetischen Athleten aus.

bedingt Ausführungen unerlässlich, die zumeist eine Anspannung des gesamten Körpers erfordern. Schon alleine dadurch leisten Trainingsinhalte dieser Basissportarten neben dem Aufbau hochkomplexer Kraftfähigkeiten einen wesentlichen Beitrag zur Beseitigung bzw. Vorbeugung muskulärer Dysbalancen sowie von Haltungsschwächen, die bereits im Kindesalter entstanden sein mögen.

Polyaxiale Bewegungsausführungen

Alle der bisher erwähnten Sportarten beinhalten Bewegungsmuster, die über mehrere Körperachsen ausgeführt werden und mehrere Teilbewegungen miteinander kombinieren. Diese werden als polyaxiale Bewegungen bezeichnet und definieren sich über eine spezielle Anforderungsstruktur. So stehen im Gerätturnen hauptsächlich Kraft und Schnellkraft bei koordinativ höchst anspruchsvollen Bewegungsmustern im Vordergrund. Es gibt so gut wie keine isolierten Bewegungen. Auch das spezifische Konditionstraining beansprucht immer große, zusammenhängende Körperpartien, setzt sich speziell aus dem Training von Rumpf-, Sprung-, Stütz- und Hangkraft zusammen und erstreckt sich fast immer über mehrere Gelenke und Körperachsen, was so nahezu die gesamte Muskulatur des Körpers beansprucht. Die Ausdauer ist im Turnen jedoch nur eine sekundäre Größe, spielt dafür aber beispielsweise in vielen Kampfsportarten oder in der Leichtathletik eine entscheidende Rolle. Besonders die Kraftausdauer stellt unter anderem für Boxer und Kickboxer eine bedeutende Komponente dar. Ferner sind Schnellkraft und Schnelligkeit in dieser Sportart weitere wesentliche Größen, die aber auch in der Leichtathletik wichtige Beanspruchungsformen darstellen.

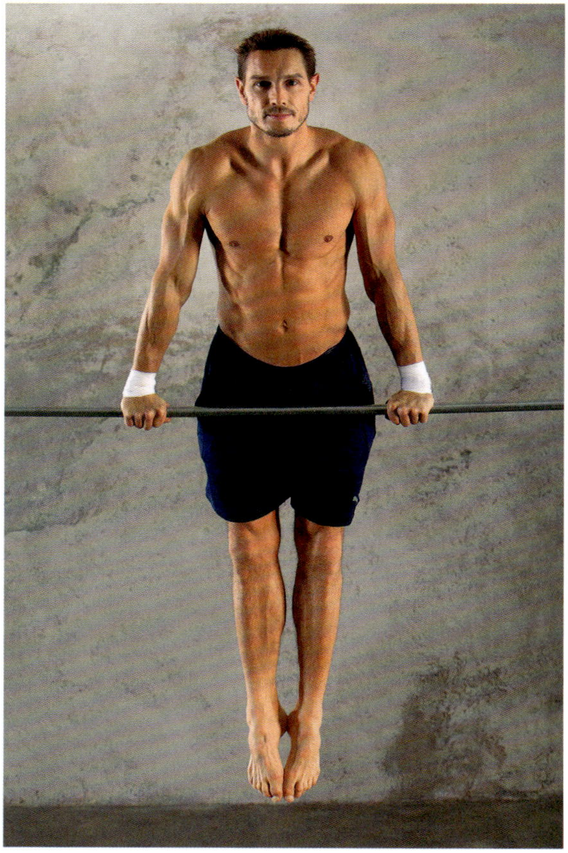

Im Gerätturnen spielen fast immer alle großen und kleinen Muskeln des Körpers zusammen.

Im Tanz und Ballett vereinen sich die Kraft- und Sprungkraftfähigkeiten unter ästhetischen Aspekten, die auch wiederum im Gerätturnen zu finden sind. Auch die Beweglichkeit spielt in all diesen Sportarten eine fundamentale Rolle, denn ohne Beweglichkeit sind viele der zu bewältigenden Bewegungsaufgaben nicht möglich. All diese Sportarten haben eine Gemeinsamkeit: polyaxiale Bewegungen. Jedes typische Element und jede Bewegung beansprucht den Körper als Gesamtheit und nicht nur Teile des Körpers isoliert.

Die Kombination der typischen Übungen aus all diesen Sportarten zur Entwicklung wichtiger Basisfähigkeiten birgt, dank der vielseitigen und komplexen Beanspruchung, ein ungemeines Potenzial. So kann ein bedeutender Beitrag zur harmonischen und ästhetischen Körperbildung geleistet werden, anstatt ausschließlich unkoordinierte Muskeln aufzubauen. Werden solche Kombinationen zusätzlich mit Übungen aus dem klassischen Hanteltraining ergänzt, stellt ein derartiges Trainingskonzept wohl das allumfassendste und vielseitigste Programm für jeden Freizeitsportler dar, der wirklich daran interessiert ist, sich ganzheitlich zu entwickeln.

Biomechanische Grundlagen

Damit Sie die Hintergründe eines ganzheitlichen Trainingskonzepts besser verstehen, werden in diesem Kapitel die Grundlagen der Biomechanik erläutert. Im Vordergrund stehen die Entwicklung eines guten Körpergefühls und das damit verbundene Körperbewusstsein. Sich selbst spüren und wahrnehmen zu können, ist die Basis jeglicher Bewegung. Zum einen können dadurch falsche und unökonomische Bewegungen, welche die Gesundheit gefährden, besser identifiziert werden und zum anderen kann das Training durch eine optimale Bewegungsausführung viel effizienter und effektiver ausgeführt werden.

In diesem Kapitel werden aber auch die trainingswissenschaftlichen Grundlagen erläutert, die Ihnen das Verständnis für die Trainierbarkeit der Muskeln und des Herz-Kreislauf-Systems erleichtern sollen. Im Zentrum stehen dabei die fünf motorischen Hauptbeanspruchungsformen – Kraft, Ausdauer, Schnelligkeit, Beweglichkeit und Koordination –, die mit ihren Subkategorien dargestellt werden.

Bewegung von außen betrachtet

Menschliche Bewegungen werden dann als sportliche Bewegungen bezeichnet, wenn sie um ihrer selbst willen und ganz bewusst durchgeführt werden. Die Qualität einer jeden Bewegung hängt von den inneren Steuer- und Regelungsprozessen eines Individuums ab. Bevor darauf genauer eingegangen wird, betrachten wir diesen komplexen Vorgang zunächst von außen. Die Biomechanik, eine sportwissenschaftliche Teildisziplin der Physik, ermöglicht uns, die Ausführung und Qualität einer Bewegung äußerlich zu analysieren. Sie lässt Rückschlüsse auf Fehler, Stärken und Schwächen zu und hilft uns bei der Beurteilung der Bewegung als Gesamtes. Geht es um Leistung im Sport, kann zum Beispiel durch eine mathematische Modellierung die ideale Bewegung errechnet werden. Dadurch ist es möglich, den optimalen Abwurfwinkel im Kugelstoßen zu errechnen. Diese Methodik kann die Sportwissenschaft aber auch im präventiven Sport nutzen.

Dank der Biomechanik können Hebel und Lastarme im Training exakt berechnet werden. Sie geben dem Sportler Informationen über das Einwirken verschiedener Kräfte auf den Körper. Dies spielt beispielsweise bei Hebeübungen eine große Rolle, denn je größer die Entfernung der Fremdlast vom Drehpunkt ist, umso größer wird dementsprechend die einwirkende Kraft auf die Wirbelsäule. Das liegt an den Eigen- und Fremdlastarmen, die durch die Entfernung des Gewichts vom Drehpunkt immer größer werden. Ein Sportler sollte sich deshalb über diese Tatsache bewusst sein, also ein Gefühl für die Länge der Arbeitshebel und -winkel entwickeln und wissen, wie diese durch eine optimale Körperhaltung verkürzt werden können.

Durch die Biomechanik lassen sich also Bewegungen und Techniken im Sport exakt beschreiben. Dabei wird zwischen dynamischen und kinematischen Merkmalen unterschieden. Die Kinematik beschäftigt sich mit der Geometrie einer Bewegung, das heißt mit allen räumlichen und zeitlichen Merkmalen (Weg, Strecke, Winkel, Dauer, Frequenz, Geschwindigkeit, Beschleunigung etc.). Dynamische Merkmale dagegen beschreiben verursachende Kräfte von Bewegungen. Bei linearen (translatorischen) Bewegungsverläufen sind dies die physikalischen Größen Masse, Kraft und Kraftimpuls. Bei rotatorischen, sprich bei Drehbewegungen, stehen das Drehmoment und der Drehimpuls im Fokus. Kinematische Merkmale beschreiben also die räumlich-zeitliche Struktur, dynamische die verursachenden Kräfte einer sportlichen Bewegung. Die äußeren Betrachtungen sollen Ihnen helfen, Ihre Bewegungen im Training besser zu verstehen. Für die Umsetzung sind aber innere Betrachtungen notwendig, welche die motorische Feinsteuerung bestimmen und die nach außen sichtbaren Bewegungen beeinflussen.

Bewegung von innen betrachtet

Die Aufgabe der Motorik ist es, die inneren Steuerungsprozesse, die hinter den äußerlich sichtbaren Bewegungen stecken, zu analysieren und letztendlich zu optimieren. Je besser Sie Ihren Körper kennen und je feiner Sie Bewegungen bewusst steuern können, desto qualitativ hochwertiger werden Ihre Ausführungen. Hinter diesen motorischen Vorgängen steckt eine Wissenschaftsdisziplin, die sich »Kybernetik« nennt und sich exakt mit der Regelung von Steuerungsprozessen des Menschen beschäftigt. Wussten Sie, dass alleine schon das Gehen die Kontrolle über ein System von Wechselwirkungen zwischen aktiven und passiven Kräften mit über 700 Freiheitsgraden (voneinander unabhängige Bewegungsmöglichkeiten) verlangt? Man kann sich anhand dieses Beispiels gut vorstellen, welche Anforderung dann eine komplexere Bewegung im Sport an unsere Steuerungszentrale im Gehirn stellt.

Durch das bewusste Wahrnehmen, Üben und das ständige Wiederholen sowie das Hinterfragen und Optimieren unserer Bewegungen werden wir immer geschmeidiger und ästhetischer. Darum ist zum Beispiel das Trainieren vor einem Spiegel besonders hilfreich, weil Sie dadurch ein besseres Feedback über Ihre Bewegung erhalten. Man sieht sofort, ob eine Aktion »gut« aussieht oder ob etwas nicht rund läuft. Sie können sich aber auch von Zeit zu Zeit filmen und die Aufnahmen im Video analysieren. Oder Sie trainieren mit einem Partner, der Sie kontrolliert und Sie ihn. Sie müssen es nur regelmäßig machen, denn bloß so verbessern Sie Ihr Körpergefühl und sind in der Lage, zwischen richtigen und falschen Bewegungsmustern zu differenzieren. Dadurch verbessert sich ihre intra- und intermuskuläre Koordination, spricht das Zusammenspiel einzelner Muskelfasern innerhalb eines Muskels und das Zusammenspiel mehrerer Muskeln während einer gesamten Bewegung. Ihr kinästhetischer Sinn für das Bewegungsempfinden wird letztendlich optimiert.

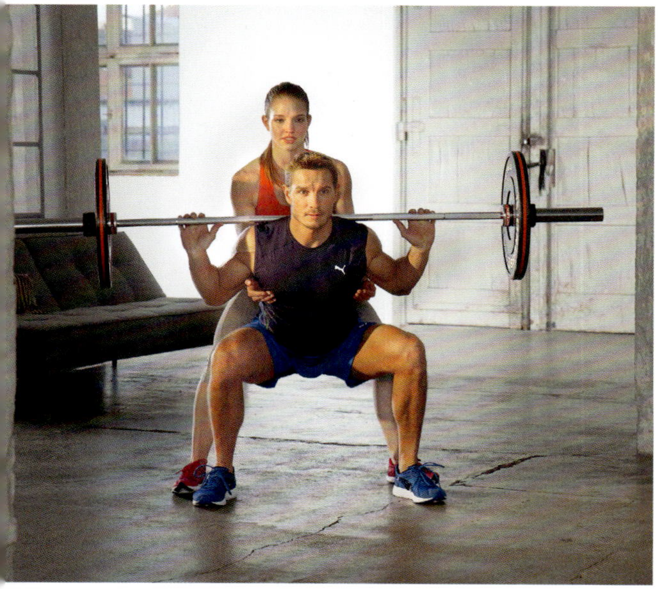

Durch die regelmäßige Kontrolle der eigenen Bewegung, ob mithilfe eines Partners oder vor dem Spiegel, verbessert man das Körpergefühl.

Verbessern Sie Ihre Körperwahrnehmung durch Variationen im Alltag. Beginnen Sie das Treppensteigen nicht immer nur mit dem Lieblingsbein, sondern auch einmal mit dem anderen.

Die Kinästhetik – das Bewegungsempfinden

Die Lehre des Bewegungsempfindens wird in der Sportwissenschaft als Kinästhetik bezeichnet. In der Kinästhetik werden Begriffe wie *kinästhetische Wahrnehmung, kinästhetischer Sinn* oder *kinästhetisches Sinnessystem* meist als Synonyme für die Propriozeption verwendet. Geht es um das Wahrnehmen der eigenen Bewegungsausführungen, ist eine gewisse Tiefensensibilität notwendig. Diese Fähigkeit versteht man in der Sportwissenschaft als Propriozeption.
Der Begriff steht für die Summe aller Reflexe in unserem Körper, die uns mit Informationen über Körperlage, Krafteinsatz, Geschwindigkeiten, Druck- und Zugbelastungen oder sonstige Bewegungsveränderungen versorgen. Man könnte die Propriozeption auch als Bewegungssinn verstehen, der bei allem, was wir tun, permanent Veränderungen misst und uns dieses

Feedback unmittelbar zukommen lässt. Alleine schon das Stehen auf zwei Beinen ist nur durch einen ständigen Informationsaustausch zwischen den sogenannten Propriozeptoren, dem Gehirn und unseren Muskeln möglich. Dadurch können wir das Gleichgewicht immer wieder herstellen, sodass wir nicht umfallen.

Das gesamte Körperempfinden basiert auf diesen Propriozeptoren. Es sind kleinste Rezeptoren, die sich in unserem Stütz- und Bewegungsapparat sowie in den Gelenken und Muskeln als Muskelspindeln und innerhalb der Sehnen als Golgi-Sehnenorgane befinden. Diese messen Spannungs- und Druckveränderungen und versorgen uns nahezu in Echtzeit mit Informationen. Dieser Vorgang läuft zu großen Teilen unbewusst ab. Je bewusster Sie sich als Mensch jedoch diese Vorgänge machen, desto feiner wird Ihre Körperwahrnehmung. So wird durch eine verbesserte kinästhetische Vermittlung durch erhöhte Achtsamkeit eine bewusstere Bewegungsempfindung geschult. Durch Abwechslung in der alltäglichen Bewegung und kleinste Variationen kann die Körperwahrnehmung verbessert werden. Gehen Sie beispielsweise ganz bewusst mit dem schwächeren Bein zuerst auf die Stufe einer Treppe oder starten Sie das Losgehen gezielt mit dem ungeübten Bein.

Die gewonnenen Informationen des Sinnessystems können also über die Rezeptoren des Stütz- und Bewegungsapparates gezielt für eine effektive Bewegungsgestaltung und -anpassung eingesetzt werden. Die Propriozeptoren des Muskel- und Sehnensystems werden deshalb als Erfolgsorgane für effektive Bewegungsausführungen genutzt. Sie selbst müssen nur bewusst auf bzw. in Ihren Körper hineinhören, sich Bewegungen genau vorstellen und die Körperreaktionen gezielt wahrnehmen können.

Rezeptoren in unseren Muskeln, die Muskelspindeln (Bild oben), und in unserem Golgi-Apparat in den Sehnen, die Sehnenspindeln (Bild unten), messen permanent Spannungs- und Dehnungsveränderungen während einer Bewegung und versorgen uns unaufhörlich mit essenziellen Informationen. Sie tonisieren, also spannen den Muskel an, oder lassen ihn locker, wenn zum Beispiel der Gegenspieler kontrahiert. Durch dieses Zusammenspiel wird Bewegung überhaupt erst möglich. Die Rezeptoren spielen auch bei Dehnungsübungen eine wichtige Rolle. Durch sogenannte PNF-Techniken (propriozeptive neuromuskuläre Fazilitation) kann der Muskelreflex gehemmt werden, wodurch sich das Gewebe entspannt und leichter dehnen lässt.

Die Rezeptoren stehen über afferente (hinführende) und efferente (wegführende) Nervenleitsysteme im ständigen Informationsaustausch mit dem Rückenmark und unserem Gehirn. Deshalb laufen die meisten dieser Prozesse unbewusst ab.

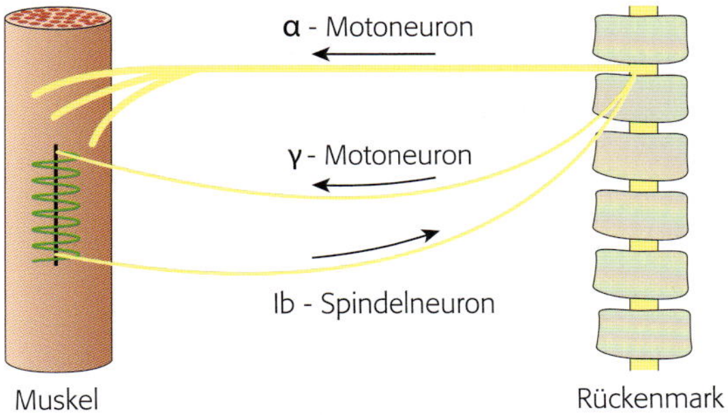

Durch kleinste Rezeptoren, die sogenannten Motoneuronen, wird die Spannung des Muskels über das Rückenmark ständig verändert. Erst dadurch wird überhaupt Bewegung möglich.

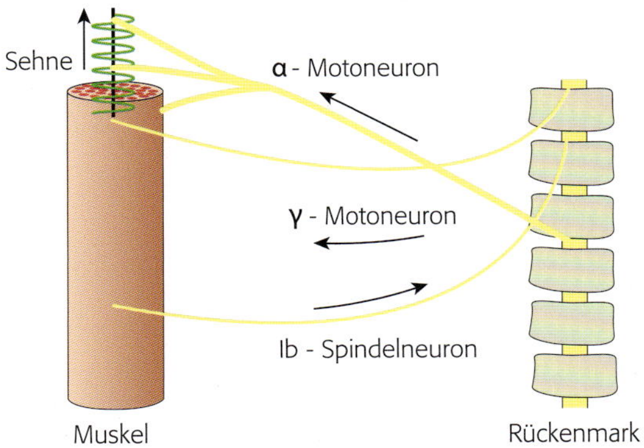

Wenn die Spannung in einem Muskel zu hoch wird, senden Sehnenrezeptoren Signale über das Rückenmark, wodurch der Muskeltonus herabgesetzt wird.

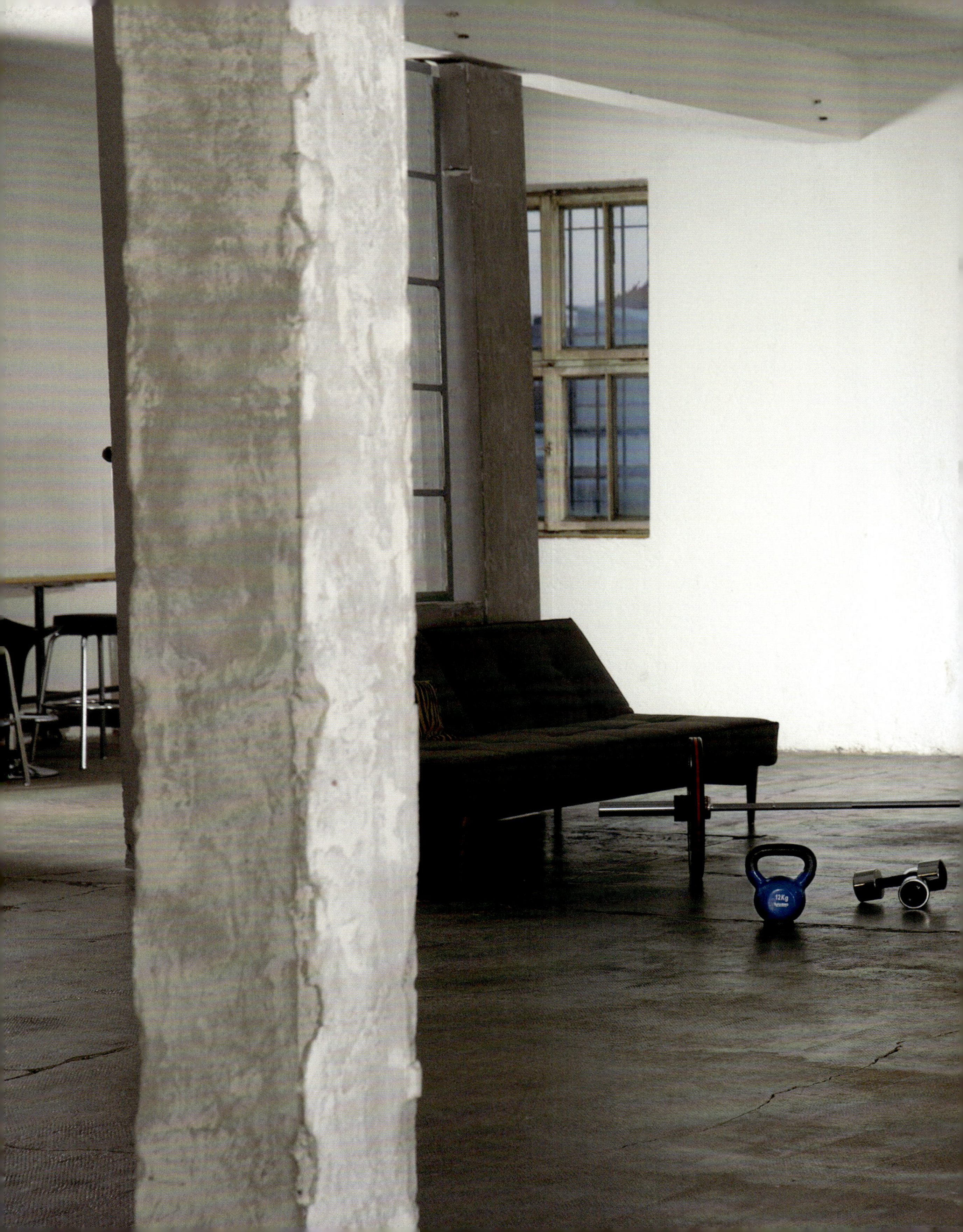
12Kg

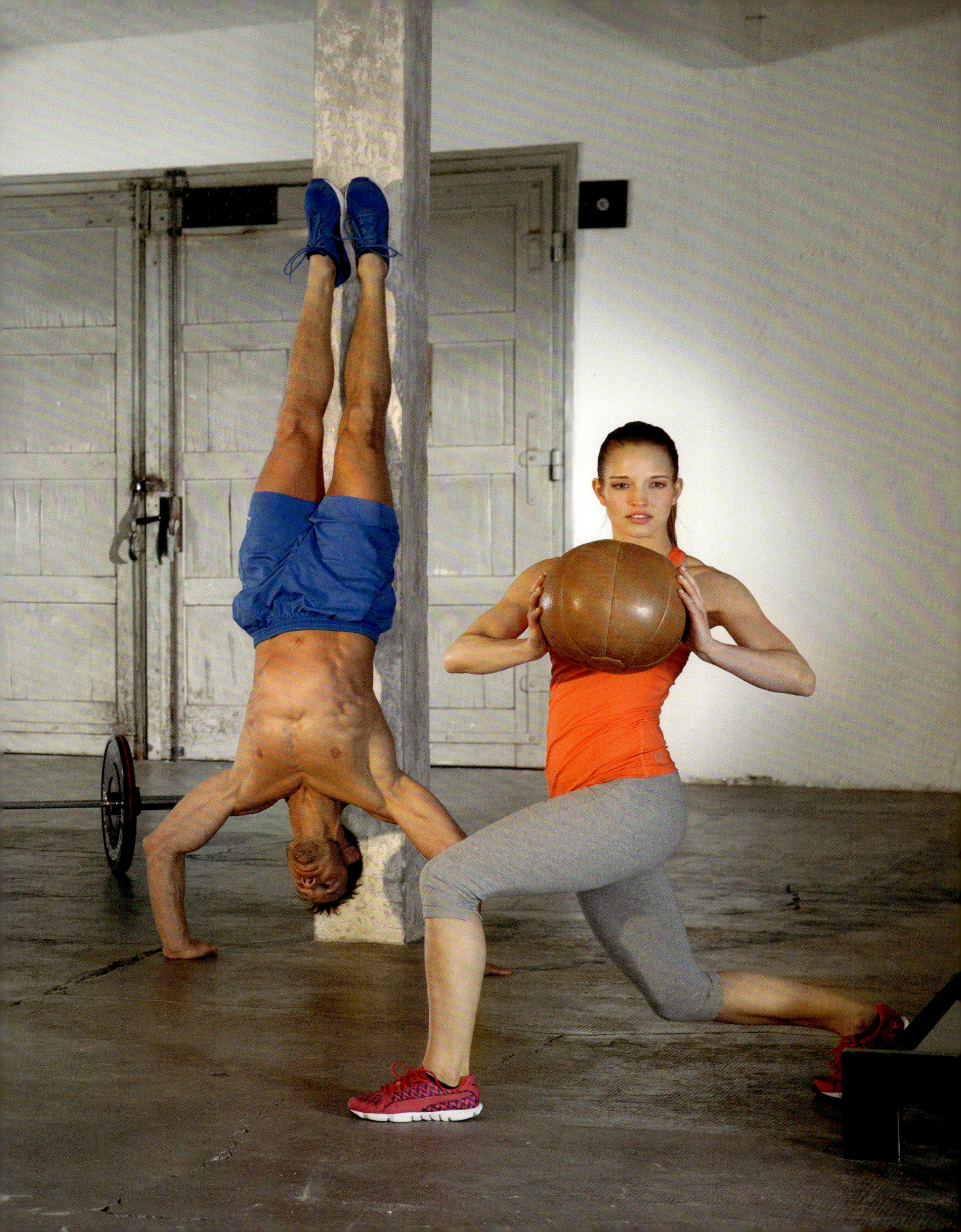

Körperwahrnehmung

Ein Profi kennt seinen Körper und weiß, wann sich die Gelenke in welchem Winkel zu befinden haben, damit eine Bewegung gut wird. Im Laufe einiger Trainingseinheiten sind auch unerfahrenere Sportler in der Lage, ihre Bewegungen exakt und sauber auszuführen. Wie sieht es aber aus, wenn der Erschöpfungszustand zunimmt oder sich die Rahmenbedingungen verändern? Profis schaffen es auch, korrekte Stellungen und Feinjustierungen unter starker muskulärer Belastung und Ermüdung aufrechtzuerhalten. Dort, wo ein Freizeitsportler oft »einbricht« und von einer passablen Haltung in eine schlechte verfällt, wird der Profi immer noch die optimale Haltung ausführen können. Er ist auf solche Situationen vorbereitet und hat durch ein langjähriges und methodisch-logisches sowie ganzheitliches Aufbautraining gelernt, seinen Körper richtig zu steuern.

Ganzheitlich trainieren

Leider ist die Kehrseite der Medaille im Spitzensport häufig eine jahrzehntelange eindimensionale Bewegung,

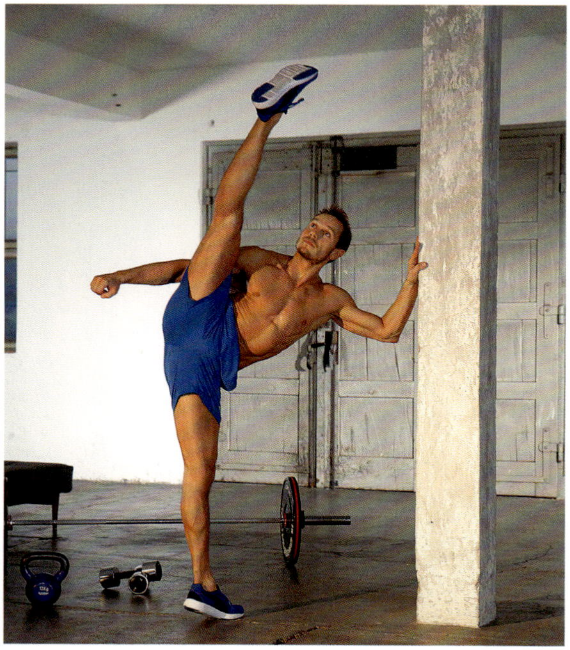

Zu einem ganzheitlichen Trainingskonzept gehört auch die Förderung der Beweglichkeit.

die durch die Eigenheiten der jeweiligen Sportart provoziert wird. Denken Sie einmal an den Rücken eines Radprofis oder die verkürzten Beinmuskeln eines Fußballers. Das sind nur wenige Beispiele, doch sie zeigen, dass Höchstleistungen auch ihren Tribut fordern, wenn nicht ein intelligentes Training dahinter steht, das diese muskulären Dysbalancen ausgleicht. Die meisten Profis und Nationalteams haben das verstanden und gehen seit vielen Jahren mit einem ganzheitlichen Fitnesskonzept voran. Trotzdem gibt es noch viele, die auf solche Entwicklungen keinen Wert legen und deshalb nach ihrer Karriere über Schmerzen und Schäden klagen.

Genau das ist es, was Sie aus diesem Buch mitnehmen sollten: Es reicht eben nicht nur, seine Kraft oder Ausdauer zu trainieren. Es reicht auch nicht nur, sich eine bestimmte Technik anzueignen, die bei Bedarf womöglich aufgrund zu geringer Kraft oder mangelnder Beweglichkeit nicht angewendet werden kann. Es reicht auch nicht, ausschließlich Gleichgewichtsübungen durchzuführen, wenn vielleicht andere koordinative Fähigkeiten dabei auf der Strecke bleiben. Es ist die Kombination, die Sie zu einem gesunden und umfassend trainierten Menschen macht, der sich durch seine Haltung und ein ästhetisches Erscheinungsbild von anderen Sportlern abhebt. Dazu gehört auch ein gewisses Grundwissen über die Funktionsweise unserer Muskeln.

Wie funktioniert unsere Muskulatur?

Die Muskulatur eines Menschen charakterisiert sich über einen faserigen Aufbau und besteht zu ca. 85 % aus den kontraktilen Filamenten Myosin und Aktin. Die restlichen 15 % setzen sich aus verschiedenen Bindegewebsarten zusammen, die eine wesentliche Rolle bei der Dehnung eines Muskels einnehmen. Die Grundeinheiten eines jeden einzelnen Muskels stellen die Muskelfasern dar, die sich zu Faserbündeln vereinigen. Eine Muskelfaser wird aus einer Vielzahl von Myofibrillen gebildet. In einer einzigen Muskelfaser befinden sich zwischen 1000 und 2000 solcher Myofibrillen, die sich über die Länge der gesamten Muskelfaser erstrecken. Diese bestehen aus in Serie geschalteten Muskelzellen und werden durch sogenannte Z-Scheiben in Sarkomere unterteilt. Die zellulären Aminosäure-Filamente Aktin, Myosin und Titin bilden dabei die kleinsten Einheiten der Muskulatur und ziehen in Längsrichtung durch die Sarkomere. Das Myosin ist dünner als das Aktin und charakterisiert sich durch kontraktile Köpfchen, die über Anlagern und Lösen an den Aktinfilamenten letztendlich die Kontraktion des Muskels ermöglichen. Im engeren Sinne bilden diese Filamente somit den kontraktilen Apparat des Muskels.

Die inter- und intramuskuläre Koordination

Die Bewegung des Körpers ist nur möglich, weil viele Filamente gemeinsam in die gleiche Richtung ziehen und sich dadurch der Muskel kontrahiert. Der an einer Bewegung hauptsächlich beteiligte Muskel wird bei der Kontraktion als Agonist bezeichnet. Gleichzeitig muss der entgegengesetzte Muskel locker lassen, um die Bewegung zu ermöglichen. Dieser wird als Gegenspieler – Antagonist – bezeichnet. Wenn sich beispielsweise der Arm beugt, wirkt der Beuger (Bizeps) als Agonist und der Strecker (Trizeps) als Antagonist. Die jeweils tätigen Antagonisten leisten durch ihr abgestimmtes Bremsen und Dehnen die Feinabstimmung der Bewegung.

Diese gegenseitige Abstimmung wird als ***intermuskuläre* Koordination** bezeichnet und beschreibt das Zusammenspiel verschiedener Muskelgruppen innerhalb einer Bewegung. Jede Bewegung stellt das Resultat der Zusammenarbeit mehrerer Muskeln dar, die sich zu Muskelschlingen zusammenschließen und Bewegungen realisieren. So stehen beispielsweise bei komplexen Übungen viele Muskeln im Verbund als Agonisten und viele gleichzeitig als Antagonisten im ständigen Wechsel zueinander. Je komplexer eine Bewegung wird, umso mehr muss der Mensch eine Vielzahl dieser Muskelschlingen zeitlich optimal koordinieren. Durch eine intelligente Übungsgestaltung wird die *intermuskuläre* Koordination des Körpers verbessert, wodurch die Bewegungen ökonomischer, ästhetischer und kraftvoller sowie verletzungsfrei durchgeführt werden können.

Die ***intramuskuläre* Koordination** beschreibt die Fähigkeit, möglichst viele motorische Einheiten, das heißt Nerven mit den dazugehörigen Muskelfasern, innerhalb eines einzigen Muskels zu rekrutieren. Bei Anfängern, die kein Krafttraining oder wenig körperliche Arbeit leisten, ist die intramuskuläre Koordination meist nur vermindert ausgeprägt, da die Reizschwelle der täglich zu verrichtenden Aufgaben sehr niedrig liegt.

Wird mit einem Krafttraining begonnen, so werden innerhalb der ersten Wochen sehr schnell Fortschritte

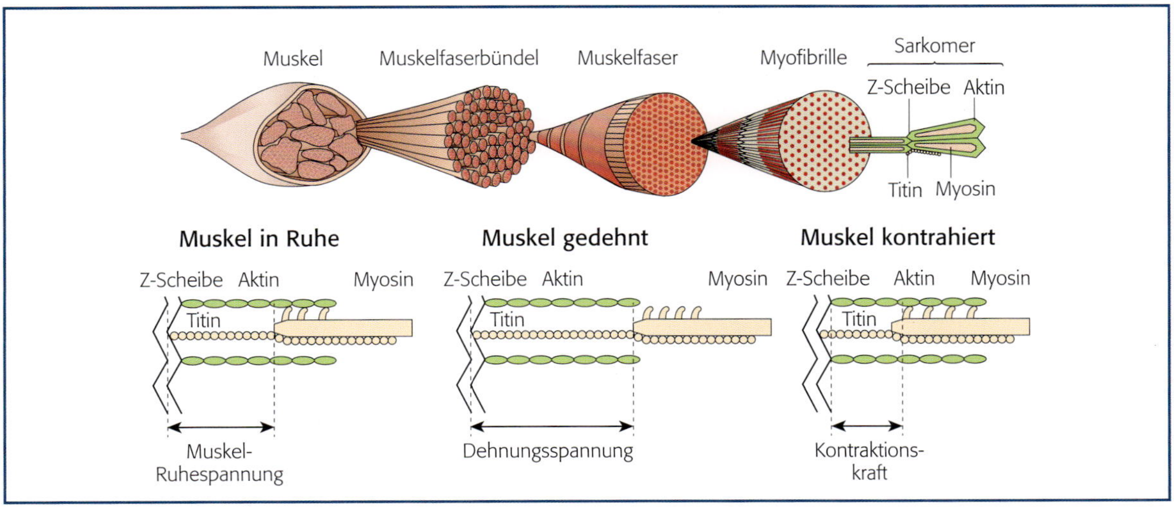

Die Physiologie unserer Skelettmuskulatur vom Muskel bis zum Aminosäurefilament

erzielt. Diese beruhen jedoch weniger auf Muskelzuwächsen, sondern vielmehr auf einer verbesserten intramuskulären Koordination; denn durch die Erhöhung der muskulären Reizschwelle und den Einsatz neuer Bewegungsaufgaben werden erst brachliegende motorische Einheiten rekrutiert, ehe sich die Muskelzellen im weiteren Trainingsfortschritt morphologisch anpassen und dicker werden.

Kontraktionsformen der Muskulatur

Kraft im Sport äußert sich auf verschiedene Art und Weise: Ein Sportler kann Widerstände überwinden, ihnen entgegenwirken, sie statisch halten oder einfach nur die Muskeln anspannen, ohne dabei äußeren Kräften ausgesetzt zu sein. Grundsätzlich gibt es also folgende Kontraktionsformen:

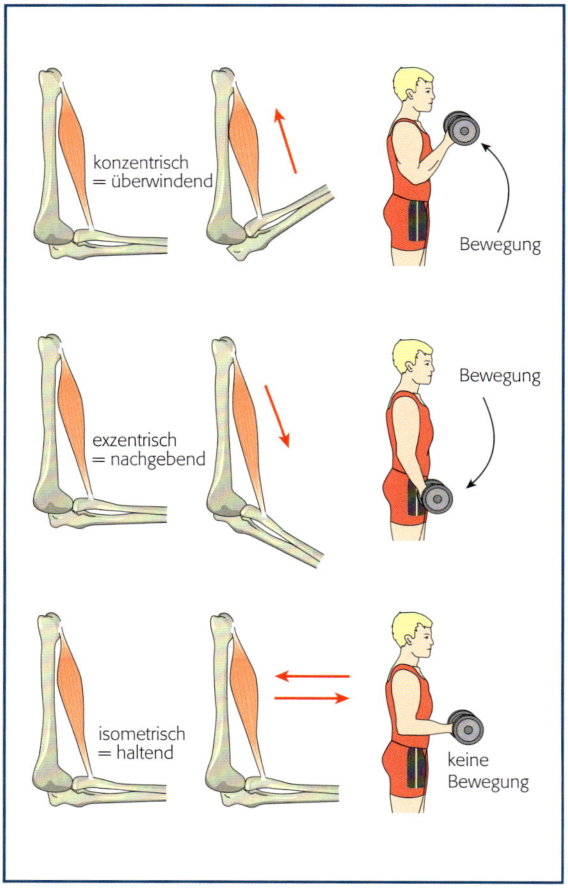

- **1. Konzentrisch:** Diese Kontraktion stellt die klassische Form der Muskelarbeit dar. Hierbei werden Widerstände überwunden, weil sich die Muskulatur verkürzt. Die Myosinköpfchen haken sich am Aktin ein und ziehen die Filamente ineinander (Beispiel: das Beugen eines Armes mit einer Hantel in der Hand).

- **2. Exzentrisch:** Diese Kontraktionsform stellt die Gegenbewegung zur konzentrischen dar, wobei sich die Myosinköpfchen nicht vom Aktin lösen, da diese der nach unten wirkenden Kraft (z. B. Hantel) standhalten müssen. Der Muskel wird dabei unter Spannung wieder gestreckt und kann so eine höhere Kraft als bei einer konzentrischen Bewegung erzeugen (Beispiel: das langsame Absenken einer Hantel).

- **3. Isometrisch:** Bei dieser Kontraktionsform wird eine Stellung statisch gehalten. Dabei kommt es zu einem Spannungsanstieg in den Muskelzellen, aber keiner Längenveränderung in der Muskulatur (Beispiel: das statische Halten einer Hantel).

Im Sport wird die Muskulatur nur in seltenen Fällen in einer Reinform kontrahiert. Die meisten Bewegungen erfordern eine Mischform, in der zumeist sowohl Längen- als auch Spannungsveränderungen des Muskels erfolgen. In der Sportwissenschaft wird diese Arbeitsweise als *auxotonisch* bezeichnet.

Bei einem isolierten Krafttraining hingegen kann die Arbeitsweise gezielt gesteuert werden. Soll das Training vorwiegend exzentrisch gestaltet sein, so kann beispielsweise bei einem Liegestütz die Abwärtsbewegung sehr langsam gestaltet werden oder ein Partner kann die Abwärtsbewegung durch Druck auf Ihre Schulterblätter zusätzlich erschweren. Liegt der Schwerpunkt eher im konzentrischen Bereich, so wird das Hochdrücken aus einem gebeugten Stütz möglichst schnell und kraftvoll durchgeführt. Aber auch das isometrische Halten des Liegestützes in einer bestimmten Winkelstellung über eine gewisse Zeit wäre bei der Trainingsgestaltung eine mögliche Option.

Trainingswissenschaftliche Grundlagen

In diesem Kapitel lernen Sie wichtige Grundlagen aus der Trainingslehre kennen. Diese sind für die Gestaltung Ihres eigenen Trainings wichtig und sollen Ihnen helfen, Trainingsinhalte besser zu verstehen und an Ihre individuellen Bedürfnisse anzupassen. Anders als bei ähnlichen Fachbüchern, in denen hauptsächlich Kraftfähigkeiten bevorzugt behandelt werden, spielen die Beweglichkeit und Koordination in diesem Buch eine bedeutende Rolle. Häufig wird das Thema Dehnen nicht ausreichend dargestellt oder gar in einigen Publikationen zu Unrecht diskreditiert, obwohl Kraft und Beweglichkeit im Sport eng miteinander korrelieren. Gerade die Kombination aus Kraft und Beweglichkeit lässt einen Athleten ästhetisch und grazil erscheinen und ist in der sportmotorischen Entwicklung ein wichtiger Bestandteil. Auch die Koordination wird durch dieses Zusammenspiel einerseits optimiert oder nimmt andererseits großen Einfluss auf Kraft-, Beweglichkeits- oder Schnelligkeitsleistungen. Aus diesem Grund wird der Entwicklung der Beweglichkeit, Koordination und Kraft in diesem Kapitel besondere Aufmerksamkeit geschenkt.

Damit Sie im Übungskapitel die Bezeichnungen und Empfehlungen hinsichtlich der Belastungsintensität und -dauer besser einordnen können, werden an dieser Stelle die sogenannten »Belastungsparameter« erläutert.

Belastungsparameter

Nicht jede Zielsetzung kann mit dem gleichen Training und mit den gleichen Belastungen erreicht werden. Um klare Aussagen zur Gestaltung eines Trainingsplans geben zu können, definiert die Sportwissenschaft sogenannte Belastungsparameter, die je nach Zielsetzung und Zielgruppe angepasst werden können. Sie dienen als Orientierung der Inhalte und helfen bei der richtigen Gestaltung und Durchführung der Übungen. Mit ihnen kann die Durchführung einer Trainingsübung exakt beschrieben werden. Sie gelten für alle fünf motorischen Hauptbeanspruchungsformen.

Intensität: Definiert die Höhe des Gewichtes beim Krafttraining, die Geschwindigkeit der Bewegung im Ausdauer- und Schnelligkeitstraining oder die Schmerzempfindung beim Dehnen.

Die Intensität beim Krafttraining ist sehr hoch, wenn zum Beispiel ein maximal schweres Gewicht gehoben oder ein leichtes maximal schnell bewegt wird. Als Referenzwert wird die Last als Wert der konzentrischen Maximalkraft, also der einmal zu überwindenden möglichen Last, angegeben.

Die Intensität beim Ausdauertraining ist beispielsweise dann sehr hoch, wenn Sie sich über einen längeren Zeitraum sehr schnell bewegen und der Körper dadurch sehr viel Laktat bildet. Boxt ein Kampfsportler 5 Runden à 2 Minuten maximal schnell und so hart wie möglich auf einen Sandsack ein, ist die Intensität seines Ausdauertrainings sehr hoch, denn seine Pulsfrequenz wird nahezu das Maximum erreichen. Geht er dagegen nur eine Stunde Joggen, ist die Intensität sehr gering.

Dauer: Gibt an, wie viele Wiederholungen (Wdh.) von einer Übung gemacht werden bzw. wie lange die Übung durchgeführt wird (Zeit).

Umfang: Beschreibt den Gesamtumfang der durchzuführenden Belastungen. Als *Sätze* werden dabei mehrere Übungsdurchläufe einer Übung bzw. Übungskombination bezeichnet. Zum Beispiel Liegestütze – 3 Sätze mit jeweils 20 Wdh. oder mit einer Dauer von jeweils 30 Sekunden. Außerdem wird als Umfang auch die wöchentliche Gesamtbelastung bezeichnet. Also, wie oft Sie in der Woche insgesamt trainieren.

Pause: Entspricht der Erholungszeit zwischen einem Satz oder gar einer gesamten Trainingseinheit. Steigt die Intensität, so sollte auch die Pausenzeit zwischen den Sätzen und zwischen den Trainingseinheiten erhöht werden.

Koordination

Ganz allgemein kann man sagen, dass ein Sportler bei all seinen Bewegungen koordinative Fähigkeiten benötigt. Sie sind besonders in Situationen wichtig, die ein schnelles und zielgerichtetes Handeln erfordern, und spielen bei der Verletzungsprophylaxe eine bedeutende Rolle. Die Koordination ist die Grundlage der sensomotorischen Lernfähigkeit. Man kann daraus folgern, je höher Ihr koordinatives Niveau, umso schneller und effektiver können Sie neue Bewegungen lernen oder Gelerntes optimieren. Eine gute Koordination befähigt Sportler außerdem dazu, Aktionen in vorhersehbaren und unvorhersehbaren Situationen sicher und ökonomisch meistern zu können.

Koordinative Fähigkeiten können besonders im Vorschul- und Schulkindalter trainiert werden. Aber keine Angst, auch als Erwachsener ist man in der Lage, seine Koordination durch entsprechende Übungen zu verbessern – nur nicht mehr so erfolgreich wie im Kindesalter. Die frühzeitige Schulung der Koordination ist deshalb für den späteren Lebensverlauf und für den erreichbaren Grad der Entwicklungsfähigkeit entscheidend. Im Laufe des Alters nehmen diese Fähigkeiten allmählich ab, zumindest wenn Sie sie nicht mehr trainieren. Denken Sie beispielsweise einmal an Ihre Kindheit zurück, als Sie und Ihre Schulkameraden am Klettergerüst gespielt haben, durch den Wald gelaufen sind und Wurf- und Fangspiele mit verschiedenen Bällen gemacht haben.

Nun werfen Sie einen Blick in ein klassisches Fitnessstudio. Bei der Analyse der Bewegungskoordination werden Sie bei einer Vielzahl der Trainierenden eine Verkümmerung wichtiger Fähigkeiten feststellen. Man verlernt im Erwachsenenalter viele essenzielle Fähigkeiten und Fertigkeiten – besonders das Fangen von Gegenständen, das Halten des Gleichgewichts sowie die Kopplung verschiedener Bewegungen miteinander oder die Hand-Augen-Koordination. Darum ist es wichtig, zur Schulung der Koordination Übungen in das tägliche Training zu integrieren.

Komponenten der Koordination

Die verschiedenen koordinativen Fähigkeiten tauchen im Sport und im Alltag meist in Kombination auf.
Je nach Sportart überwiegen jedoch die einen oder anderen Fähigkeiten, die aus diesem Grund ganz besonders trainiert und verbessert werden sollten.
Als die wichtigsten koordinativen Fähigkeiten gelten folgende:

- **Gleichgewicht:** statisches (z. B. Stehen auf einem Bein) und dynamisches Gleichgewicht (z. B. Bleiben auf einer Linie bei einem Radschlag im Turnen).

- **Orientierung:** räumliche Orientierung (z. B. Erkennen und Wiederfinden von Körperlage und Position – oben und unten, links und rechts).

- **Differenzierung:** fein abgestimmte und dosierte Bewegungen (z. B. sanftes Strecken des Arms beim Ballett versus hartes Strecken des Arms beim Boxschlag).

- **Rhythmisierung:** Einen äußerlichen oder technisch vorgegebenen Rhythmus erfassen und in eigenen Bewegungen reproduzieren (z. B. Bewegen zur Musik oder zeitliches und räumliches Umsetzen einer vorgegebenen Anlauf-Schritt-Kombination).

- **Reaktion:** schnelle Einleitung und Ausführung zweckmäßiger motorischer Handlungen auf ein äußeres oder inneres Signal (z. B. Fangen eines Balls oder Wegrutschen und sofortige Korrektur die Position).

- **Umstellung:** Während einer Handlung aufgrund wahrgenommener Situationsveränderungen das Programm den neuen Gegebenheiten anpassen (z. B. Zupassen und Annehmen eines Balls bei Regen).

- **Kopplung:** Mehrere Einzel- oder Teilbewegungen räumlich und zeitlich optimal verknüpfen (z. B. Anlauf, Armeinsatz und Absprung beim Angriffsschlag im Volleyball).

Bedeutung der Kondition für die Koordination

Ohne die konditionellen Fähigkeiten Kraft, Ausdauer, Schnelligkeit und Beweglichkeit und ihr komplexes Ineinandergreifen sind koordinative Fähigkeiten nur schwer realisierbar. Diese treten bei sportlichen Bewegungen meist im Zusammenspiel mit der Kondition auf. So ist es beispielsweise besonders schwer, das Gleichgewicht in einer Standwaage zu halten, wenn die aktive Beweglichkeit nicht in ausreichendem Maße ausgeprägt ist. Oder aber die Reaktionsfähigkeit leidet, wenn die Schnelligkeit oder die Schnellkraftfähigkeit vernachlässigt wurden. Aber auch ein langer Erfahrungsprozess aus verschiedenen Trainings- und Spielsituationen beeinflusst die Koordination. Wenn Sie noch nie auf einem nassen Fußballplatz gespielt haben, können Sie mit dem veränderten Ballverhalten nicht besonders gut umgehen. Und wenn Sie lange Zeit nur auf dem Laufband gelaufen sind und irgendwann wieder in der freien Natur laufen, können Sie sich eventuell nicht gleich auf die Untergrundveränderungen einstellen.

Deshalb sind Variabilität und die ganzheitliche Ausbildung der sportlichen Leistung von allergrößter Bedeutung. Denn egal, ob koordinative oder konditionelle Fähigkeiten – sie tauchen alle im Sport fast ausschließlich in Kombination auf und bilden somit die FÜNF DIMENSIONEN der sportlichen Leistungsfähigkeit.

TIPP Koordinationstraining kann immer und überall gemacht werden. Putzen Sie sich im Einbeinstand die Zähne, klatschen Sie beim U-Bahn-Fahren rhythmisch zur Musik oder sitzen Sie auf einem Gesundheitsball am Schreibtisch und halten die Füße in der Luft.

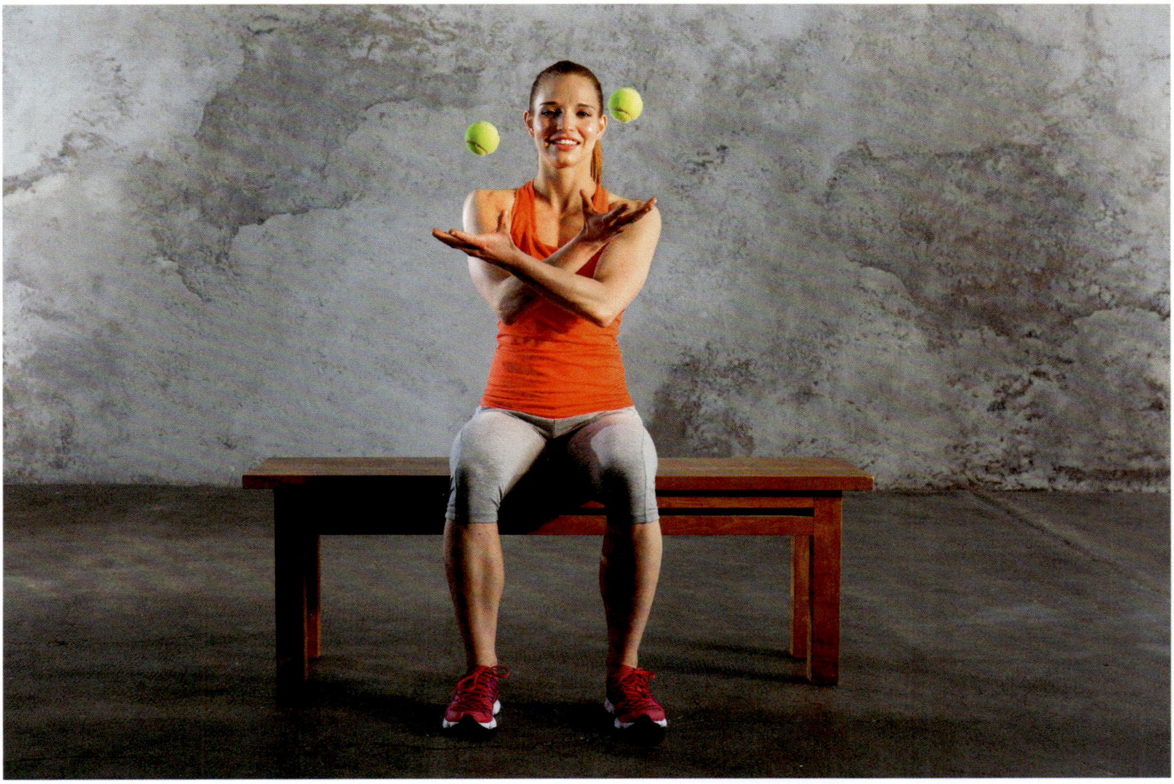

Koordinationsübungen fördern die geistige Leistungsfähigkeit und beeinflussen dadurch die Qualität Ihrer Bewegungen positiv.

Beweglichkeit

Die Beweglichkeit ist eine wesentliche Voraussetzung für die sportliche Leistung des Menschen, die im Training häufig vernachlässigt oder falsch trainiert wird. Unter Beweglichkeit wird der Bewegungsspielraum verstanden, der in den Haltungen und Stellungen verschiedener Körperregionen und Gelenke vorhanden ist und erreicht werden kann. Als Einflussfaktoren auf die Beweglichkeit werden sowohl genetische Dispositionen als auch tätigkeitsbedingte bzw. sportartspezifische Handlungen angegeben. Über ein Beweglichkeitstraining können Sie Ihren Bewegungsradius erweitern, denn durch regelmäßiges Üben passt sich Ihr Sehnen-Muskel-System einem verlängerten Arbeitsweg an. Genauso kann es sich aber auch negativ anpassen, wenn Sie die täglichen Bewegungen nur in einem kleinen Radius ausführen. Umgangssprachlich spricht man vom »Verkürzen« des Muskels, wobei sich physiologisch betrachtet ein Muskel nicht direkt verkürzt, sondern verringerten Bewegungsradien anpasst. Aus diesem Grund ist es umso wichtiger, jede Bewegung – und hier ist nicht nur die sportliche Betätigung gemeint – in einem möglichst weiten und bewusst geöffneten Winkel auszuführen. In den 90er-Jahren hat man den Fitnesssportlern empfohlen, die Gelenke nie vollständig durchzustrecken. Heute weiß man, dass genau durch solche Vorgaben »Verkürzungen« und muskuläre Dysbalancen provoziert werden.

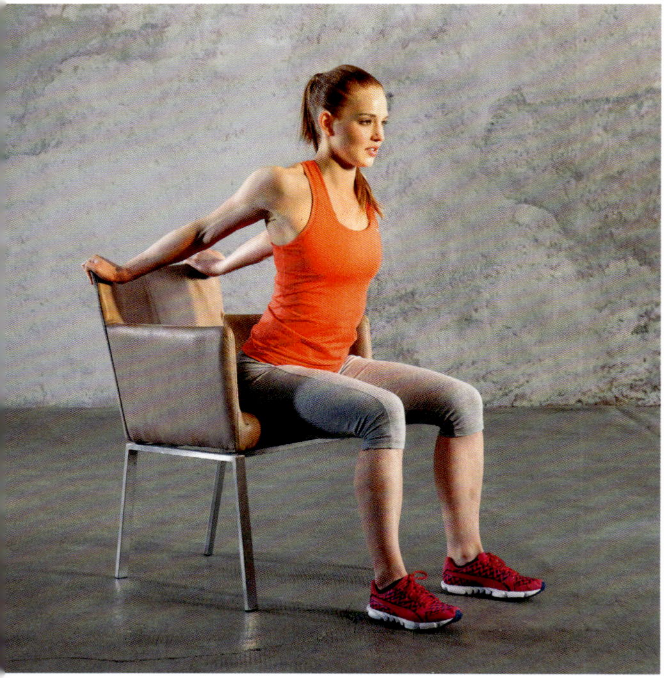

Beweglichkeit kann nahezu überall trainiert werden.

Hinweis: Damit Ihre Muskeln nicht verkürzen, sollten Sie all Ihre täglichen Bewegungen in einem hohen Bewegungsradius bewusst und kontrolliert durchführen. Egal ob Sie am Schreibtisch sitzen, Treppen steigen, gehen oder stehen. Außerdem können kurze, regelmäßige Dehnungsübungen, die mit einer bewussten Körperhaltung einhergehen, überall auf einfache Art und Weise durchgeführt werden – auch in der Arbeit, in der U-Bahn oder beim Warten an einer Kassenschlange.

> *»Nicht nur Dehnen alleine verbessert die Beweglichkeit, sondern die Kombination aus Dehnübungen und Krafttraining über die vollständige Gelenksamplitude und eine bewusste Körperhaltung im Alltag.«*
>
> *(vgl. Freiwald, 2009, S. 195)*

Wenn Sie trainieren, achten Sie deshalb immer auf einen langen Arbeitsweg des Muskels und strecken Sie die Gelenke kontrolliert und bewusst durch. Lassen Sie am Ende jeder Bewegung die Gelenke aber nicht durchsacken, sondern halten Sie die Gelenke speziell am Ende einer Bewegung durch das bewusste Anspannen der Muskeln stabil. Unser Körper ist nun einmal anatomisch so gebaut und in der Lage, die Gelenke zu strecken. Warum sollte diese Eigenschaft dann ausgerechnet im Training nicht zugunsten einer gut ausgebildeten Beweglichkeit genutzt werden? Außerdem verbessert sich durch eine hohe Bewegungsreichweite Ihre allgemeine Leistungsfähigkeit, da der Muskel in der Lage ist, seine Kraft bereits in einem viel früheren Kontraktionsbereich zu entfalten. Ist ein Muskel hingegen »verkürzt«, so kann er seine maximale Kraft erst in einem kleineren Gelenkswinkel ausschöpfen. Dadurch verliert ein Sportler ein wichtiges Reservoir seiner Kraftentfaltung.

Beweglichkeitsarten

Grundsätzlich kann die Beweglichkeit in *Gelenkigkeit* und *Dehnfähigkeit* unterteilt werden. Die Dehnfähigkeit wird in erster Linie durch Muskeln, Sehnen und Bänder bestimmt und kann durch Dehnübungen gezielt verbessert werden. Die Gelenkigkeit bezieht sich dagegen rein auf die durch knöcherne Strukturen begrenzten Gelenke. Sie kann durch Mobilisation nur in einem geringen Maß beeinflusst werden. Insgesamt wird die Erscheinung der Beweglichkeit in verschiedene Arten und Formen unterteilt. Prinzipiell gibt es zwei Arten der Beweglichkeit: die aktive und die passive Beweglichkeit.

Die aktive Beweglichkeit wird durch innere Kräfte bestimmt und beschreibt vorwiegend die Kraftfähigkeit der Agonisten, also der die Bewegung ausführenden Muskulatur. Als Gegenspieler (Antagonisten) wirkt die Dehnfähigkeit der gegenüberliegenden, zu dehnenden Muskeln. Möchte man mit der eigenen Körperkraft eine möglichst hohe Bewegungsamplitude erreichen, beispielsweise das Bein auf eine bestimmte Höhe schwingen, muss der Agonist möglichst kräftig und der Antagonist möglichst dehnfähig sein.

Je höher also die Kraftfähigkeit des Agonisten, desto kraftvoller kann dem Dehnwiderstand des Antagonisten entgegengewirkt werden. Alleine schon aus diesem Grund sollten Sie nicht ausschließlich dehnen, um beweglicher zu werden, sondern auch ein Krafttraining in Ihr Beweglichkeitstraining integrieren.

Die *passive* Beweglichkeit stellt die größtmögliche Bewegungsamplitude in einem Gelenk dar, die unter Einwirkung äußerer Kräfte, wie beispielsweise der Schwerkraft, einem Partner oder von Zusatzlasten erreicht werden kann. Beispiele für die passive Beweglichkeit sind unter anderem die Wirkung der Schwerkraft beim Spagat auf dem Boden oder wenn Sie durch die Unterstützung eines Partners tief in die Dehnung hineingedrückt werden. Passive Beweglichkeit liegt auch vor, wenn die jeweilige Gelenkstellung mithilfe von Muskelkräften einer anderen Körperregion eingenommen wird, wie es beim Heranziehen des Rumpfes an die gestreckten Beine mit dem Festhalten an den Füßen der Fall ist. Die passive Beweglichkeit ist aufgrund der unterstützenden Kräfte, die an der Bewegung beteiligt sind, entsprechend größer als die aktive Beweglichkeit.

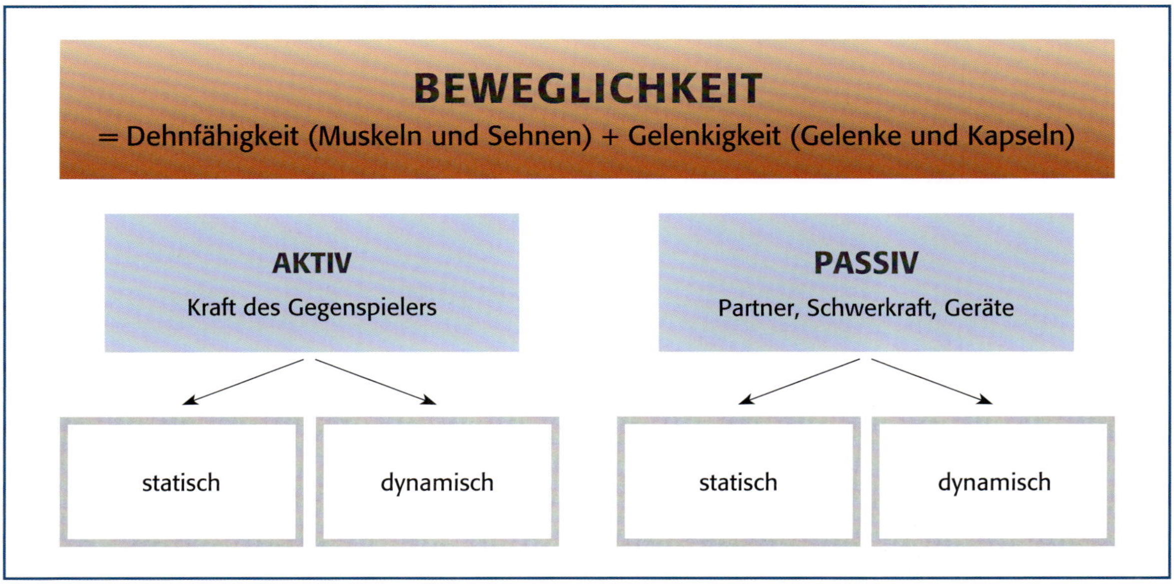

Beweglichkeit wird durch die Gelenkigkeit und die Dehnfähigkeit bestimmt und tritt in verschiedenen Arten und Erscheinungsformen auf.

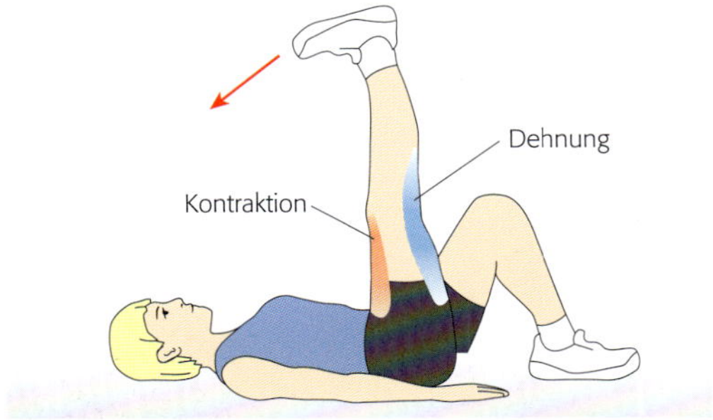

Aktiv-statisch

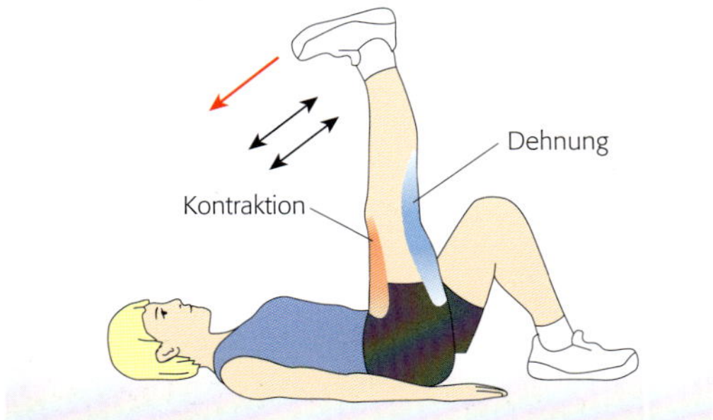

Aktiv-dynamisch

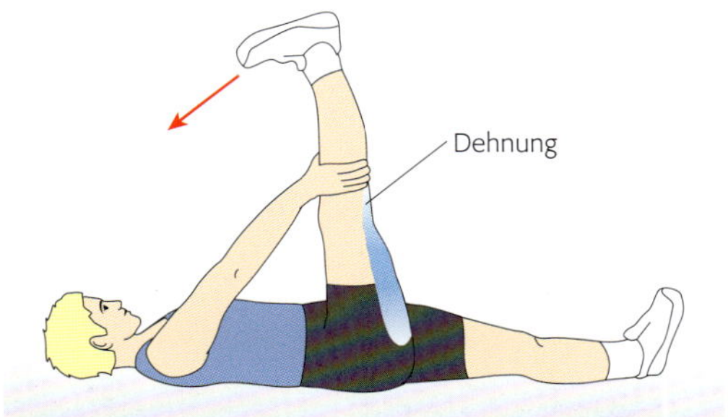

Passiv-statisch

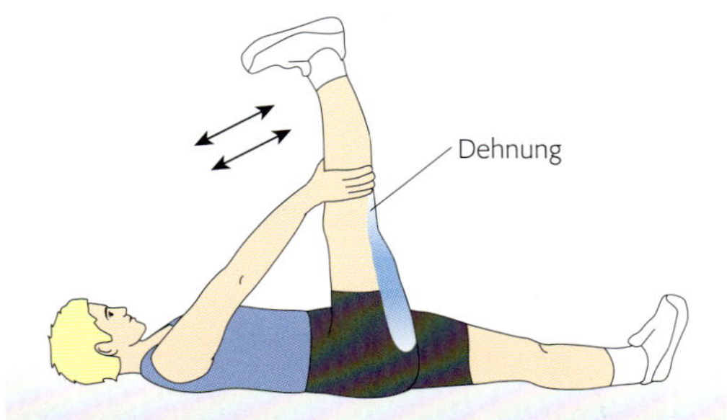

Passiv-dynamisch

Erscheinungsformen der Beweglichkeit

Die Differenz zwischen passiver und aktiver Beweglichkeit wird als Bewegungsreserve bezeichnet. Sie gibt Aufschluss über den Trainingszustand eines Athleten. So verfügen besonders bewegliche Sportler teilweise oft nur über unzureichende Kraftfähigkeiten im Agonisten, was die aktive Beweglichkeit negativ beeinflusst. Diese Menschen schaffen zwar ohne Probleme einen Spagat, können jedoch das Bein im Stand aus eigener Kraft nicht weit hochschwingen oder -halten. Bei besonders kräftigen Sportlern kann hingegen häufig eine verminderte passive Dehnfähigkeit festgestellt werden. Sie verfügen über eine hohe Kraft, aufgrund einer verminderten Dehnfähigkeit können Sie diese Kraft jedoch nicht vollständig entfalten. Deshalb sollte die Zielsetzung im Sport eine Reduzierung der spezifischen Bewegungsreserve durch ein entsprechendes Kraft- und/oder Dehnungstraining sein.

Neben den Beweglichkeitsarten wird darüber hinaus zwischen den Erscheinungsformen statisch und dynamisch unterschieden, denn jede aktive oder passive Bewegung kann entweder gehalten oder mit Schwung ausgeführt werden.

Als **statische** Beweglichkeit wird das Halten einer bestimmten Position oder Dehnungsstellung über einen gewissen Zeitraum bezeichnet. Die **dynamische** Beweglichkeit ist charakterisiert durch die Bewegungsweite, die kurzfristig, zum Beispiel durch Schwingen, Wippen oder Nachfedern, erreicht werden kann.

Dehnungsarten

Aus den Beweglichkeitsarten aktiv und passiv und ihren Erscheinungsformen statisch und dynamisch ergeben sich, auf das Training angewandt, im Wesentlichen vier verschiedene Ausführungsformen, welche die Grundlage der heute üblichen Dehnmethoden bilden (siehe Grafiken links am Beispiel Beinbeuger im Liegen). Im Anfängertraining sind jedoch die statischen Methoden aufgrund der verminderten Verletzungsgefahr zunächst besser geeignet. Mit zunehmender Erfahrung kann dann dynamisch gedehnt werden.

Neuromuskuläre Dehnmethoden

Neben den klassischen Dehnmethoden gibt es noch eine weitere Kategorie, welche die Reflexaktivität von Muskeldehnungen ausnutzt. Wie Sie bereits im Unterkapitel »Kinästhetik« (Seite 24) erfahren haben, befinden sich in unseren Muskeln und Sehnen kleinste Rezeptoren, die Spannungs- und Dehnungsveränderungen innerhalb des Muskel-Sehnen-Komplexes messen. Neuromuskuläre Dehnmethoden zielen darauf ab, eben genau diese Reflexe auszunutzen, um die Dehnung zu erleichtern. Diese Dehnmethoden werden als **PNF-Techniken** (propriozeptive neuromuskuläre Fazilitation) bezeichnet und in zwei Grundarten, nämlich AC und CR, unterteilt.

Bei der **AC-Methode** (**A**ntagonist **C**ontract) wird der Dehnung eine Kontraktion des Gegenspielers, also des nicht zu dehnenden Muskels, vorangeschaltet. Sie spannen den Antagonisten für 5–8 Sekunden so fest wie möglich an. Dies kann zum Beispiel durch das Anheben und Halten des Beins in einer möglichst weiten Gelenksstellung geschehen oder aber auch über das Drücken gegen einen Widerstand erreicht werden. Durch diese Kontraktion wird der Muskelreflex im zu dehnenden Muskel herabgesetzt, wodurch sich die Spannung reduziert. Dieser Vorgang wird als »reziproke Hemmung« bezeichnet. Geht man nach der Kontraktion sofort in eine Dehnstellung, kann diese reduzierte Muskelspannung positiv ausgenutzt werden. Außerdem verbessert sich durch die Kombination von Kontraktion und Dehnung die intermuskuläre Koordination – sprich Agonist und Antagonist spielen ökonomischer zusammen, weil der eine weiß, dass er locker lassen muss, wenn der andere kontrahiert. Darüber hinaus kommt es zu einer Kräftigung des nicht zu dehnenden Muskels, wodurch sich die aktive Beweglichkeit verbessert. Diese Methode ist besonders in den Sportarten empfehlenswert, bei denen man über eine gut ausgeprägte aktive Beweglichkeit verfügen muss (Tanz, Kampfsport oder Turnen).

Eine weitere Technik ist die **CR-Methode** (**C**ontract and **R**elax). Dabei nehmen Sie eine Dehnposition ein und

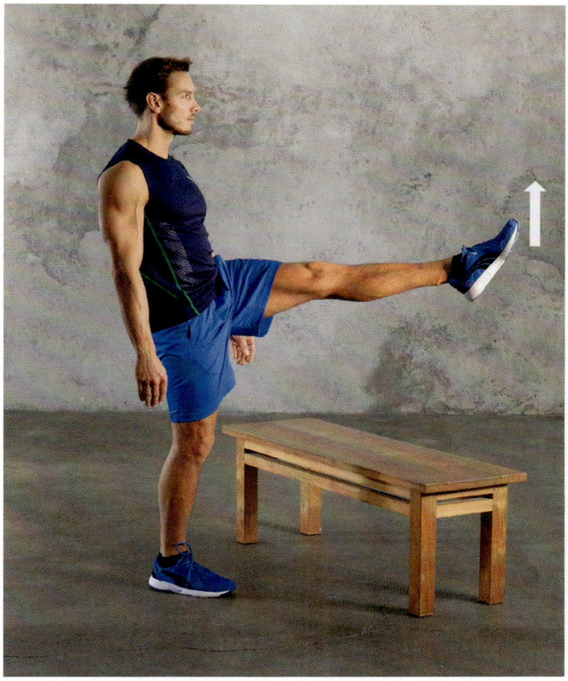

AC-Methode: 1. Anspannen der Antagonisten

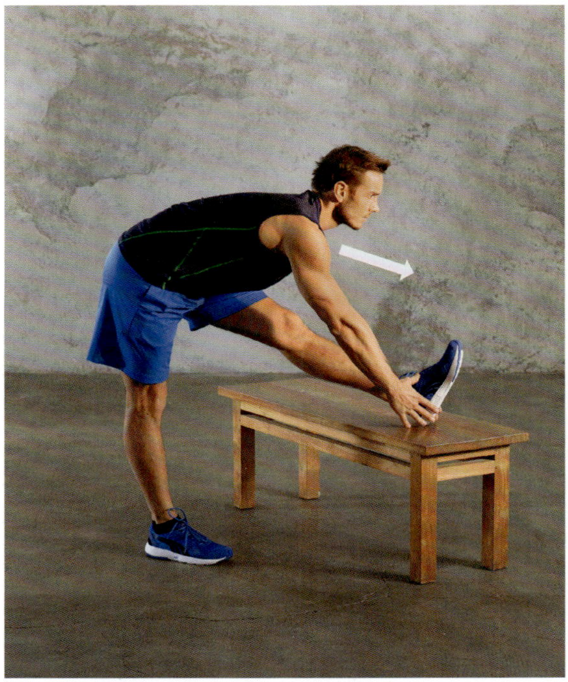

AC-Methode: 2. Dehnen der Agonisten

dehnen so weit, bis Sie einen deutlich wahrnehmbaren Dehnschmerz spüren. Spannen Sie nun den zu dehnenden Muskel für ca. 5–8 Sekunden aktiv an (contract), indem Sie beispielsweise gegen einen Widerstand (Boden, Partner oder Handtuch) drücken. Lassen Sie danach den Muskel locker (relax) und nehmen Sie eine größere Dehnstellung ein. Da es aufgrund dieser starken Kontraktion innerhalb der Dehnung zu einem erheblichen Spannungsanstieg in der gesamten Muskel-Sehnen-Einheit kommt, wird der Sehnenreflex ausgelöst. Dieser Reflex setzt als Schutzmechanismus vor Überdehnungen ein und hemmt über spezielle Nervenbahnen auch den Muskelreflex, wodurch die anschließende Dehnung leichter erweitert werden kann. Die Reizschwelle des Sehnenreflexes liegt deutlich über der der Muskelspindel, sodass der Reflex erst bei starker Dehnung oder hoher Kontraktionsspannung anspricht. Dieser Mechanismus wird autogene Hemmung, Selbsthemmung oder Eigenhemmung genannt. Die CR-Methode stellt den Oberbegriff für diese Art der Dehnung dar. In der Fachliteratur finden Sie häufig ähnliche Bezeichnungen wie etwa CHRS, CRS oder AE-Dehnen. Diese unterscheiden sich jedoch vom Grundgedanken dieser Technik nur geringfügig.

Das **CRAC-Dehnen** ist eine Kombination der CR- und AC-Dehnmethode. Dabei wird versucht, die Vorteile beider Techniken zu vereinen. Aktuellen wissenschaftlichen Studien zufolge scheint diese Methode hinsichtlich der Verbesserung der Beweglichkeit die effektivste zu sein. Der Erfolg ist dabei hauptsächlich den verbesserten inter- und intramuskulären Prozessen zuzuschreiben, wodurch die Koordination einer Bewegung positiv beeinflusst wird. PNF-Aufgaben können und sollten aus diesem Grund auch ins Krafttraining integriert werden.

Führen Sie PNF-Dehnungen immer 2–3-mal hintereinander durch, um eine optimale Wirkung zu erreichen.

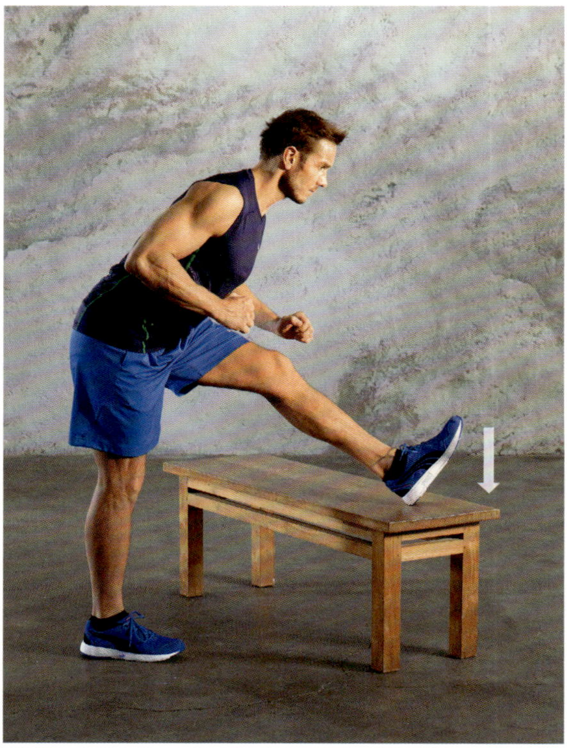

CR-Methode: 1. Anspannen

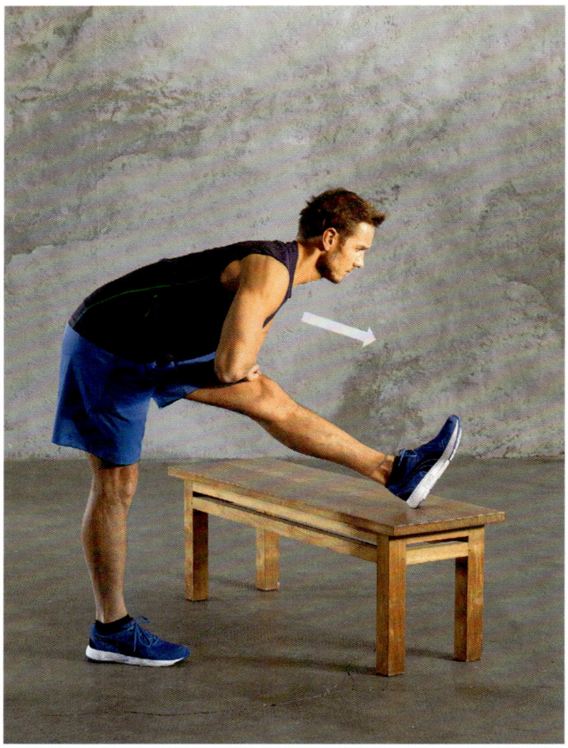

CR-Methode: 2. Dehnen

Die Wirkungen des Dehnens im Sport

Über den Sinn oder Unsinn des Dehnens im Sport wurde in den letzten 15 Jahren seitens der Sportwissenschaft rege diskutiert. Sie kennen bestimmt einige populäre Aussagen, die das Dehnen als unnütz diskreditieren oder aber als Allheilmittel verehren. Es können aber bei genauer Betrachtung der wissenschaftlichen Veröffentlichungen gezielte Empfehlungen für Sie als Sportler gemacht werden. Die häufige Pauschalisierung der Forschungsergebnisse in Fachzeitschriften ist meist zu oberflächlich und trägt mehr zur Verwirrung als zu einer klaren Aussage für die Praxis bei. Grundsätzlich muss nämlich zwischen den kurz- und langfristigen Zielen, die durch ein Dehnungstraining erreicht werden sollen, unterschieden werden. Sprich, ob Sie nur vor oder nach dem Sport dehnen wollen und sich davon entweder eine Verletzungsprophylaxe, Entspannung und ein besseres Körpergefühl erhoffen oder ob Sie durch regelmäßige Dehnübungen langfristig wirklich beweglicher werden wollen.

5 Tipps zum Dehnen

Wie Sie bereits erfahren haben, gibt es verschiedene Dehnmethoden, die je nach Zielsetzung mehr oder weniger Sinn machen. Aus diesem Grund dürfen Sie ein Dehnungstraining auf keinen Fall pauschal bzw. bei unterschiedlicher Zielsetzung gleich anwenden. Für die Durchführung eines Dehnungstrainings in der Praxis sollen Ihnen einige differenzierte Aussagen zur richtigen Anwendung des Dehnens eine bessere Übersicht geben:

1. Langfristige Verbesserung der Beweglichkeit

Wenn Sie sich regelmäßig dehnen, werden Sie beweglicher. Das hat die Wissenschaft in vielen Forschungen bestätigt. Die physiologischen Ursachen sind dagegen noch unklar. Er herrscht noch Uneinigkeit darüber, ob sich ein Muskel verlängern kann, ob sich nur koordinativ-mechanische Prozesse oder gar nur die Schmerztoleranz verbessern. Wahrscheinlich ist es die Summe mehrerer Anpassungserscheinungen, die sich je nach Dauer der langfristigen Anwendung über Monate und Jahre einstellt. Wollen Sie aber wirklich signifikant beweglicher werden, darf das Dehnen nicht nur als »schnelle Zwischeneinheit mal so irgendwie« eingeschoben werden. Dehnen ist mehr als einfach »nur« Dehnen. Durch die Kombination aus aktiven, passiven und PNF-Methoden stellt es ein intensives Training dar, bei dem die Muskulatur, ähnlich wie beim Krafttraining, mit intensiven Reizen beansprucht wird. Deshalb ist es sinnvoll, 2–3-mal pro Woche ein isoliertes Beweglichkeitstraining in Kombination mit Kräftigungen durchzuführen (siehe Kombi-Workout, Seite 172).

2. Kurzfristige Verbesserung der Beweglichkeit

Wenn Sie sich beim Aufwärmen vor dem Sport dehnen, können Sie die maximale Bewegungsreichweite kurzfristig erhöhen. Diese bleibt etwa 20–60 Minuten erhalten und reduziert sich danach wieder vollständig. Nur bei Sportarten mit hohen Bewegungsradien wie im Kampfsport, Turnen oder Tanzen ist ein langes und intensiveres Dehnen von bis zu 10 Minuten hilfreich.

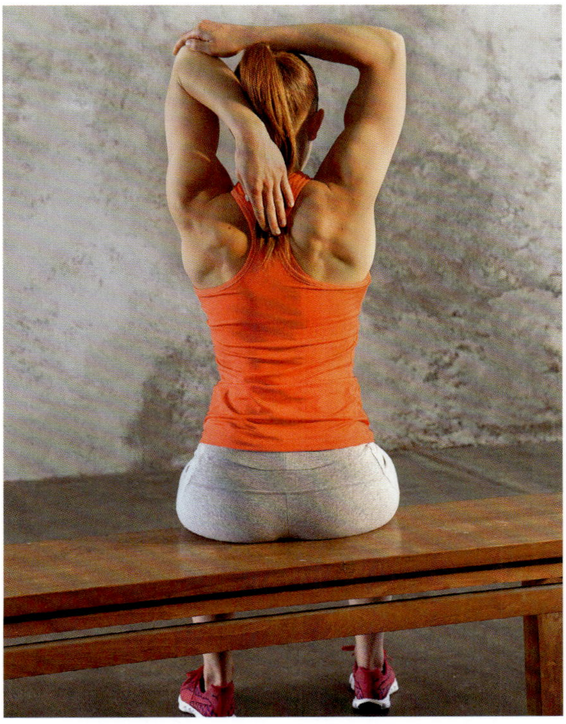

Dehnen ist wichtig, aber nicht immer macht es Sinn. Je nach Zielsetzung muss die Anwendung variieren.

Hier sollten vor allem auch PNF-Methoden zum Einsatz kommen. Die Vergrößerung des Arbeitswinkels führt in diesen Sportarten zu einem optimierten Beschleunigungsweg. Gleichzeitig kann durch kurzfristiges Dehnen einer Verletzung durch explosive Bewegungen vorgebeugt werden. Nach dem Dehnen sollten aber kurze, schnelle Bewegungen wie zum Beispiel Sprints oder Sprünge folgen, damit Schnelligkeit und Maximalkraft erhalten bleiben.

3. Dehnen vor und nach dem Krafttraining?
Machen Sie nur Krafttraining, genügt es, im Aufwärmprozess jeden Muskel ganz kurz für 5–10 Sekunden anzudehnen. Eine passiv-dynamische oder gar die aktiv-dynamische Methode macht hier mehr Sinn als eine statische. Dadurch werden die Rezeptoren für das Krafttraining sensibilisiert und Sie erlangen ein besseres Körpergefühl. Nach dem Krafttraining sollten Sie sich eher aktiv erholen und 10 Minuten Joggen o. Ä. Intensives Dehnen hingegen fördert sogar den Muskelkater, da die ohnehin schon angegriffenen Muskeln noch weiter gereizt werden.

4. Dehnen vor und nach dem Ausdauersport?
Sofern Sie einfache und wenig komplexe Bewegungen machen wie etwa Joggen oder Radfahren, sollten Sie vorher nicht dehnen. Studien zeigen, dass sich das Dehnen in diesem Bereich sogar negativ auswirken kann, da eine gewisse Grundspannung verloren geht, die wichtig für den Stützapparat ist. Danach können Sie intensiv und lange dehnen, jedoch helfen Ihnen Dehnungsübungen nicht bei einer schnelleren Regeneration. Hier geht es eher um eine mentale Entspannung und um körperliches Wohlfühlen. Machen Sie dies aber regelmäßig, wirkt sich die Summe der Dehnübungen positiv auf Ihre Beweglichkeit aus.

5. Wie stark und lange muss gedehnt werden?
Über die Dehnintensität und die Dauer einer Dehnung liest man in der Fachliteratur sehr wenig. Studien haben aber gezeigt, dass das Dehnen an der Schmerzgrenze, also das Empfinden eines wirklich starken Dehnreizes, langfristig am effektivsten ist. Jedoch sollten Sie diesen maximalen Bereich erst langsam und stufenweise erreichen, da andernfalls Muskelzerrungen entstehen können. Vor dem Sport ist es ratsam, nicht in das Maximum zu dehnen. Ein einmaliges »Easy Stretch« pro Muskelgruppe, also ein kurzes Andehnen von ca. 10 Sekunden, ist meistens ausreichend. Im Turnen, Kampfsport oder Tanzen hingegen sollten Sie sich länger Zeit nehmen und mehrmals 20–30 Sekunden lang nahe an der Schmerzgrenze nachdehnen. Diese Methode wird als *Development Stretch* bezeichnet. Diese Methode sollte auch bei einem isolierten Beweglichkeitstraining angewendet werden. Japanische Wissenschaftler fanden heraus, dass die besten Anpassungserscheinungen durch lange Dehnhaltezeiten mit mehrmaligem Nachdehnen von bis zu 2 Minuten pro Übung erreicht werden.

Fazit zum Dehnen

Wenn Sie eine komplexe Sportart betreiben, in der maximale Bewegungsradien erreicht werden müssen, wie dies im Gerätturnen, Kampfsport, Tanz und in der Gymnastik der Fall ist, müssen Sie regelmäßig dehnen. Sofern Sie aber einen Sport ausüben, der sich durch einfache Bewegungen charakterisiert wie etwa Joggen, leichtes Aerobic oder einfaches Krafttraining, müssen Sie nicht zwingend dehnen. Es kann aber helfen, Ihr Körpergefühl zu verbessern. Grundsätzlich sollten Sie auch in Ihrem Alltag alle Bewegungen in einem großen Bewegungsradius durchführen. Das hilft Ihnen, Muskelverkürzungen und Haltungsschwächen vorzubeugen.

Darüber hinaus dürfen Sie das Beweglichkeitstraining nicht diskreditieren und als lästige Pflicht empfindend bloß nebenher laufen lassen. Schenken Sie der Entwicklung Ihrer Beweglichkeit genauso viel Aufmerksamkeit wie etwa dem Kraft- oder Ausdauertraining. Denn die Muskulatur reagiert auf Dehnreize in ähnlicher Art und Weise wie auf Kraftbelastungen. Die Beweglichkeit sollte nach Möglichkeit als isolierte Einheit trainiert werden und lässt sich hervorragend mit gezielten Kräftigungsübungen kombinieren (siehe Trainingsplan Kombi-Workout, Seite 172). Des Weiteren können Sie Beweglichkeitsübungen auch ganz einfach in Ihren Alltag einbauen.

Kraft

Kraft erscheint im Sport in verschiedenen Formen. Sie ist die energetische Basis für alle sportlichen Leistungen, bei denen die Muskeln mehr als etwa 30 % ihrer maximalen Kraft einsetzen müssen. Sportwissenschaftlich ist Kraft die Fähigkeit, Widerstände durch willkürliche Muskelkontraktionen zu überwinden bzw. äußeren Kräften entgegenzuwirken oder sie zu halten. Der Einsatz des Krafttrainings kann daher sehr vielfältig gestaltet werden. Grundsätzlich stellt die Maximalkraft die Basisfähigkeit dar, welche die drei Subkategorien Schnellkraft, Reaktivkraft und Kraftausdauer beeinflusst. Zu jeder Hauptkomponente gehören darüber hinaus verschiedene Subkomponenten, die je nach Sportart oder Zielsetzung dominieren.

»Durch Krafttraining erhöhen Sie Ihren Grundumsatz und verbrauchen langfristig mehr Kalorien.« *(vgl. Löffelholz, 2009)*

Kraftfähigkeiten müssen im Training regelmäßig verbessert werden, um ein stabiles und leistungsfähiges Niveau zu schaffen. Beim Krafttraining bringt es nichts, wenn Sie es nur hin und wieder betreiben. Erst über ein regelmäßig durchgeführtes und zielgerichtetes Training können Sie von den Anpassungserscheinungen profitieren. Deshalb stellt die Grundlage vieler komplexer Bewegungen die Ausbildung allgemeiner und spezifischer Kraftfähigkeiten dar, ehe überhaupt schwierige Elemente erlernt werden können. Denken Sie nur einmal an die Körperspannung, Stütz- und Hangkraft eines Turners, die Schnellkraft eines Speerwerfers oder die Explosivität eines Boxers.

Ohne das Schaffen der spezifischen Kraftfähigkeiten wären einerseits solche Leistungen nicht möglich und andererseits würde das Verletzungsrisiko enorm steigen. In diesem Buch lernen Sie genau dieses Basistraining jener Sportarten kennen, das vorrangig aus Übungen mit dem eigenen Körpergewicht besteht, aber auch Hilfsgeräte wie etwa Expander, Slings/Ringe, Reckstangen oder Hanteln integriert. Das Ziel des Krafttrainings sollte in erster Linie eine harmonische Entwicklung aller Hauptmuskelgruppen wie Strecker und Beuger des Rumpfes, der Ober- und Unterschenkel und der Arme sein. Zunächst wird durch das Trainieren der Kraftfähigkeiten eine verbesserte inter- und intramuskuläre Koordination geschaffen – sprich, die Muskeln und Muskelfasern arbeiten ökonomischer zusammen. Nach einigen Wochen kommt es zu ersten Anpassungserscheinungen und die Muskulatur wird straffer. In dieser Zeitspanne können Sie die Intensität stufenweise erhöhen und spezifische Kraftfähigkeiten gezielt verbessern. Hierfür eignen sich vor allem Belastungsformen, die unterschiedliche Wirkungen auf den Organismus haben, wie zum Beispiel kraftausdauer-, schnelligkeits-, schnellkraft- oder maximalkraftorientierte Übungen.

Maximalkraft		
Schnellkraft	**Reaktivkraft**	**Kraftausdauer**
Startkraft	Spannungsfähigkeit	Anaerob-alaktazid
Explosivkraft	Muskeltonus	Anaerob-laktazid
		Aerob-glykolytisch

Die Arten der Kraft und ihre Erscheinungsformen

Maximalkraft

Die Maximalkraft ist die höchstmögliche Kraft, die ein Mensch willkürlich einmal erzeugen kann, und stellt die Basis aller unterordneten Kraftarten dar. Die gesamte Maximalkraftentfaltung, die theoretisch durch die Leistung der Muskeln möglich ist, kann der Mensch aber nicht willkürlich abrufen. Unser Körper hält nämlich autonom geschützte Reserven zurück, die nur in Notfällen über eine hohe Ausschüttung von Adrenalin freigegeben werden können. Ein Beispiel hierfür sind frei werdende Kräfte, die etwa bei der Rettung von eingeklemmten Personen nach einem Autounfall auftreten.

Die Differenz der willkürlichen und unwillkürlichen Maximalkraft ist bei Schnellkraft- oder Maximalkraftsportlern wie etwa Leichtathleten, Turnern oder Gewichthebern besonders niedrig. Durch entsprechend intensives Training kann diese Differenz langfristig reduziert werden. Es verbessert sich die intramuskuläre Koordination und die willkürliche Maximalkraft steigt. Dies liegt daran, dass sich mit zunehmend intensiverem Krafttraining brachliegende Muskelfasern durch erhöhte Trainingsreize an der Bewegung beteiligen müssen. Dieser Vorgang wird als »Muskelfaser-Rekrutierung« bezeichnet. Je intensiver und schneller also Ihre Bewegungen im Training sind, umso mehr motorische Muskeleinheiten werden aktiviert und als Resultat wird so die willkürliche Maximalkraft erhöht.

Schnellkraft

Die Schnellkraft wird als die Fähigkeit des neuromuskulären Systems definiert, in der zur Verfügung stehenden Zeit einen möglichst großen Impuls zu erzeugen. Bei der schnellstmöglichen Kraftentfaltung spielen zwei weitere Subkategorien, die Startkraft und die Explosivkraft, eine wichtige Rolle. Die Startkraft bezeichnet die Leistung, wie schnell sich ein Muskel auf einen Kraftstoß vorbereiten bzw. kontrahieren kann. In dieser Bewegungsphase, die bei unter 50 Millisekunden (ms) liegt, kommt es noch nicht zu einer sichtbaren Bewegung, sondern zu einer schnellen Muskelvorspannung. Erst durch einen maximal-explosiven Kraftanstieg beschleunigt der Körper und die Bewegung wird erzeugt.

Diese erste Phase der Beschleunigung wird als Explosivkraft bezeichnet und wirkt unmittelbar am Anfang der Bewegung. So muss zum Beispiel ein Kampfsportler über eine möglichst hohe Explosivkraft verfügen, um einen Treffer am Gegner landen zu können. Aber auch bei Leichtathleten, Turnern oder Balletttänzern ist diese Kraftform besonders bedeutend, da die Qualität weiterführender Bewegungen oft von den Beschleunigungen in dieser Phase abhängig ist.

Mischformen

In vielen Kampfsportarten, im Gerätturnen oder in der Start- und Beschleunigungsphase von Sprintern werden situationsabhängig mehrfache, maximale bzw. schnellkräftige Krafteinsätze verlangt. Die zu erbringende Leistung hängt zwar primär von der zur Verfügung stehenden Maximalkraft ab, aber mit zunehmender Anzahl der Bewegungen wird der Krafteinsatz reduziert und die muskuläre Ausdauer tritt in den Vordergrund. Diese Kombination wird als Maximalkraft- bzw. Schnellkraftausdauer bezeichnet. Dabei wirken stabilisierende statische Kräfte im Bereich des Rumpfes, über die sich die dynamischen Kräfte der Arme und Beine übertragen müssen. Deshalb ist eine maximal-isometrische Rumpfkraft ein wesentlicher Leistungsfaktor, da sich andernfalls Kräfte aus den Extremitäten nicht vollkommen auf den ganzen Körper übertragen können.

Reaktivkraft

Die Reaktivkraft ist die Kraft, die bei einer schnellen exzentrisch-konzentrischen Bewegung, also bei einer kurzen Umkehrzeit zum Ende einer Abwärts- und zum Beginn einer Aufwärtsbewegung, entfaltet wird. Dieser Vorgang wird als »Dehnungs-Verkürzungs-Zyklus« bezeichnet und tritt immer durch eine schnelle Kraftumkehr in weniger als 200 ms auf. Bei diesen Bewegungen bleibt den Myosinköpfchen keine Zeit mehr, sich vom Aktin zu lösen, um eine neue Kontraktion einzuleiten. Sie bleiben also haften und werden durch die schnelle Bewegungsumkehr gedehnt. Durch diese kurze Kontaktzeit kommt es zu einer enormen Muskel-Sehnen-Vorspannung, die durch die frei werdende Spannungskraft die nachfolgende Bewegung einleitet.

Vergleichbar ist dies mit dem Dehnen und anschließenden Loslassen eines Gummibandes.

Kraftausdauer

Die Kraftausdauer ist die Ermüdungswiderstandsfähigkeit bei lang andauernden, sich wiederholenden Kraftleistungen. Beim Training der Kraftausdauer werden meist mittlere Intensitäten und längere Belastungszeiten gewählt. Deshalb ist für Anfänger ein kraftausdauerorientiertes Training zunächst sinnvoll. Je nach Intensität und Dauer können auch hier verschiedene Arten unterschieden werden. Relevant ist, ob die Leistung mit ausreichender Sauerstoffaufnahme (aerob) oder unzureichender Sauerstoffaufnahme (anaerob) geschieht und ob dabei Laktat (Milchsäure) gebildet wird oder nicht.

Anaerob-alaktazid: Der Körper arbeitet mit einer hohen Intensität über eine Belastungszeit von etwa 7–10 Sekunden und verbrennt dabei hauptsächlich Phosphate. Die Zeit ist sehr kurz, sodass kein bzw. nur wenig Sauerstoff benötigt und auch kein bis wenig Laktat gebildet wird (Beispiel: 100-Meter-Sprint).

Anaerob-laktazid: Bei mittleren bis hohen Intensitäten mit einer Dauer von etwa 30–90 Sekunden kommt es zunehmend zur Verbrennung von Glukose (Zucker). Als Abfallprodukt entsteht Laktat, das sich als Brennen in den Muskeln bemerkbar macht (Beispiel: 400–800-Meter-Lauf).

Aerob-glykolytisch: Dieser Energieprozess betrifft nur noch bedingt die Kraftausdauer und beschreibt längere Leistungen bei niedrigerer Intensität ab etwa einer Minute. Die Energie wird hauptsächlich aus dem im Gewebe gespeicherten Zucker (Glykogen) gewonnen (Beispiel: 1000-Meter-Lauf).

Aerob-lipolytisch: Darüber hinaus spielt der Fettstoffwechsel bei längeren Belastungen ab ca. 20 Minuten eine Rolle beim Ausdauertraining, aber weniger im Kraftbereich.

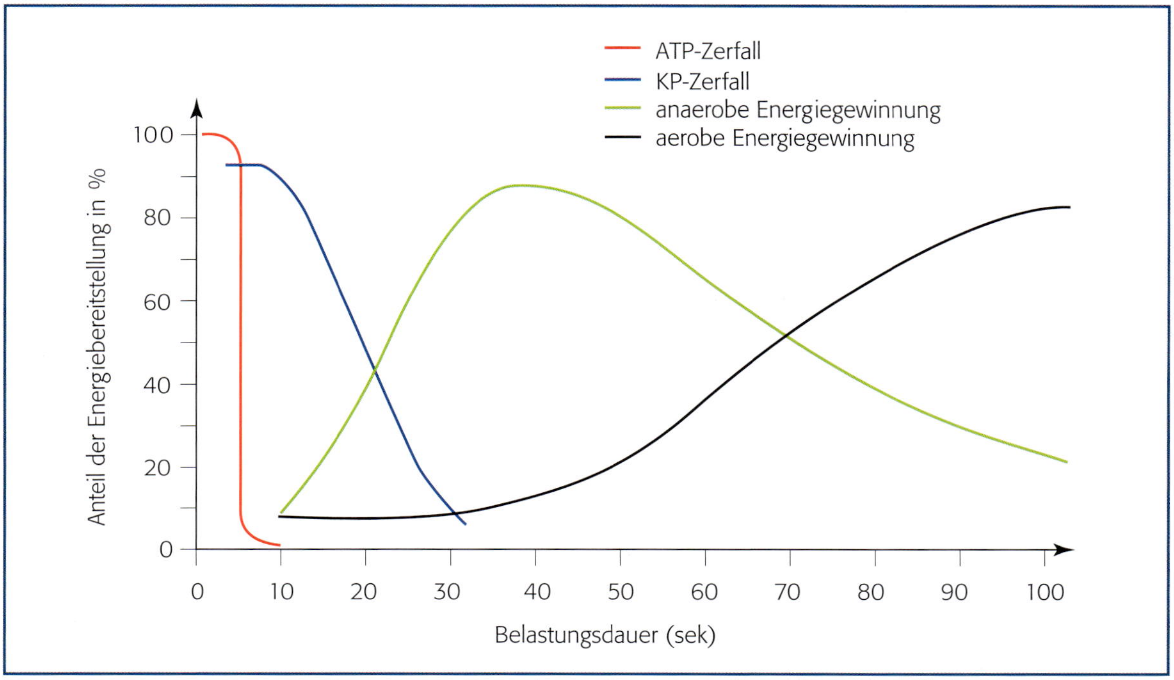

Die Energiebereitstellung im Sport erfolgt stufenweise.

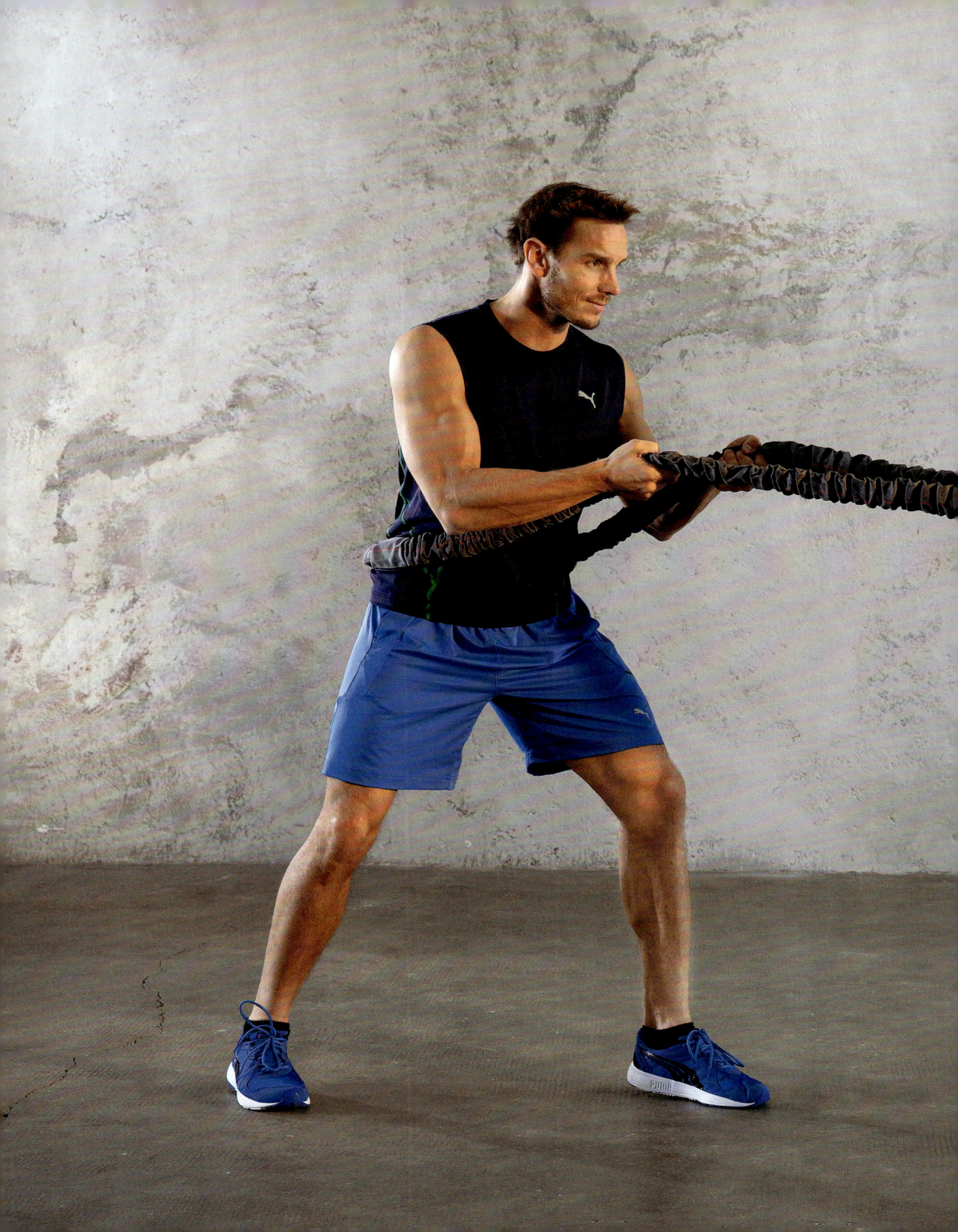

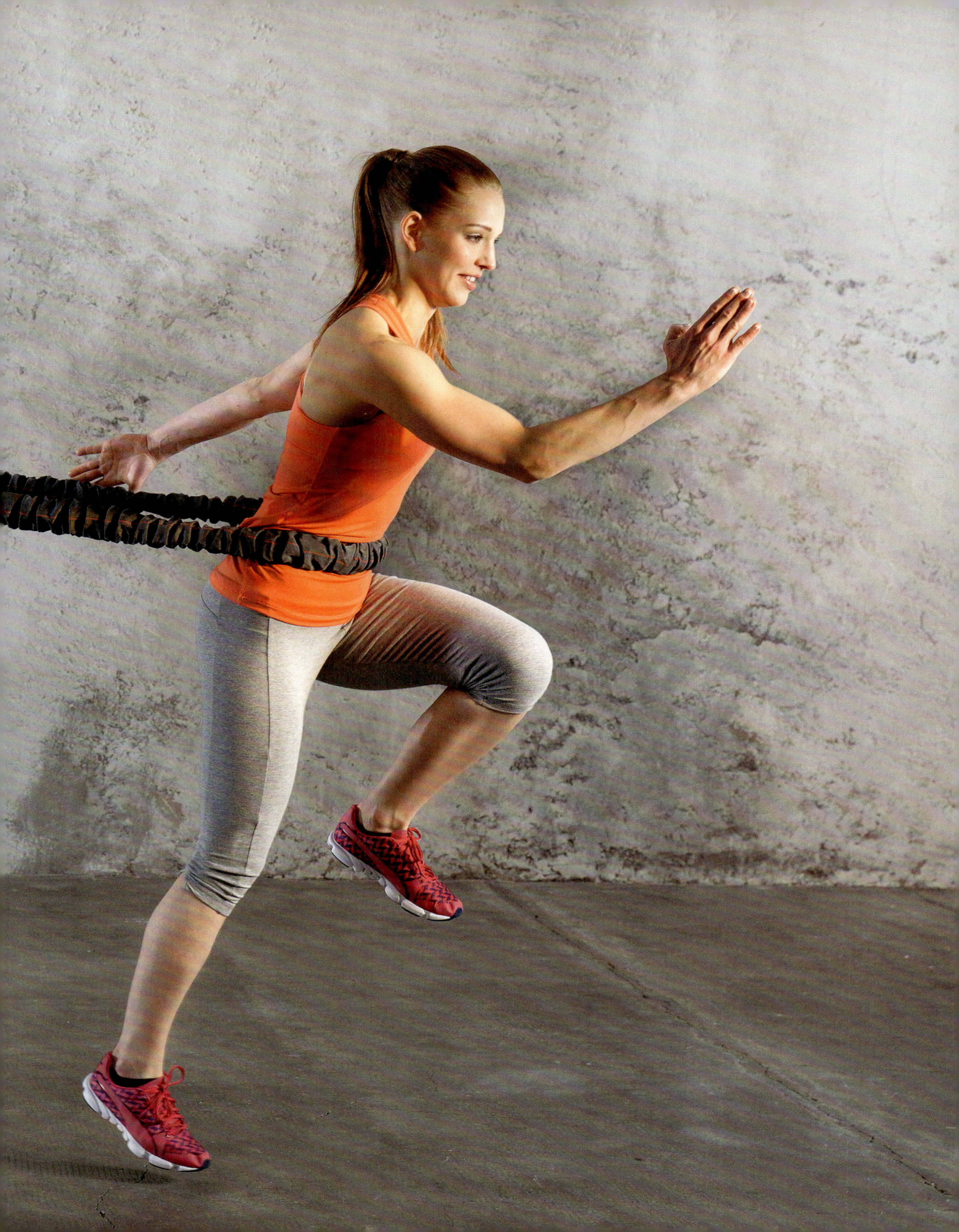

Schnelligkeit

Der Begriff Schnelligkeit kann im Sport als zyklische, also sich wiederholende, oder azyklische, unregelmäßige oder nur einmal stattfindende, Bewegungen definiert werden. Wesentliche Komponenten, welche die Schnelligkeit beeinflussen, sind die Maximalkraft und die Reaktionsfähigkeit. Schnelligkeit ist demzufolge die koordinativ-konditionelle Fähigkeit, in kürzester Zeit auf Reize zu reagieren, Informationen zu verarbeiten bzw. Aktionen mit höchstmöglicher Geschwindigkeit ausführen zu können. Entsprechend dieser verschiedenen Erscheinungsformen existieren zahlreiche Definitionen, welche die Schnelligkeit in Subkategorien untergliedern.

Grund- und Komplexschnelligkeit

In erster Linie kann zwischen Grund- und Komplexschnelligkeit differenziert werden. Die Grundschnelligkeit basiert auf einer eher psychophysischen Voraussetzung. Dabei spielen vor allem das Reaktionsvermögen auf Reize und die Koordinationsschnelligkeit eine wichtige Rolle. Diese Fähigkeit wird vor allem im goldenen Lernalter zwischen 6–8 Jahren ausgebildet. Später stattfindende Übungen in der Pubertät oder gar im Erwachsenenalter bringen nur noch bedingt Verbesserungen mit sich. Die Komplexschnelligkeit hingegen äußert sich immer in einer Beziehung mit den anderen Leistungsvoraussetzungen wie zum Beispiel der Maximal- oder Reaktivkraft und beschreibt Bewegungen und Handlungen, die in sehr kurzen Zeiten realisiert werden. Hier sind hauptsächlich genetisch bedingte Voraussetzungen wie die Muskelfaserverteilung leistungsbestimmend. So gibt es Menschen, die einen höheren Anteil an schnell zuckenden Muskelfasern (FT = fast twitch) besitzen und Menschen, bei denen eher die langsam zuckenden (ST = slow twitch) überwiegen. Schnell zuckende Typen haben eine höhere Maximalkraft und sind von Natur aus schneller als langsam zuckende.

> *»Ein Schnelligkeitstraining in ermüdetem Zustand oder gar ohne maximale Motivation ist wenig erfolgreich.«* *(vgl. Weineck, 2010, S. 625)*

Jedoch ermüden sie früher und sind nicht so ausdauernd wie die langsamen Muskelfasern, die dagegen über eine höhere Kapillarisierung verfügen. Das bedeu-

ST = Slow Twitch
langsam zuckende Fasern
hohe Durchblutung
sehr ausdauernd

Intermediär
Mischtyp (ST/FT)
schnelle und gleichzeitig ermüdungsresistente Fasern

FT = Fast Twitch
sehr schnell zuckende Fasern
kurzfristig hohe Kraftleistung

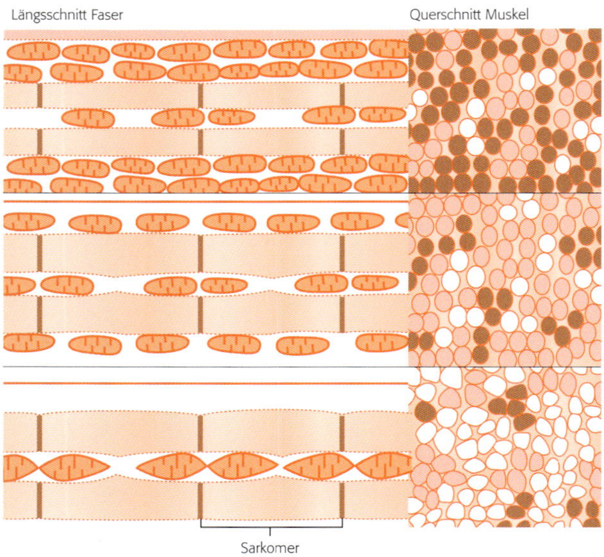

Die Verteilung der schnell und langsam zuckenden Muskelfasern ist genetisch bedingt.

tet, dass sie über das Blut besser mit Sauerstoff versorgt werden und auf diese Weise Belastungen länger standhalten können. Durch ein Schnelligkeitstraining kann ein schneller Fasertyp noch schneller werden. Sportler mit vermehrt langsam zuckenden Muskelfasern hingegen können ihre Schnelligkeit nur bedingt verbessern. In die andere Richtung klappt es aber besser. So kann ein schnell zuckender Muskeltyp durch ein Ausdauertraining zum Marathonläufer werden und die Faserverteilung von FT in Richtung ST verschieben. Zusammengefasst ist zu sagen: »Zum Sprinter wird man geboren, aber zum Langstreckenläufer kann jeder werden.«

Einflussfaktoren der Schnelligkeit

Grundsätzlich ist Schnelligkeit immer ein Konglomerat aus einer Vielzahl verschiedener biologischer, genetischer, koordinativer, aber auch motivationsbedingter Faktoren. Ferner beeinflusst zudem der Aufwärmzustand die Schnelligkeit. Deshalb stellt jedes Schnelligkeitstraining unterschiedliche und spezifische Anforderungen an Ihren Körper und Ihren Geist. Möchten Sie Ihre Schnelligkeit verbessern, so müssen Sie grundsätzlich vier Leistungsparameter optimieren:

Nervensystem: Von Bedeutung sind eine hohe Leitgeschwindigkeit der Reize und eine optimal schnelle Verarbeitungsgeschwindigkeit der empfangenen Informationen. Dies setzt ein gewisses Maß an Intelligenz voraus und kann durch Reaktionstraining, Spiel- und/oder Kampfsportarten sehr gut verbessert werden.

Muskeln: Ein hoher Anteil an FT-Fasern sowie eine gut ausgebildete aktive und passive Dehnbarkeit bestimmen maßgeblich die Schnelligkeit. Dazu gehört ferner die Anspannungs- und Entspannungsfähigkeit der Muskulatur. Durch Training können Sie den Anteil schnell zuckender Fasern fast überhaupt nicht verändern. Durch gezieltes Maximalkraft-, intramuskuläres Koordinationstraining oder PNF-Dehnungen können Sie aber die anderen Faktoren optimieren.

Energie: Für Schnelligkeitsleistungen benötigen Sie hohe Kreatinphosphat-Ressourcen für die ATP-Resynthese. Der Körper baut all die zugeführten Nahrungsmittel in Adenosintriphosphat (ATP) um und schöpft daraus seine Energie. Bei schnellen und maximalkräftigen Bewegungen benötigt der Körper für die Bildung des ATP ein schnell verfügbares Phosphat – das Kreatin. Dieses wird über die Nahrung (Fleisch, Fisch, Milch) aufgenommen oder selbst vom Körper gebildet.

Technik: Damit Ihre Bewegungen möglichst schnell ablaufen können, müssen Sie die Technik und den Bewegungsablauf perfektionieren. Erst wenn Sie geistig in der Lage sind, sich die Bewegung vorzustellen, können Sie auch daran denken, Sie schneller werden zu lassen. Je besser eine Bewegung beherrscht wird, umso mehr Freiraum bleibt für die Entwicklung der Schnelligkeit.

Wie werden Sie schneller?

Die effektivste Art, seine Grundschnelligkeit zu verbessern, liegt in der Ausbildung der Koordination einer Bewegung oder Bewegungsreihe. Je automatisierter das motorische Programm im Kopf ist, desto schneller können Sie sich bewegen und reagieren. Besonders bei Bewegungszeiten unter 120 ms wie etwa beim Fangen eines Balls, Reagieren auf einen Schlag im Boxen oder bei einem reaktiven Absprung ist eine Korrektur nicht mehr möglich. Deshalb verzeihen kurzzeitige und sehr schnelle Bewegungen keine Fehler in der Bewegungsausführung. Was heißt das für Sie? Ganz einfach: Wenn Sie schneller werden wollen, arbeiten Sie an Ihrer Technik, bis diese perfekt wird und Sie über die Ausführung nicht mehr nachdenken müssen. Hier hilft es, sich langsam vorzutasten und das Training der Koordinationsschnelligkeit durch zusätzliche Reize von Woche zu Woche zu erschweren. Nehmen wir als Beispiel das Boxen auf ein akustisches Signal. In den ersten Einheiten konzentrieren Sie sich nur darauf, so schnell wie möglich gegen den Sandsack zu boxen, sobald Sie einen Signalton oder den Startschrei des Trainers hören. Nach ein paar Einheiten erschweren Sie dieses Reaktionstraining, indem Sie auf einem weichen Untergrund stehen und ständig Ihr Gleichgewicht halten müssen. Steigern Sie die Schwierigkeit der Übung, indem Sie zusätzlich Fragen beantworten müssen, die Ihnen während des Trainings ein Partner stellt. Dunkeln Sie irgendwann das Licht ab oder sorgen Sie für noch mehr Störfaktoren. Wenn Sie dann in der Lage sind, immer noch auf das Signal perfekt und schnell zu reagieren, werden Sie sich im Normalzustand um ein Vielfaches schneller bewegen können. Man will so ganz gezielt die variable Verfügbarkeit eines motorischen Bewegungsprogrammes erweitern, damit dieses stabiler wird und in den verschiedensten Situationen mit der gleichen Qualität abgerufen werden kann. Diese Verbesserungen nehmen auch Einfluss auf Ihre Komplexschnelligkeit.

Die Komplexschnelligkeit resultiert aus der Verbindung der Grundschnelligkeit mit anderen Leistungsfaktoren. Besonders die Maximalkraft steht in enger Korrelation mit dieser Art der Schnelligkeit. Diese Verbindung wird mit zunehmenden Widerständen immer enger wie zum Beispiel beim Stoßen einer 10-kg-Kugel, bei der die Maximalkraft möglichst schnell entfaltet werden muss. Dies wird als Schnellkraft bezeichnet. Wenn Sie also »schnell« Kraft entfalten müssen, dann ist es empfehlenswert, durch gezieltes Training die Maximalkraft zu verbessern, denn dadurch erreichen Sie eine optimierte Muskelfaserrekrutierung. Das heißt, je mehr motorische Nerv-Muskel-Einheiten Sie innerhalb eines Muskels aktivieren können, umso mehr (Schnell-)Kraft haben Sie.

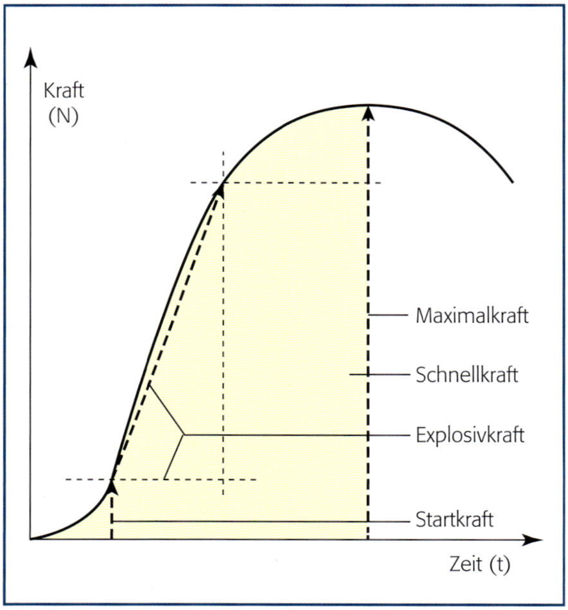

Kraft und Schnelligkeit korrelieren eng miteinander.

Eine verbesserte Schnellkraft resultiert also aus einer hohen Maximalkraftfähigkeit, aber auch aus einer optimalen Start- und Explosivkraft. Die Startkraft wird als Vorspannungsfähigkeit unmittelbar zu Beginn der Bewegung bezeichnet. Je schneller sich also ein Muskel vorspannen und die Myosinköpfchen in Startaufstellung bringen kann, umso schneller kann die Bewegung beschleunigen. Diese Beschleunigungskraft wird als Explosivkraft bezeichnet. Also immer dann, wenn Sie eine Bewegung möglichst schnell und kraftvoll starten wollen, wie dies beim Sprintstart, einem Boxschlag oder einem schnellen Liegestütz der Fall ist, brauchen Sie eine gut ausgebildete Start- und Explosivkraft.

Trainingsmöglichkeiten der Schnellkraft

Um die Schnellkraftfähigkeiten zu verbessern, stehen Ihnen eine Vielzahl verschiedener Übungsmöglichkeiten zur Verfügung. Letztendlich geht es darum, die Einzelbewegung durch Zusatzwiderstände zu erschweren.

- Sprinten mit Gewichtsweste oder Schlitten
- Boxen mit Hanteln oder Zugbändern (exzentrisch)
- Werfen und Stoßen mit schweren Kugeln
- Bewegungen auf Sand oder weichen Matten

Durch diese Übungen verbessert sich die Schnellkraft, aber Sie werden noch nicht unbedingt schneller. Nach ca. 8–12 Wochen sollte dann positiv trainiert werden, um den Muskeln ein schnelleres Zucken anzugewöhnen, das heißt, die Bewegungsgeschwindigkeit wird durch externe Hilfsmittel erhöht. Dadurch lernen Ihr Gehirn und Ihre Muskeln, dass Sie in der Lage sind, diese noch schneller zu kontrahieren. In der Fachsprache wird dies als »Muskelfrequentierung« bezeichnet.

- Bergabsprints
- Boxen mit Zugband (konzentrisch)
- Werfen und Stoßen mit leichten Kugeln
- Bewegungen mit leichteren Schuhen

Ausdauer

Wird eine sportliche Betätigung über längere Zeit durchgeführt, kommt es zu Ermüdungserscheinungen. Um dieser Ermüdung möglichst lange standhalten zu können, müssen Sie Ihre Ausdauer trainieren. Eine gut ausgebildete Ausdauer sichert eine zuverlässige Dauerbeanspruchung mit optimaler Intensität und stabiler Technik. Denken Sie an ein Fußballspiel, das 90 Minuten dauert. Die Profispieler legen während dieser Zeit im Durchschnitt 10 Kilometer Laufstrecke zurück und bleiben trotzdem über lange Zeit schnell, schusssicher und aufmerksam. Hätten sie eine schlechte Ausdauer, würden sich in der ersten Halbzeit bereits die Technik, die Schnelligkeit, aber auch die allgemeine Aufmerksamkeit und Spielreaktion verschlechtern. Auch im Kampfsport stellt die Ausdauer die Trefferquote über mehrere Runden sicher und sorgt dafür, dass der Kämpfer immer noch optimal auf die Attacken des Gegners reagieren kann.

Aber die Aufgaben der Ausdauer sind nicht nur die Gewährleistung der optimalen Technik über längere Zeit und die Aufrechterhaltung der Koordination sowie der Kraft- und Schnelligkeitsfähigkeiten.

Die Ausdauer stellt die Basis für eine schnelle Wiederherstellung der Ressourcen nach ermüdenden Anforderungen dar. Dabei wird der Anteil der Ausdauer an einer sportlichen Leistung von der Größe der durch Ermüdung hervorgerufenen Leistungsminderungen bestimmt. Bei einem Fußballer oder Kampfsportler ist der Ausdaueranteil sehr hoch, da wichtige Komponenten mit zunehmender Ermüdung oft nicht mehr gewährleistet werden können. So sieht man bei Kickboxkämpfen häufig, dass die Anzahl der Kicktechniken zugunsten der Fäuste abnimmt. Kicks sind nämlich viel anstrengender als Fausttechniken, da in den Beinen große Muskelgruppen ständig mit Sauerstoff versorgt werden müssen. So kommt es zu einer schnelleren Ermüdung und die Durchführung der Fußtritte nimmt ab.

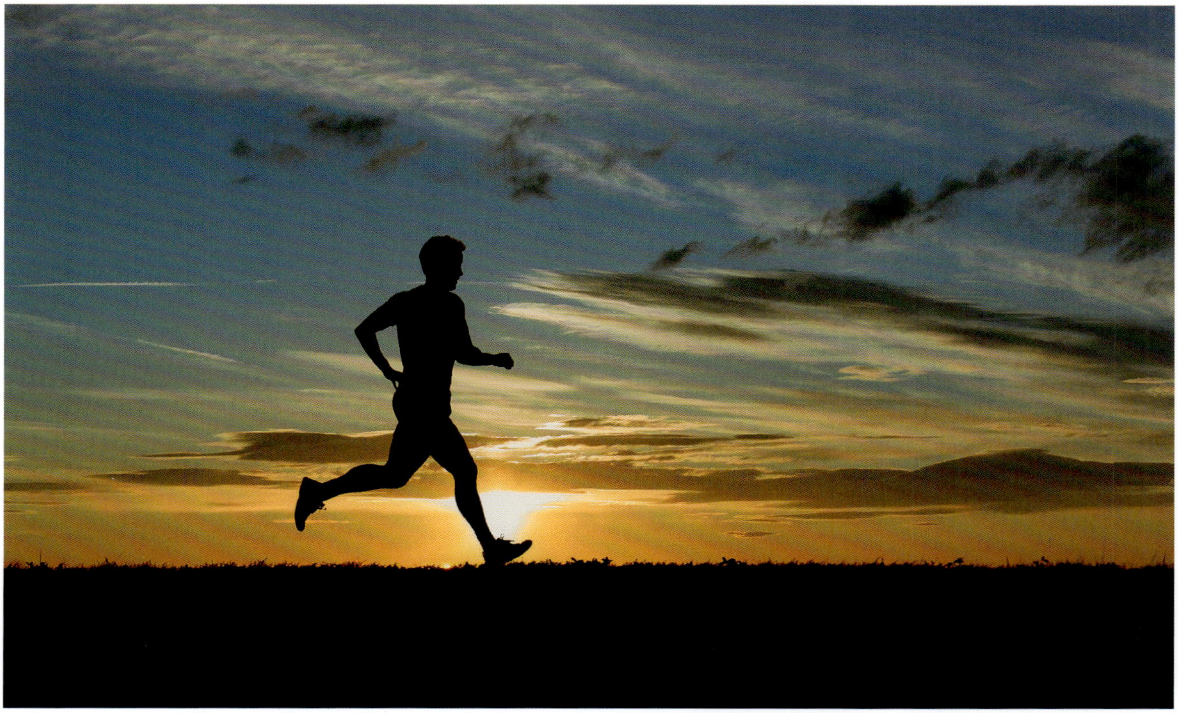

Die Ausdauer stellt die Grundlage für die Widerstandsfähigkeit gegen Ermüdung im Sport und Alltag dar.

Bei einem Turner hingegen spielt die Ausdauer eine eher untergeordnete Rolle, da eine Turnkür meist nur 40–60 Sekunden dauert. Sie sehen an diesen Beispielen, dass der Ausdauer je nach Sportart eine unterschiedliche Bedeutung zukommt. Aus diesem Grund muss zwischen den verschiedenen Arten der Ausdauer differenziert werden.

Sportspezifische Bedeutung

Die Ausdauer ist eine konditionelle Fähigkeit und tritt in Erscheinung, wenn Leistungen im Sport durch Ermüdung nicht mehr kompensiert werden können. Ursachen der Ermüdung sind vor allem der Verbrauch der Energievorräte bis hin zum Energiemangelzustand sowie die Anhäufung von Ermüdungssubstraten wie Laktat (Milchsäure). Geht Ihnen die Energie aus, dann lässt die Leistung nach und die Koordination wird schlechter. Haben Sie einen Energiemangelzustand, kann sich dies durch ein Zittern der Muskulatur, kalten Schweiß, ein blasses Gesicht oder gar Schwindel bemerkbar machen. Häufig gerät dabei der Blutzucker- und Insulinspiegel ins Ungleichgewicht. Laktat spüren Sie, wenn die Muskeln anfangen zu brennen. Je höher Ihre Laktattoleranz ist, umso besser wird auch Ihre Ausdauer. Mit zunehmender Ausdauer erhöht sich die physische und psychische Widerstandsfähigkeit gegen diese Ermüdungsprozesse. Sie können dadurch Belastungen ohne Leistungseinbußen länger standhalten.

Erhöhter Energieverbrauch

Durch die Verbindung von Kraft und Cardio, so wird das Ausdauertraining im modernen Fitnesssport bezeichnet, verbraucht der Körper mehr Kalorien, als wenn Sie nur Kraft- oder nur Ausdauertraining betreiben würden. Durch Krafttraining erhöhen Sie Ihren energetischen Grundumsatz, da der Körper für die Versorgung der Muskeln mehr Energie benötigt. Sobald Sie zusätzlich Cardio-Training betreiben, müssen diese Muskeln mit Energie versorgt werden. Sie reduzieren dadurch sehr schnell Ihren Körperfettanteil.

Je nach Sportart tritt die Ausdauer unterschiedlich in Erscheinung. Dabei ist sie aber in allen Disziplinen ein entscheidender Leistungsfaktor:

- In zyklischen Sportarten wie Laufdisziplinen erhöht sich durch eine gesteigerte Ausdauer die mittlere Geschwindigkeit für eine vorgegebene Wettkampfstrecke. Zudem ist der Sportler in der Lage, am Ende der Strecke noch einmal seine Leistung zu erhöhen (Schlusssprint).

- In Zweikampf- oder Spielsportarten kann ein höheres Tempo für die gesamte Kampf- oder Spieldauer eingegangen werden. Auch technische Fehlleistungen, wie etwa das Verfehlen eines Passes oder das Versäumen einer Ausweichbewegung, können reduziert werden.

- In technisch-kompositorischen Sportarten können Konzentrations- und Koordinationsleistungen längere Zeit auf einem höheren Niveau gehalten werden. Zudem erhöht sich die Stabilität der Schnelligkeit und Kraftleistungen. Dadurch kann ein Sportler im Trainingsprozess länger trainieren und erhöht somit seine Wiederholungszahl. Er kann also länger auf einem präzisen Niveau trainieren und erreicht so die Einheit von sporttechnischer und konditioneller Ausbildung als Vervollkommnung im Trainingsprozess.

- Durch ein Ausdauertraining verbessern sich wichtige energetische Grundlagen, die auch die Basis für lange Konzentrationsphasen bilden. Stoffwechselvorgänge wie etwa der Kohlenhydrathaushalt oder der Fettstoffwechsel optimieren sich. Die sich im Verlauf der Ausdauerbelastungen erhöhende aerobe Kapazität (Sauerstoff) trägt dazu bei, saure Stoffwechselprodukte schneller abzubauen. Dadurch verbessert sich die Erholungsfähigkeit während und nach dem Sport.

- Ein Ausdauertraining beinhaltet einen hohen Gesundheitswert. Durch das Ausdauertraining passt sich das Herz-Kreislauf-System an und wird stabiler und leistungsfähiger. Außerdem optimieren sich das Atmungssystem und die Sauerstoffaufnahme im Körper. Ausdauersport trägt im Allgemeinen zu einer verbesserten Gesundheit bei.

Differenzierung der Ausdauer

Die Ausdauer kann in verschiedene Dimensionen unterteilt werden. Je nach Dauer der Belastung wird zwischen Schnelligkeits-, Kurzzeit-, Mittelzeit- und Langzeitausdauer differenziert. Unter dem Aspekt der beteiligten Muskulatur unterscheidet man die allgemeine und die lokale Ausdauer. Die allgemeine Ausdauer umfasst die Ausdauerfähigkeit bei sportlichen Belastungen, die mehr als 1/7 bis 1/6 der gesamten Muskulatur beanspruchen. Die lokale Ausdauer beinhaltet die Beteiligung von weniger als 1/7 bis 1/6 der Gesamtmuskelmasse. Sobald die Beine benutzt werden, spricht man immer von allgemeiner Ausdauer, da sich mehr als 1/6 der gesamten Muskelmasse in den Beinen befindet.

Unter dem Aspekt der muskulären Energiebereitstellung wird in aerobe und anaerobe Ausdauer unterteilt. Steht Sauerstoff in ausreichender Menge zur oxidativen Verbrennung der Energieträger zur Verfügung, spricht man von aerober Ausdauer. Diese tritt im niedrigen Intensitätsbereich auf, wenn wir zum Beispiel langsam joggen, und kann über längere Zeit aufrechterhalten werden. Ist die Sauerstoffzufuhr aufgrund hoher Belastungsintensitäten unzureichend, wird die Energie unter dem Eingehen einer Sauerstoffschuld bereitgestellt. In diesem Fall spricht man von anaerober Ausdauer. Es kommt durch die Bildung von Laktat zur muskulären Erschöpfung. In der Sportpraxis kommt es meist zu einem kombinierten Auftreten beider Formen.

Darüber hinaus kann entsprechend der Art der Kontraktion zwischen dynamischer und statischer Ausdauerfähigkeit unterschieden werden. Die Tabellen auf dieser Seite sollen Ihnen einen besseren Überblick über die verschiedenen Einteilungsaspekte der Ausdauer verschaffen. Diese variieren je nach Zielsetzung und Sportart.

Belastungsdauer	
Sprint- und Schnelligkeitsausdauer	unter 35 Sekunden
Kurzzeitausdauer	35 Sekunden bis 2 Minuten
Mittelzeitausdauer	2–10 Minuten
Langzeitausdauer I	10–35 Minuten
Langzeitausdauer II	35–90 Minuten
Langzeitausdauer III	90–360 Minuten
Langzeitausdauer IV	über 360 Minuten

Anteil der beanspruchten Muskelmasse	
Lokale Ausdauer	weniger als 1/6 (z. B. nur Armeinsatz)
Spezielle Ausdauer	Anteil wie bei lokaler Ausdauer. Spezifische Anforderung einer Sportart; wird oft synonym zur lokalen Ausdauer verwendet.
Allgemeine Ausdauer	mehr als 1/6 (z. B. reiner Beineinsatz beim Radfahren)

Stoffwechselanforderung	
aerob	mit Sauerstoff bei niedriger Intensität (z. B. Joggen)
anaerob	zu wenig Sauerstoff durch hohe Intensität; Laktatbildung + rasche Ermüdung

Kontraktionsweise der Muskulatur	
statisch	haltende Position (z. B. Unterarme beim Klettern)
dynamisch	in Bewegung

Grundlagenausdauer

Die Basis aller Arten der Ausdauer ist die sogenannte Grundlagenausdauer. Sie wird definiert als die langandauernde Ausdauerfähigkeit bei allgemeinen oder auch spezifischen Belastungen im aeroben Bereich. Egal, ob Sie eine Sportart mit hohem oder niedrigem Ausdaueranteil betreiben, die Grundlagenausdauer sollte bei jedem Sportler optimal ausgebildet sein. Sie ist nicht nur ein wesentlicher Bestandteil von Wettkampf- oder Trainingsbelastungen, sondern auch eine entscheidende Grundlage für das Durchhalten von längeren Trainingseinheiten oder Wettkämpfen. Durch eine optimale Grundlagenausdauer erhöhen Sie Ihre Belastbarkeit im Sport und auch im Alltag. So ist die Grundlagenausdauer nicht nur für Ausdauersportarten wichtig, sondern beeinflusst wesentlich die Qualität von Kraft- und Schnelligkeitsleistungen sowie technische und taktische Komponenten im Sport. Die Grundlagenausdauer ist außerdem für eine allgemeine motorische Leistungsfähigkeit bedeutsam und sollte deshalb im Breitensport, in der Schule und im Reha-Sport ausreichend trainiert werden.

Die Grundlagenausdauer wird in GA 1 und GA 2 unterteilt. Bei der GA 1 befindet sich der Sportler unterhalb der anaeroben Schwelle. Das ist der Bereich, in dem die Belastungsintensität noch sehr gering ist und deshalb kein oder nur wenig Laktat gebildet wird. Die Energiebereitstellung erfolgt über Sauerstoff (aerob). Das Training wird mit einer Pulsfrequenz von 60–70 % des Maximalpulses absolviert. Ein grober Richtwert ist der Bereich zwischen 120 und 140 Schlägen pro Minute. Das Training im Bereich der GA 2 wird mit einer Pulsfrequenz von 70–80 % des Maximalpulses durchgeführt. Der Sportler erhöht seine Intensität und befindet sich bei einer Herzfrequenz von ca. 140–160 Schlägen pro Minute. Durch dieses Training verbessert sich der Energiestoffwechsel und Sie können den Bereich der Übersäuerung länger hinauszögern. Im Leistungssport wird dieser Punkt als »anaerobe Schwelle« bezeichnet. Ab dieser Schwelle fängt der Körper an, seine Energie ohne Sauerstoff zu gewinnen und Laktat zu bilden bzw. zu übersäuern, und die Leistung sinkt rapide ab.

»Je besser die Grundlagenausdauer, desto besser die Kapillardichte und damit die Versorgungslage des Muskels!«
(vgl. Weineck, 2010, S. 257)

Die GA 1 und die GA 2 stellen die absolute Basis für alle Ausdauerbelastungen im Sport dar und können vor allem durch Laufen, Radfahren, Inlineskaten oder durch Training an Cardio-Geräten im Fitnessstudio bei geringer bis mittlerer Intensität und langer Belastungsdauer von 45–90 Minuten trainiert werden.

Training der Ausdauer

Neben der Wettkampf- und Wiederholungmethode, die hauptsächlich bei der Kraftausdauer zum Einsatz kommt, lässt sich das Training der Ausdauer grundsätzlich in vier Hauptmethoden einteilen:

- **Extensive Dauermethode:** Länge (30–120 Minuten) und gleichmäßige Bewegung im niedrigen Intensitätsbereich bei ca. 70 % der maximalen Herzfrequenz. Verbesserung der aeroben Grundlagenausdauer GA 1 und Erholungstraining an Pausentagen.

- **Intensive Dauermethode:** Training an der anaeroben Schwelle (30–60 Minuten) nahe an der Laktatbildung bei ca. 80 % der maximalen Herzfrequenz. Steigerung der aeroben Leistung, Laktatkompensation.

- **Extensive Intervallmethode:** Hoher Umfang und niedrige Intensität (z. B. 2–3 Minuten Belastung und 2–3 Minuten Pause über einen Zeitraum von 45–60 Minuten). Sportherzentwicklung, aerober Stoffwechsel, verbesserte Durchblutung.

- **Intensive Intervallmethode:** Geringer Umfang und hohe Intensität (z. B. 20–30 Sekunden Belastung und 1 Minute Pause über einen Zeitraum von ca. 30 Minuten). Sportherzentwicklung, Verbesserung des Kohlenhydratstoffwechsels und der Regenerationsfähigkeit, Laktattoleranztraining.

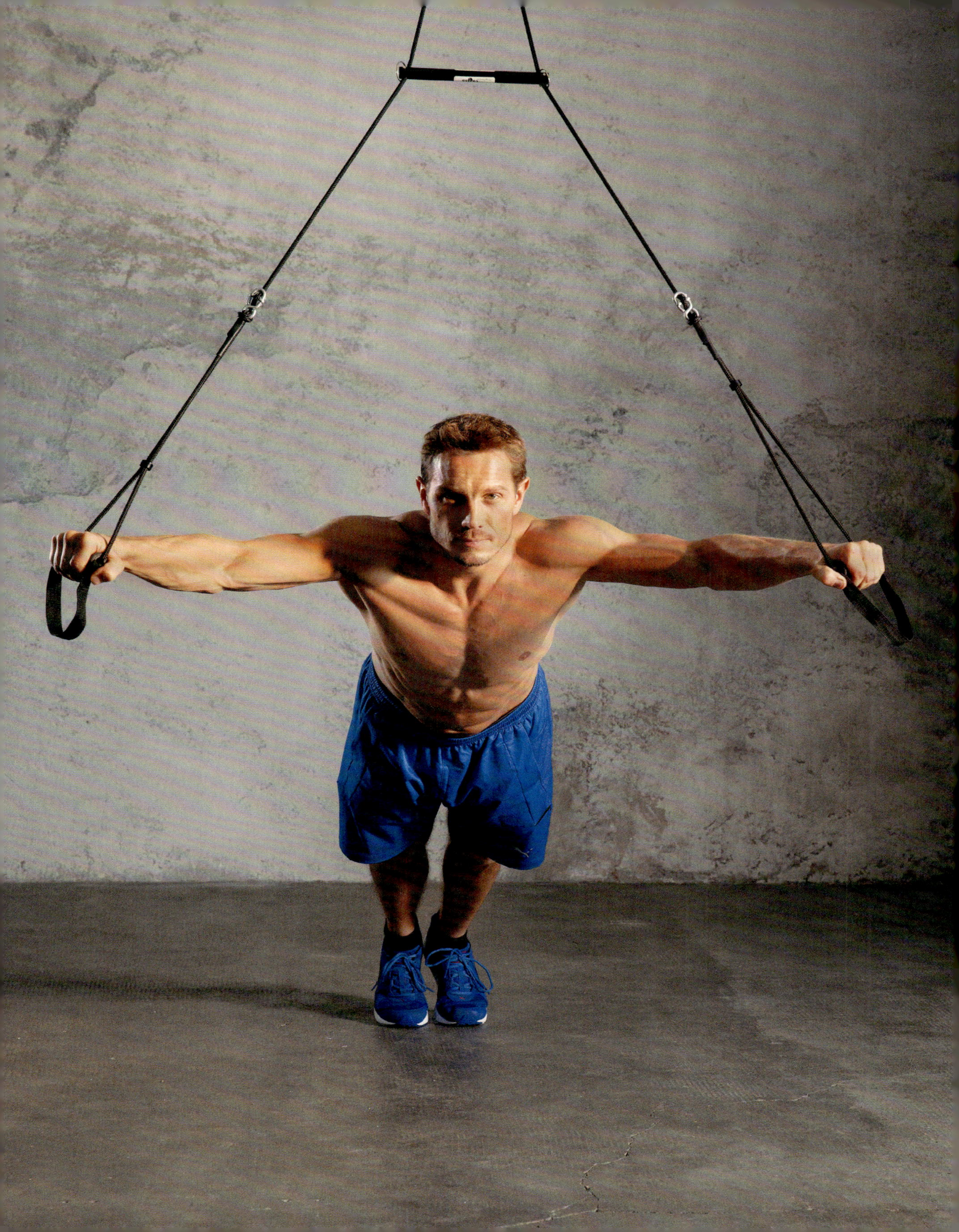

Die wichtigsten Infos aus dem Kapitel »Der ästhetische Athlet« für Sie als Zusammenfassung

Das Lesen wissenschaftlicher Hintergründe ist für viele Menschen häufig sehr trocken und eintönig. Meist werden deshalb wichtige Informationen aus diesen Kapiteln nur kurz überflogen oder gar sofort überblättert. Im Fokus eines solchen Buches stehen ganz klar die Übungen und Trainingspläne. Aus diesem Grund haben Sie sich dieses Buch mit großer Wahrscheinlichkeit auch gekauft. Trotzdem sollten die wichtigsten Informationen aus den theoretischen Kapiteln Beachtung finden, da viele Überlegungen zu den im Praxiskapitel vorgestellten Übungen hier ihren Ursprung haben. Die folgende Zusammenfassung soll Ihnen deshalb eine kurze und prägnante Übersicht zu den wichtigsten Informationen aus dem Theoriekapitel ermöglichen.

Funktionelles Training: Der Begriff spiegelt das Verständnis von Bewegung und Gesundheit der modernen Fitnesswelt wider und ist einerseits als Trend und andererseits für viele als Lebenseinstellung zu verstehen. Dabei steckt hinter dem Konzept des »funktionellen Trainings« eine alte und jahrzehntelange Praxisanwendung aus elementaren und realen Sportarten, die durch neue Geräte und Ideen in der heutigen Zeit eine Wiedergeburt erfährt.

Nichts ist schlecht: Weder das Trainieren an Geräten und Kraftmaschinen noch das Ausüben von Körpergewichtsübungen oder *Functional Fitness* ist gut oder schlecht. Alles hat zur gegebenen Zeit seine Berechtigung. So kann durch ein Maschinentraining ein Muskel, der ein Defizit aufweist, aufgebaut und definiert werden. Gerade im Reha- und Leistungssport kann durch ein Geräte- und Maschinentraining das maximale Kraftpotenzial eines einzelnen Muskels verbessert werden. Kombiniert man ein solches Training mit funktionellen Bewegungen, ergibt sich ein gesunder und ganzheitlicher Mix an Bewegungsreizen.

Qualität vor Quantität: Im Leistungssport ist meist die richtige Technik über Sieg oder Niederlage ausschlaggebend. Die korrekte Ausführung bestimmt die Benotung im Turnen, Skispringen, Gewichtheben und vielen mehr. Darüber hinaus beeinflusst die saubere Ausführung die maximal mögliche Leistung im Sport. Achten Sie deshalb immer zuerst auf die Qualität Ihrer Bewegung, ehe Sie am Limit trainieren und sich mit einer schlechten Technik womöglich kaputt machen.

Abwechslung im Training: Um einen ganzheitlich fitten Körper zu bekommen, der in vielen verschiedenen Situationen stabil bleibt, ist Variation im Training angesagt. Steigern Sie Ihre Belastungsreize stufenweise und variieren Sie Ihre Bewegungen. Verwenden Sie von Zeit zu Zeit andere Übungsausführungen, andere Griffarten, verschiedene Geräte und trainieren Sie auf verschiedenen Böden.

Lassen Sie sich Zeit: Ein langsam aufgebautes Leistungsniveau ist stabiler als ein zu schnell erworbenes. Gehen Sie bei der Trainingsplanung langsam vor und lassen Sie Ihrem Körper und Geist Zeit, Übungen kennenzulernen. Tasten Sie sich an Ihre Leistungsgrenzen langsam heran. Trainieren Sie mindestens 6–8 Wochen sorgfältig. Verändern Sie dann aber das Training grundlegend, indem Sie die Belastungsreize erhöhen. Also entweder Schwierigkeit steigern, mehr Wiederholungen und leichtere Gewichte oder weniger Wiederholungen und dafür schwerere Gewichte etc. Planen Sie Ihr Training über einen längeren Zeitraum (zum Beispiel 1 Jahr) und teilen Sie diesen in einzelne kleinere Perioden ein, in denen Sie den Schwerpunkt mehr auf Ausdauer, dann auf Kraft oder Schnelligkeit legen. Am Anfang einer Periode sollte leichter trainiert werden als zum Ende hin. Gehen Sie immer nach dem Prinzip »vom Bekannten zum Unbekannten« und »vom Einfachen zum Schweren« vor.

Ganzheitlich trainieren: Viele Sportler legen in Ihrem Training den Schwerpunkt auf Kraft oder Ausdauer. Oft bleiben Schnelligkeit, Koordination und Beweglichkeit auf der Strecke oder werden unzureichend ausgebildet. Die Folge ist meist eine einseitige Belastung oder Verkümmerung der Haltung, die auf Kosten der Ästhetik geht. Aktivieren Sie durch vielfältige Bewegungen zusammenhängende Muskelgruppen und arbeiten Sie über mehrere Körperachsen. Achten Sie bei allen Ausführungen auf die innere Stimme und hören Sie auf Ihren Körper. Führen Sie bewusst koordinative Übungen aus, bauen Sie Koordinationsübungen und Beweglichkeitstraining in Ihren Trainingsplan mit ein und variieren Sie zwischen harten und weichen Bewegungen. Das wird Ihren ästhetischen Ausdruck grundlegend verbessern.

Bewegen Sie sich ökonomisch: Achten Sie bei all Ihren Bewegungen auf eine ökonomische Ausführung. Betrachten Sie sich von innen und von außen, um Ihre Technik zu verbessern. Die Kenntnis über biomechanische Prinzipien hilft Ihnen, all Ihre Bewegungen athletisch erscheinen zu lassen. Dazu gehören ein optimaler Beschleunigungsweg, hohe Anfangskraft, passende zeitliche Kombination von Teilbewegungen und das Ausnutzen und Erhalten von Impulsen einer Bewegung.

Koordination im Alltag: Koordinationstraining ist für alle Lebensbereiche wichtig und hilft, Verletzungen vorzubeugen, Bewegungen richtig auszuführen und die Leistung zu steigern. Sie können Koordinationstraining überall machen. Putzen Sie sich im Einbeinstand die Zähne, klatschen Sie als Beifahrer im Auto rhythmisch zur Musik oder sitzen Sie auf einem Gesundheitsball am Schreibtisch und heben von Zeit zu Zeit beide Füße vom Boden ab.

Beweglichkeit ist viel mehr als nur Dehnen: Die Beweglichkeit steht in engem Zusammenhang mit der Kraft des Gegenspielers und wird von wichtigen Muskelreflexen beeinflusst. Je koordinativer Muskeln innerhalb einer Bewegung zusammenspielen und zum richtigen Zeitpunkt locker lassen und sich anspannen, umso geschmeidiger ist sie. Kombinieren Sie Ihr Krafttraining mit Dehnübungen, indem Sie nach einem Satz den Gegenspieler dehnen. Beispiel: Beinstrecker kräftigen und Beinbeuger dehnen. Um Verkürzungen vorzubeugen, führen Sie jede Bewegung bewusst und kontrolliert in einem langen Radius durch. Und das nicht nur beim Training, sondern auch bei all Ihren täglichen Bewegungen.

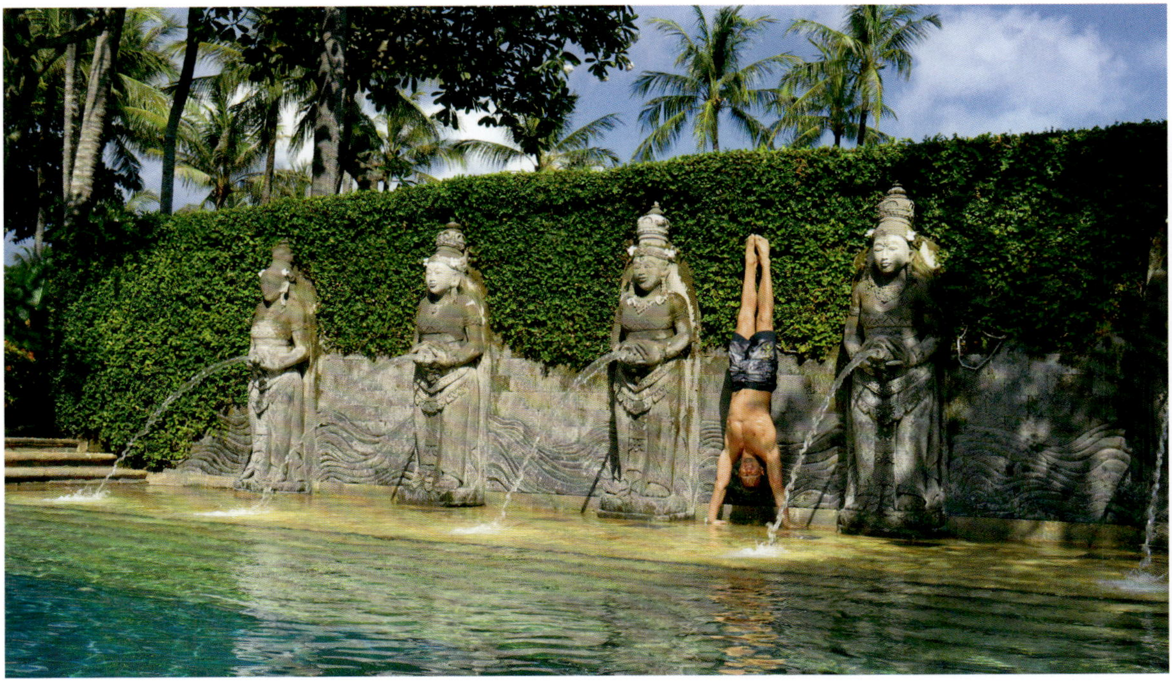

Abwechslung im Training hat unterschiedliche Gesichter …

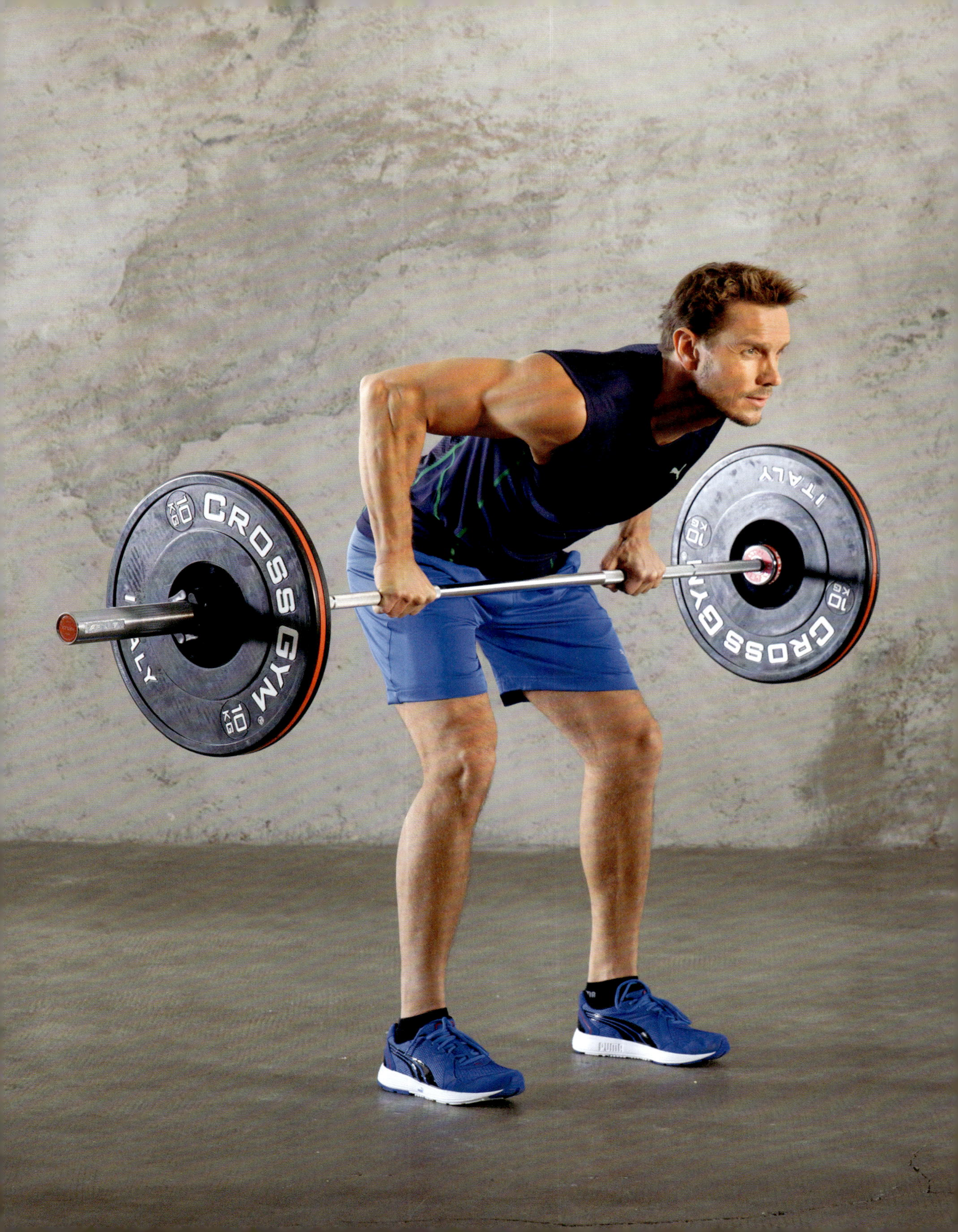
CROSS GYM
10 KG
ITALY

Ganzheitlich trainieren

Bei unserem Trainingskonzept lernen Sie, alle fünf motorischen Fähigkeiten aus fünf elementaren Sportarten ganzheitlich zu trainieren. Für die harmonische Entwicklung eines leistungsfähigen, ästhetischen, kraftvollen, ausdauernden und geschmeidigen Körpers eignen sich vor allem Trainingsinhalte, die genau diese motorischen Fähigkeiten miteinander vereinen. Elementare Übungen aus dem Gerätturnen, dem Kampfsport, der Leichtathletik, dem Gewichtheben und dem Ballett verbinden eine Vielzahl dieser Fähigkeiten miteinander und werden zu einem revolutionären Trainingsprogramm kombiniert.

Trainieren nach dem 5-Dimensionen-Prinzip

In diesem Kapitel finden Sie eine Vielzahl verschiedener Übungen aus den ab Seite 9 vorgestellten Sportarten. Darunter erscheinen neben sehr speziellen Inhalten der fünf vorgestellten Sportarten auch klassische Übungen, wie etwa der Liegestütz oder der Klimmzug, die Sie vielleicht schon aus Ihrer eigenen Trainingspraxis kennen. Einige von den Spezialübungen sind auch für Anfänger relativ leicht auszuführen, andere hingegen müssen langsam aufgebaut werden. Aber genau das ist es, was einen zielgerichteten und effektiven Trainingsplan ausmacht: Es sollen nicht alle Übungen sofort gekonnt werden. Durch einen stetigen und sich langsam steigernden Prozess bauen Sie ein stabiles Niveau auf und werden in der Lage sein, auch schwere bis sehr schwere Übungen zu meistern.

Um Ihnen eine bessere Übersicht zu gewährleisten, werden die Übungen nach den motorischen Hauptbeanspruchungsformen in der Reihenfolge Koordination, Beweglichkeit, Kraft, Schnelligkeit und Ausdauer vorgestellt. Dabei finden Sie bei jeder Übung verschiedene Steigerungsvarianten. Besonders wichtig sind für Sie auch die Trainingspläne, in denen diese motorischen Fähigkeiten auf einzigartige Art und Weise kombiniert werden. Stellen Sie sich also darauf ein, dass Sie in einem Training zum Beispiel Übungen aus dem Ballett mit Inhalten des Turnens oder des Gewichthebens kombinieren werden.

Leistungsvoraussetzungen (LV)

Wie Sie bereits wissen, sind auch für Leistungssportler die schwierigsten Elemente nicht immer gleich von Anfang an umsetzbar. Für die meisten komplexen und schweren Übungen einer Sportart werden zunächst die Leistungsvoraussetzungen geschaffen, um diese sauber, präzise und sicher durchführen zu können. Zudem werden durch einen langsamen methodischen Aufbau auch Verletzungen vermieden.

Einen Hinweis darauf, welche Voraussetzungen Sie für die korrekte Ausführung einer Übung benötigen bzw. welche durch die Übung besonders trainiert werden, finden Sie in der jeweiligen Übungsanleitung.

1. Konditionelle LV: Liefert Informationen darüber, welche Kraft-, Beweglichkeits-, Schnelligkeits- oder Ausdauerfähigkeiten Sie mitbringen sollten, zum Beispiel Stützkraft, Hangkraft, Absprungkraft, Kraftausdauer, aktive Beweglichkeit, Explosivkraft etc. Meistens jedoch werden in dieser Kategorie Kraftfähigkeiten genannt, da diese für eine optimale Haltung am elementarsten sind. Beweglichkeits-, Ausdauer- und Schnelligkeitsleistungen sind zwar ebenso wichtig, jedoch beeinflussen sie bei noch unzureichender Ausbildung nicht Ihre Gesundheit durch eventuelle Haltungsfehler. Bei mangelnden Kraftfähigkeiten kommt es jedoch häufiger zum Einbrechen in einer Übung oder zu einer gesundheitlich bedenklichen Ausführung. Seien Sie aus diesem Grund ehrlich zu sich selbst und testen Sie, ob Sie in der Lage sind, eine Übung in der Startposition überhaupt richtig halten zu können.

2. Koordinative LV: Gibt Informationen darüber, welche koordinativen Fähigkeiten besonders wichtig sind, zum Beispiel Gleichgewicht, Orientierung, Kopplung, Reaktion, Differenzierung, Rhythmus oder Umstellung. Diese Fähigkeiten beeinflussen in besonderem Maße die gesamte sportliche Leistung. Ohne Koordination könnten Sie Ihre Kraft oder Schnelligkeit nie vollständig entfalten.

3. Technische LV: Gibt Aufschluss darüber, welche grundlegenden technischen Fertigkeiten Sie beherrschen sollten. Diese Kategorie beinhaltet Positionen oder vorausgegangene Übungen einer leichteren Ausführungsform, zum Beispiel korrekter Liegestütz, Standwaage, Kniebeuge, V-Stütz, Box-Punch, Burpee, Sprungtechniken, Hampelmann, Skippings und weitere technische Fertigkeiten.

Aktivierung aller Körperregionen

Im Übungspool der jeweiligen Hauptbeanspruchungsform (Koordination, Beweglichkeit, Kraft etc.) werden die wichtigsten Basisübungen aus dem Turnen, dem Kampfsport, der Leichtathletik, dem Ballett und dem Gewichtheben vorgestellt und mit verschiedenen Varianten erläutert. Je nach Belastungsform dominieren Inhalte aus der einen oder anderen Sportart, da sich die Übungen an den spezifischen Belastungen der jeweiligen Sportarten ausrichten. Durch die Kombination der verschiedenen Anforderungen aus den fünf Basissportarten ergibt sich ein umfassendes, höchst funktionelles und effektives Trainingskonzept, das jede der fünf motorischen Hauptbeanspruchungsformen trainiert.

Sie werden dabei Ihren Körper neu erleben und ganzheitlich ausbilden. Fast jede der im folgenden Kapitel vorgestellten Übungen beansprucht große Körperpartien und aktiviert zusammenhängende Muskelgruppen. Achten Sie bei jeder Ausführung auf eine ästhetische Ausführung, strecken Sie die Gelenke bewusst aber kontrolliert durch und halten Sie immer eine Grundspannung im gesamten Rumpf aufrecht. Freuen Sie sich auf einige unbekannte und interessante Übungen aus Sportarten, mit denen Sie vielleicht noch nie in Berührung gekommen sind, und seien Sie auch offen für Übungen, die Sie vielleicht schon kennen. Bauen Sie Ihren eigenen Trainingsplan um diese bekannten Übungen herum auf und fügen Sie schrittweise neue und unbekannte Elemente hinzu.

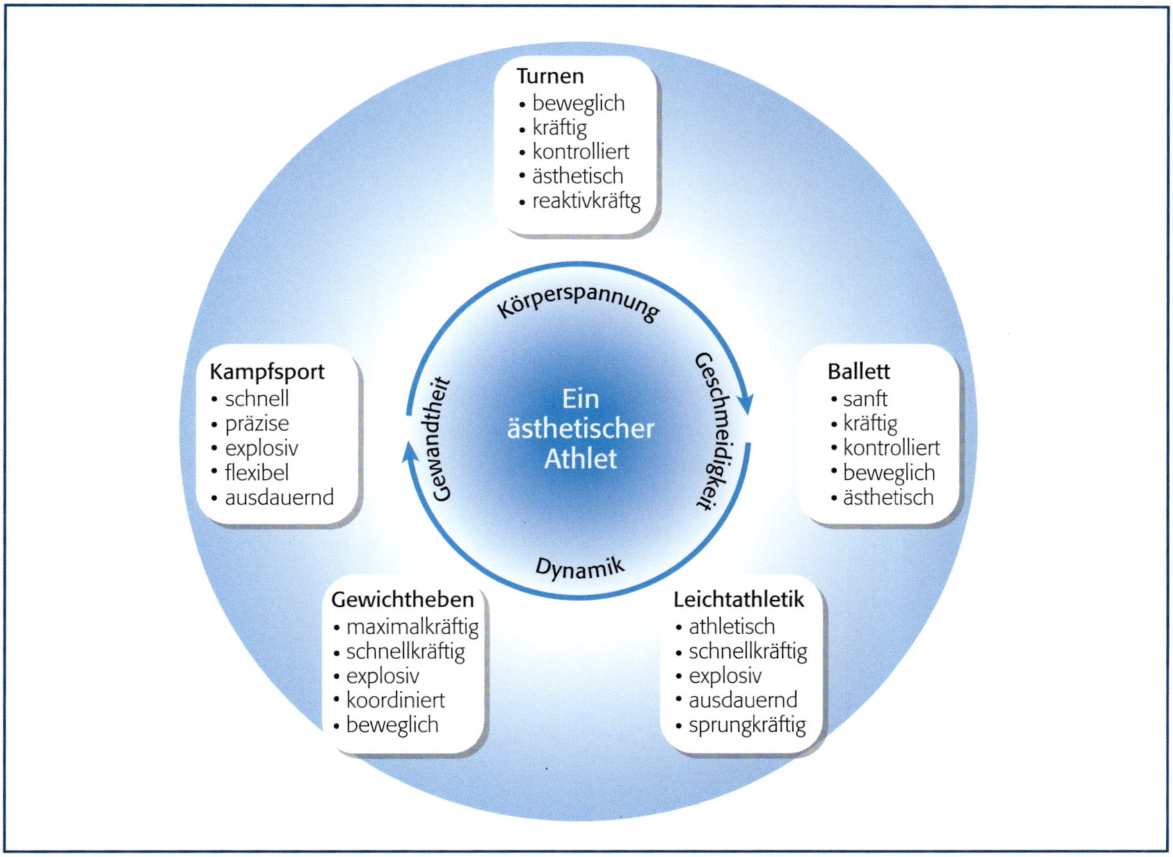

Die Komplexität des 5-Dimensionen-Prinzips kombiniert fünf verschiedene Sportarten auf einzigartige Art und Weise miteinander.

Geräte und Equipment

Für ein abwechslungsreiches Training benötigen Sie keine hochmodernen oder schweren Maschinen. Aber eine kleine Auswahl an Geräten sollten Sie sich schon zulegen, um Ihr Training effektiv und umfangreich gestalten zu können. Natürlich können Sie auch ganz ohne Zusatzequipment auskommen und rein mit dem eigenen Körpergewicht trainieren. Dieses Vorgehen eignet sich vor allem, wenn Sie auf Reisen sind oder nur wenig Platz zur Verfügung haben. Jedoch ist dies kein reines Bodyweight-Trainingsbuch, sondern ein umfassendes Trainingskonzept mit verschiedenen Basisübungen aus fünf traditionellen Sportarten. Viele Übungen werden zwar mit dem eigenen Körpergewicht durchgeführt, aber eben nicht alle. Auch nicht für alle Übungen sind Belastungen mit dem eigenen Körpergewicht geeignet. Manchmal kann die Intensität so auch schon zu hoch sein, man sollte zunächst mit leichteren Belastungen beginnen und gegebenenfalls auf Hanteln oder Zugbänder zurückgreifen. Deshalb stimmt die landläufige Meinung, dass Anfänger beim Trainieren mit dem eigenen Körpergewicht nichts falsch machen können, nur bedingt. Manchmal entstehen dabei Verletzungen durch Haltungsfehler, weil die Übungen anfangs oft zu schwer sind – Beispiel Liegestütz.

Wenn Sie also effektiv und regelmäßig trainieren wollen, ist es empfehlenswert, sich ein kleines Basisrepertoire an Equipment zuzulegen. Sie können dadurch beispielsweise Ihr Wohnzimmer kurzfristig zu Ihrem eigenen Gym umbauen und nach dem Workout alle Geräte schnell wieder aufräumen. Oder falls Sie den Luxus eines Hobbyraums haben, richten Sie sich diesen am besten gleich mit der wichtigsten Ausrüstung ein.

Es gibt einige Geräte, auf die Sie keinesfalls verzichten sollten, und es gibt Geräte, die Sie zwar benötigen, für die es aber adäquate Alternativen gibt. Es gibt ferner Geräte, die »nice to have« sind, die also echt nett und hilfreich sind, aber eben auch verzichtbar. Die wesentlichen Geräte sollen Ihnen mit entsprechenden Alternativen im Folgenden kurz vorgestellt werden:

Geräte, die Sie unbedingt brauchen:

- **Springseil** aus Plastik, Leder, Stahl (ab ca. 4 Euro)
- **Kurzhanteln:** je 2 × 1,25/2,5/5 kg bei Frauen, je 2 × 2,5 und 4 × 5 kg bei Männern (ab ca. 20 Euro)
- eine **Langhantelstange** mit mehreren Scheiben: je 2 × 2,5/5/10 kg bei Frauen, je 2 × 5/10/20 kg bei Männern (ab ca. 25 Euro)
- **Medizinball** (Coreball): 2–4 kg bei Frauen, 5–6 kg bei Männern (ab ca. 12 Euro)
- **Therabänder®** in verschiedenen Stärken (ab ca. 5 Euro)
- **Klimmzugstange:** Türhakenmodell, das mit Bügeln über einer Türe befestigt werden kann (ab 10 Euro). Reine Spreizstangen sind oft zu rutschig und unsicher.
- **Tennisbälle** (ab ca. 1 Euro)

Geräte, die Sie brauchen, für die es aber Alternativen gibt:

- **Sling-Trainer** (ab ca. 29 Euro); alternativ können Sie Ringe aus dem Turnen verwenden oder zwei Stoffseile zu Schlaufen verknoten
- **Kettlebells:** je 2 × 4/8/10 kg bei Frauen, je 2 × 8/12/16 kg bei Männern (ab ca. 10 Euro). Alternativ können Sie hierfür auch Ihre Kurzhanteln oder Hantelscheiben verwenden.
- **Heim-Barren** (ab 40 Euro); alternativ können zwei stabile Stühle mit den Lehnen, Barhocker oder Bänke aneinandergeschoben werden. Des Weiteren können Sie zwei Holzstangen parallel nebeneinander auf die Sitzflächen zweier Stühle legen, sodass Sie sich darauf abstützen können.

Geräte die Sie nicht unbedingt brauchen, die aber für das Training eine tolle Erweiterung darstellen – »nice to have« eben:

- **Boxsack** mit Boxhandschuhen (ab ca. 50 Euro); alternativ kann auch gegen ein Schlagpolster oder ein dickes Kissen an der Wand geboxt werden. Trotzdem sind immer Boxhandschuhe zu empfehlen.
- **Gewichtsmanschetten** (ab ca. 15 Euro); ähnlich wie bei einer Gewichtsweste können durch das Anlegen von Zusatzgewichten die Intensitäten bei einfachen Übungen erhöht werden, ohne dass man etwas festhalten muss. Die Bewegungs- und Grifffreiheit bleibt dadurch gewährleistet.
- **Gymnastikball** bzw. Pezziball (ab ca. 10 Euro); ein besonders hilfreiches und vielseitig einsetzbares Trainingsgerät. Alternativ können Übungen auch auf einem weichen Kissen, Polster oder Schaumstoff gemacht werden.
- **Boden-Stützbarren** (ab ca. 9 Euro); alternativ können auch Kurzhanteln als Stützen verwendet werden.
- **Gewichtsweste** (ab ca. 30 Euro). Wenn Sie ein fortgeschrittenes Trainingslevel erreicht haben, eignet sich diese Weste besonders gut, um bei einfachen Übungen einen größeren Reiz zu erzeugen. Außerdem ist sie bei Schnelligkeits- und Schnellkraftübungen sehr effektiv einsetzbar.
- **Zugbänder** bzw. Tubes (ab ca. 6 Euro). Eine perfekte Trainingsergänzung, um die Reizwirkung zu variieren. Sie lassen sich sehr flexibel einsetzen und sind auch für das Schnelligkeitstraining hervorragend geeignet.

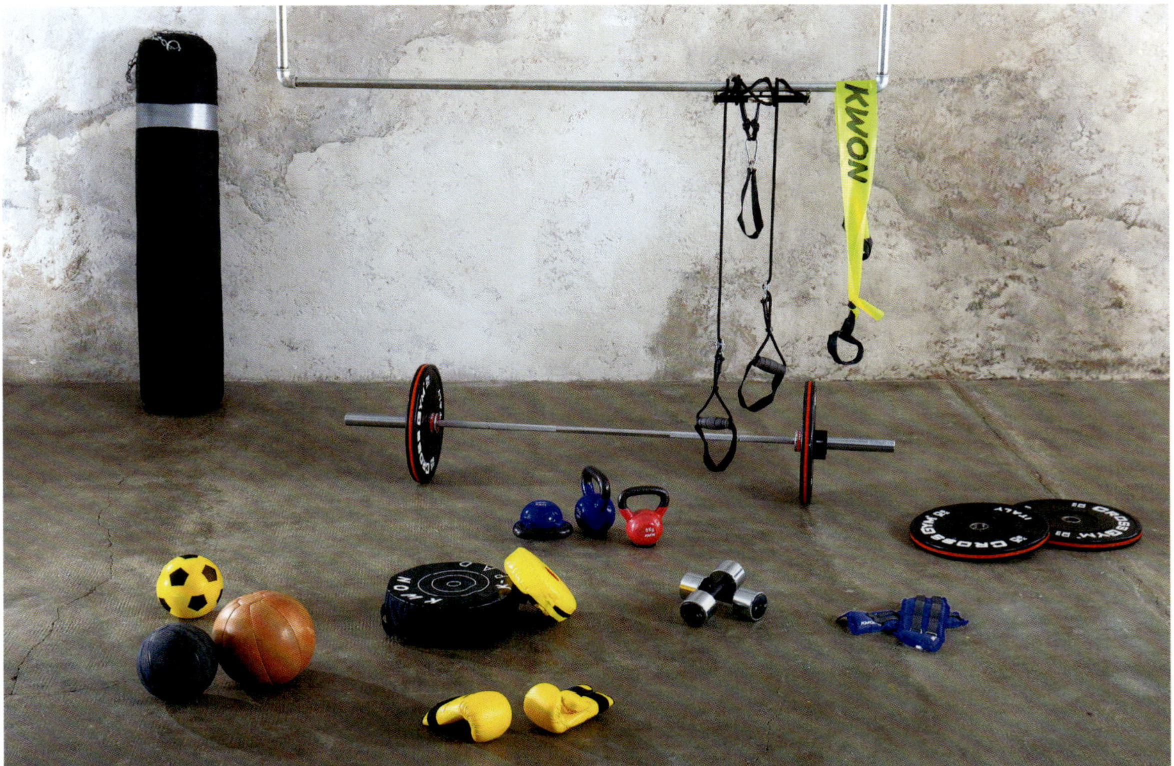

Mit einigen wenigen Geräten sind Sie perfekt ausgestattet und können ganzheitlich und abwechslungsreich trainieren.

Wie sind die Übungen eingeteilt und beschrieben?

Im folgenden Übungskatalog werden Sie eine Vielzahl verschiedener unbekannter wie auch bekannter Übungen finden. Um Ihnen deren Eingliederung in Ihr eigenes Training zu erleichtern, können Sie sich an einer Schwierigkeitsskala orientieren, die jede Übung aus Sicht eines Anfängers kategorisiert. Darüber hinaus werden die Übungsausführungen beschrieben und die wichtigsten Zielmuskeln dargestellt. Bei komplexeren oder sehr schweren Übungen finden Sie auch typische Fehlerbilder, die Sie bei der Ausführung vermeiden sollten.

Das Übungskapitel gliedert sich in fünf Teilbereiche, entsprechend den fünf motorischen Hauptbeanspruchungsformen. In jedem dieser Teilbereiche finden Sie sportarttypische Übungen aus Gerätturnen, Kampfsport, Ballett, Leichtathletik und Gewichtheben, wobei je nach Typisierung die eine oder andere Sportart dominiert, weshalb Sie von einer Sportart mal mehr oder weniger Übungen vorfinden.

Gliederung des Übungskapitels

I. Koordination

Überwiegend Übungen aus dem Gerätturnen, Kampfsport und der Leichtathletik

II. Beweglichkeit

Überwiegend Übungen aus dem Ballett und Gerätturnen

III. Kraft

Überwiegend Übungen aus dem Gerätturnen und Gewichtheben

IV. Schnelligkeit

Überwiegend Übungen aus der Leichtathletik, dem Gerätturnen und dem Kampfsport

V. Ausdauer

Überwiegend Übungen aus dem Kampfsport und der Leichtathletik

Schwierigkeitsstufen und Muskelgruppen

Damit Sie sich auf den ersten Blick eine Gesamtübersicht über eine Übung verschaffen können, werden anhand eines Kastens die wichtigsten Charakteristika zusammengefasst. Die Schwierigkeitsstufen von »sehr leicht«, über »leicht«, »mittel«, »schwer« bis »sehr schwer« werden in einer Balkenskala dargestellt. Unterhalb dieser Skala finden Sie die wichtigsten Zielmuskeln (Haupt- und Nebenmuskeln bzw. »Primär« und »Sekundär«), die Sportart(en), aus der bzw. denen die Übung typischerweise stammt, die Komponenten, die nötig sind bzw. trainiert werden, sowie die eventuell erforderlichen Geräte. *Beispiel*:

- **Benötigte Geräte, z. B. Tennisball**
- **Typische Sportart, z. B. Gerätturnen**
- **Leistungsvoraussetzungen, z. B. Stützkraft, Gleichgewicht**

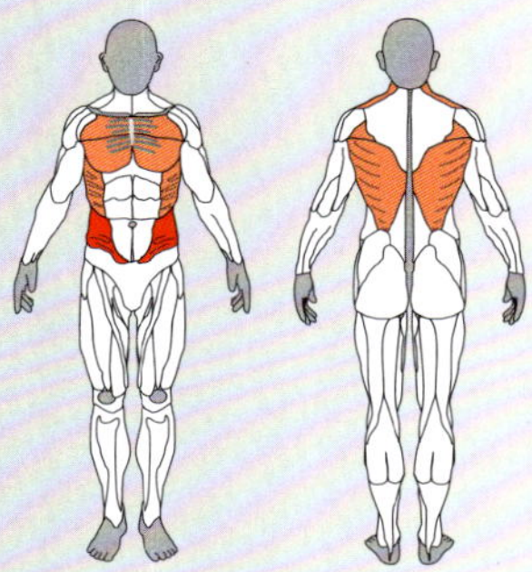

Primär:
Äußerer schräger Bauchmuskel

Sekundär:
Brustmuskel
Kapuzenmuskel
Großer + kleiner runder Muskel

Positionsbeschreibungen

Aus der biomechanischen Betrachtungsweise sportlicher Bewegung ergeben sich eindeutige Beschreibungen für Positionen, Ausführungsformen und Bewegungsrichtungen. Diese Bezeichnungen werden vor allem im Gerätturnen verwendet und dienen dazu, Bewegungen exakt zu beschreiben. Um Ihnen eine einheitliche Übersicht zu ermöglichen, orientieren sich deshalb alle Übungsbeschreibungen an den Fachbezeichnungen aus dem Gerätturnen und werden stringent auf alle Bewegungen angewendet.

Bewegungsrichtung

Die Bewegungsrichtung beschreibt die dynamische Komponente einer Übung. Sobald sich also ein Körper in Bewegung versetzt, wird diese in eine bestimmte Richtung ausgeführt. So können die Bewegungsrichtungen einer Übung wie folgt definiert werden:

← vorwärts → rückwärts ↔ seitwärts
↑ aufwärts ↓ abwärts
↶ nach links ↷ nach rechts

Stellungen

Als Stellung werden die Positionen des Körpers zum Boden, zum Partner oder zu einem Gerät bezeichnet. Es handelt sich dabei um keine Bewegung, sondern nur um eine statische Position, aus der die Bewegung erfolgt. Dadurch wird exakt definiert, welche Ausgangsstellung zu Beginn der Übung eingenommen werden muss. Grundsätzlich ergeben sich drei Hauptstellungen aus den Körperflächen – vorlings, rücklings und seitlings. Häufig wird auch die Bezeichnung »quer« verwendet, wenn sich die Schulterachse im rechten Winkel zum Gerät befindet, oder »parallel«, wenn die Schulterachse parallel zur Gerätachse steht.

Vorlings zum Gerät
Mit der Bauchseite bzw. der Vorderseite dem Trainingsgerät oder einem Partner zugewandt.

Rücklings
Mit dem Rücken zugewandt.

Seitlings/Quer
Mit der Körperseite bzw. Flanke zugewandt.

Positionen

Aus den exakten Definitionen der Stellung und Bewegungsrichtung ergeben sich typische Ausgangslagen, die die Startposition einer jeden Übung beschreiben. Die wichtigsten für dieses Buch sehen Sie rechts:

■ Liegestütz

vorlings

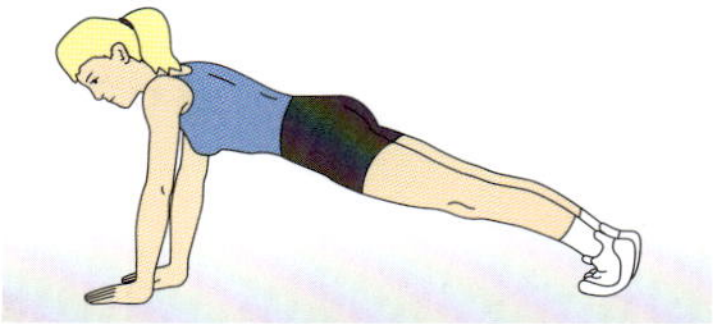

rücklings

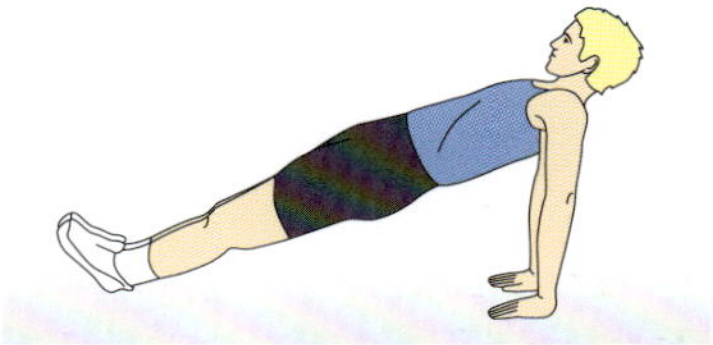

seitlings

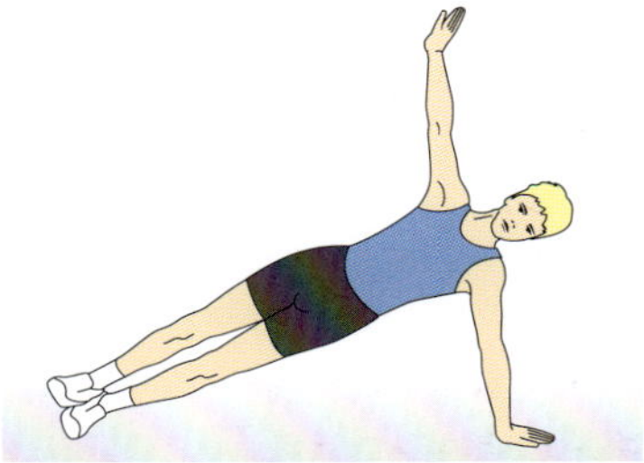

■ Langhang

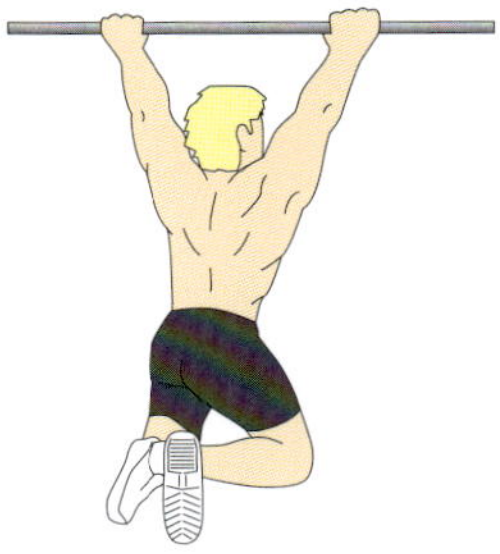

■ Kipphang

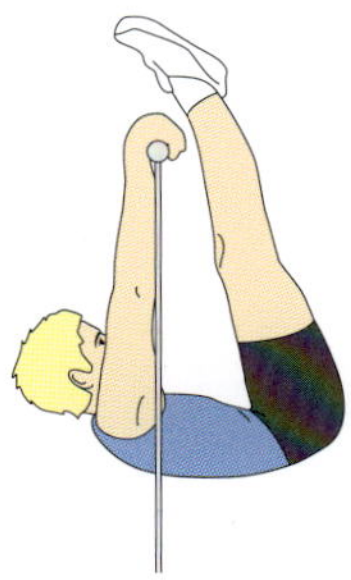

■ Sturzhang

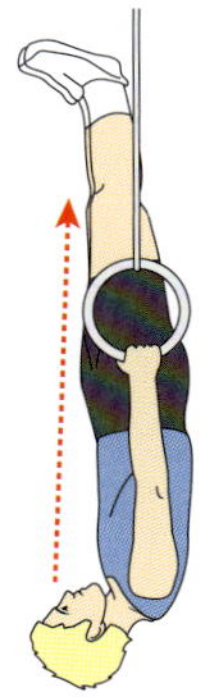

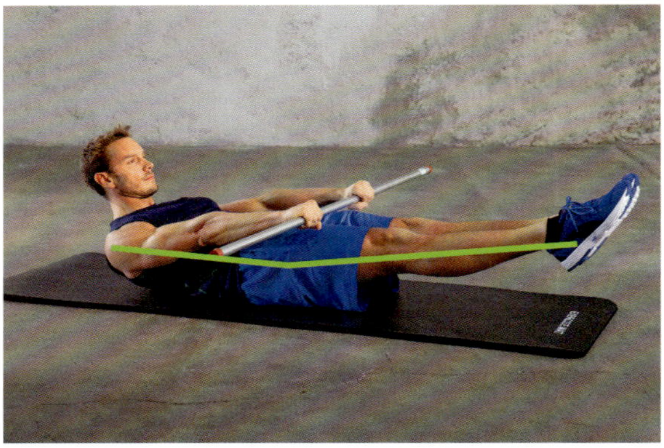

Kippen Sie bei allen Stützübungen immer das Becken zurück und spannen Sie den Bauch fest an.

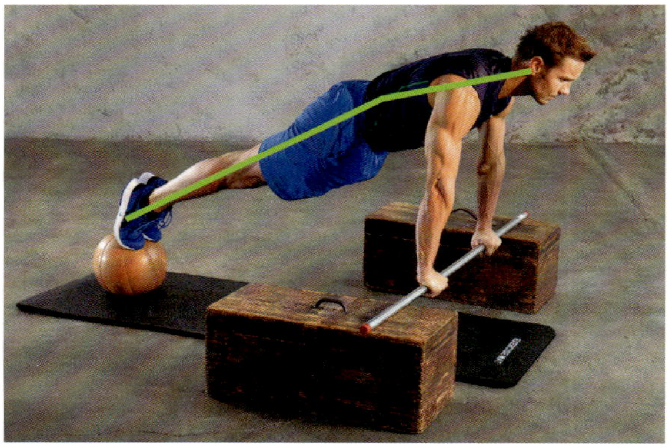

Kippen Sie bei allen Übungen im Liegen rücklings auch das Becken zurück, um den Zug durch die langen Hebel auf die Bandscheiben zu reduzieren.

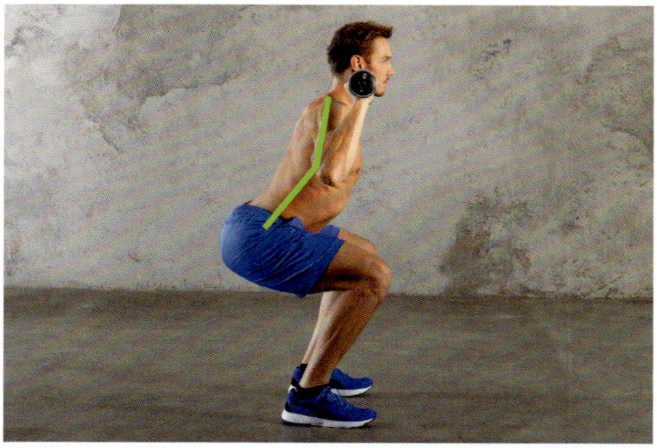

Kippen Sie bei allen einer Kniebeuge ähnlichen Übungen das Becken nach vorne, um der vertikal wirkenden Kraft entgegenzuwirken.

Eine stabile Körperhaltung

Viele der Übungen im folgenden Übungskapitel stellen große Anforderungen an die intermuskuläre Koordination, denn es werden eine Vielzahl verschiedener Muskeln beansprucht, die bei der Übungsausführung optimal zusammenspielen müssen. Anders als beim geführten Maschinentraining bilden stabilisierende Muskelgruppen, die an der Bewegung beteiligt sind, das Korsett bzw. die Führungsschiene einer sauberen und richtigen Bewegung. Achten Sie deshalb bei jeder Übung auf Ihre Körperhaltung und eine gesundheitsbewusste Ausführung. Eine besondere Rolle nimmt hierbei der Körperkern ein.

Ein gerader Rücken reicht nicht aus!

Die Basis einer jeden Übung sollte ein stabiler Kern darstellen. Jedoch ist dabei nicht nur eine starke Bauchmuskulatur gemeint. Wirft man einen Blick auf die Turner, stellt man fest, dass der Körperkern bereits oben bei den Schultern beginnt und sich bis weit über die Knie nach unten zieht. Um richtig und vor allem wirbelsäulenschonend turnen zu können, bildet der Turner immer eine Bewegungsreserve entgegen der Stoß- oder Zugbelastung. Das bedeutet, dass er sein Becken und seine Burstwirbelsäule entgegen der einwirkenden Kraft immer in die entgegengesetzte Richtung wölbt. Dabei spielen alle Partien der Bauchmuskulatur, die Gesäß- und Rückenmuskeln sowie die Oberschenkel zusammen. Ein gerader Rücken reicht bei vielen Übungen einfach nicht aus, denn mit zunehmender Belastung brechen Sie immer mehr ein. Deshalb bilden Sie bei jeder Übung einen kompakten und entgegen der Krafteinwirkung vorgespannten Körper. Bei einem Liegestütz zum Beispiel zieht die Kraft senkrecht nach unten, weshalb Sie Ihren Rücken leicht entgegengesetzt nach oben wölben sollten. Gerade für Anfänger ist diese sogenannte Bewegungsreserve in jeder Körperhaltung von größter gesundheitlicher Bedeutung. Um Wirbelsäulenschäden vorzubeugen, sollte die Bewegungsreserve immer gebildet werden – immer und überall –, egal ob im Liegestütz, im Hängen an der Stange, auf dem Boden liegend oder bei schnellen Bewegungsdrills.

Die elementarsten Übungen für ein ganzheitliches Training

Stehen auf einem Bein: Die optimale Grundlage für die Entwicklung des Gleichgewichts wird durch Übungen im Einbeinstand geschaffen. Variationen u. a.: Knie mehr/weniger beugen, weiche/schmale Untergründe und/oder Zusatzaufgaben erfüllen (Jonglieren).

Bälle fangen: Leider nehmen die Wurf- und Fangreize mit zunehmendem Alter ab – dabei sind sie hervorragend geeignet, um die Reaktionsfähigkeit, aber auch die Feinmotorik zu verbessern. Entsprechende Übungen können am Anfang des Trainings für ein paar Minuten eingebaut werden. Hat man keinen Partner, wirft man zum Beispiel einen Tennisball an die Wand und fängt ihn wieder auf.

Spreizen & Grätschen: Die wichtigsten Beweglichkeitsachsen der Beine sind das Spreizen und Grätschen. Die Beweglichkeit in diesen Achsen nimmt großen Einfluss auf die Qualität vieler Grundübungen und Ihr ästhetisches Erscheinungsbild. Das Trainieren des Quer(/Längs)- und Seitspagats bietet eine gute Möglichkeit und kann einfach ins Training eingebaut werden.

Arm-Rumpf-Winkel-Öffnung: Die Beweglichkeit im Arm-Rumpf-Winkel ist eine der wichtigsten am Oberkörper. Ist der Winkel unzureichend ausgebildet, können viele Übungen nicht ökonomisch ausgeführt werden. Das senkrechte Heben von Gewichten über dem Kopf, Handstände, Hängen an einer Stange, Standwaage etc. sind ohne diese Beweglichkeit nur verkümmert möglich und müssen durch andere Winkel wie zum Beispiel ein Hohlkreuz ausgeglichen werden.

Liegestütz: In einem sauber ausgeführten Liegestütz steckt ganzheitliche Kraft, die sich von den Füßen bis weit in die Hände ausbildet. Beim Liegestütz wird die gesamte Streckerkette (Brust, Schulter, Trizeps) trainiert und gleichzeitig ein stabiles Körpergefühl ausgebildet. Der Liegestütz stellt die Grundlage für viele Übungen dar und kann in vielen Variationen ausgeführt werden.

Klimmzug: Ein Klimmzug ist die Grundlage für die gesamte Beugekette (Latissimus, oberer Rücken, Bizeps) und nimmt positiven Einfluss auf viele Zugübungen. Er kann sehr gut durch Hilfsmittel wie zum Beispiel Zugbänder oder das Abstützen eines Beins auf einem Kasten trainiert werden.

Kreuzheben: So banal die Übung auch klingen mag, so effektiv ist sie. Durch das Kreuzheben wird das muskuläre Zusammenspiel wichtiger Rumpfstreckermuskeln (Quadrizeps, unterer Rücken, Glutäus) in Kombination mit der Rumpf- und Oberkörpermuskulatur verbessert. Dadurch werden elementare Kraft und Stabilität für viele ähnliche Übungen und für den Alltag aufgebaut.

Kniebeuge: Es gibt keine bessere Übung, die die gesamte Beinstrecker-Kette in Kombination mit dem ganzen Körper trainiert. Machen Sie regelmäßig Kniebeugen, denn Sie werden auch im Alltag davon profitieren, da dadurch auch Ihre Grundstabilität verbessert wird.

Springen: Kontrollierte Stoßbelastungen wie etwa Sprünge sorgen für stabile Knochen und Sehnen. Zudem stellt Sprungtraining eine ideale Basis für Ihre Schnellkraft dar. Bauen Sie verschiedene Sprungübungen in Ihr Training ein, denn es gehört letztendlich zu den natürlichen Bewegungen des Menschen.

Sprinten: Wird ein Sportwagen nicht regelmäßig gefahren, verstopfen die Ventile. So extrem ist es beim Menschen zwar nicht, aber trotzdem sollten Sie regelmäßig sprinten bzw. schnell laufen. Dadurch schaffen Sie die perfekte Basis für Ihre Grundschnelligkeit.

Laufen: Regelmäßiges Laufen (1–2-mal/Woche) sorgt für schnellere Erholung und eine optimale Grundlagenausdauer. In Kombination mit einem regelmäßigen Krafttraining wirkt es sich besonders gut auf Ihren Energiestoffwechsel aus und Sie verbrennen mehr Kalorien. Außerdem ist es für das Herz und die Atmung sehr gesund.

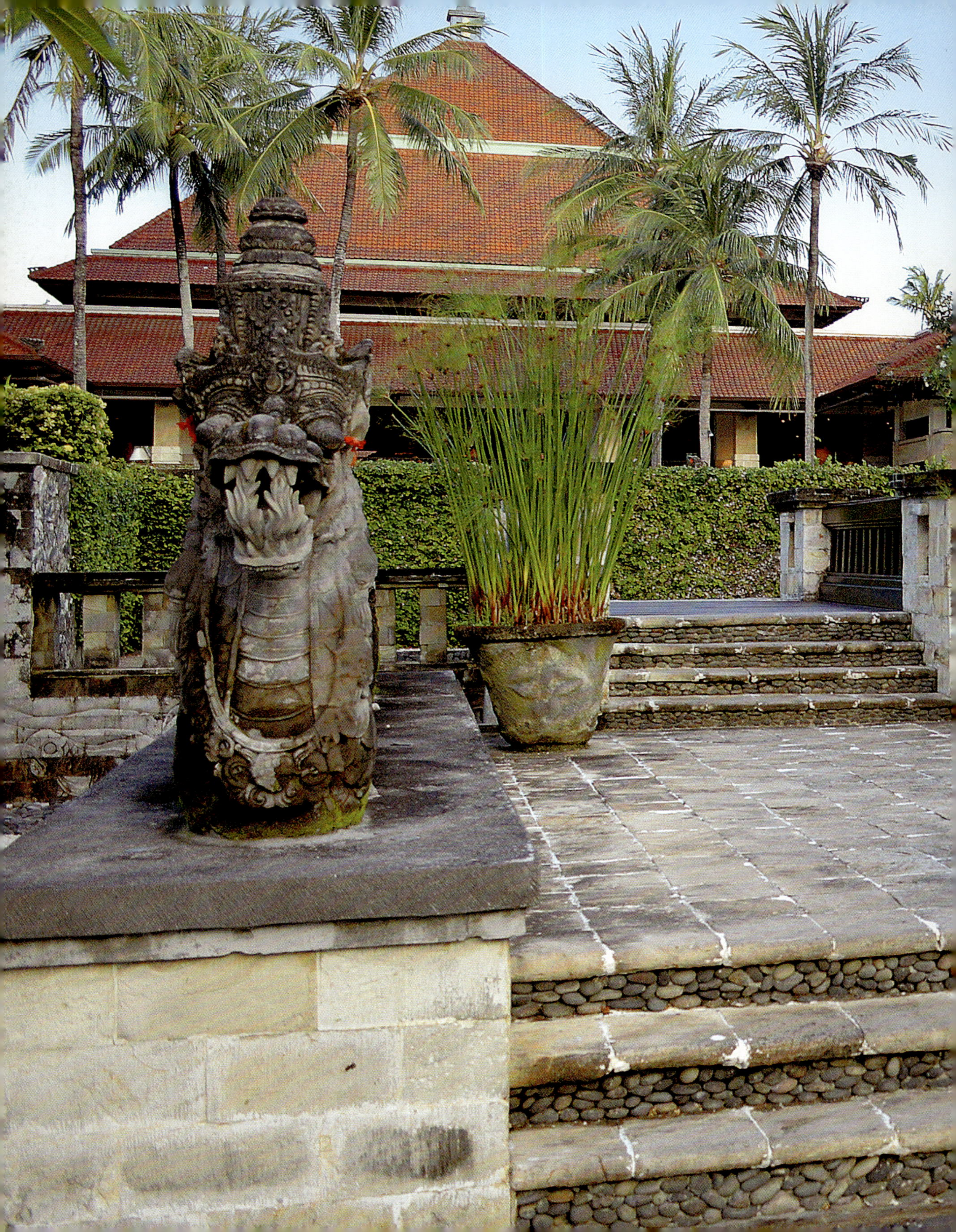

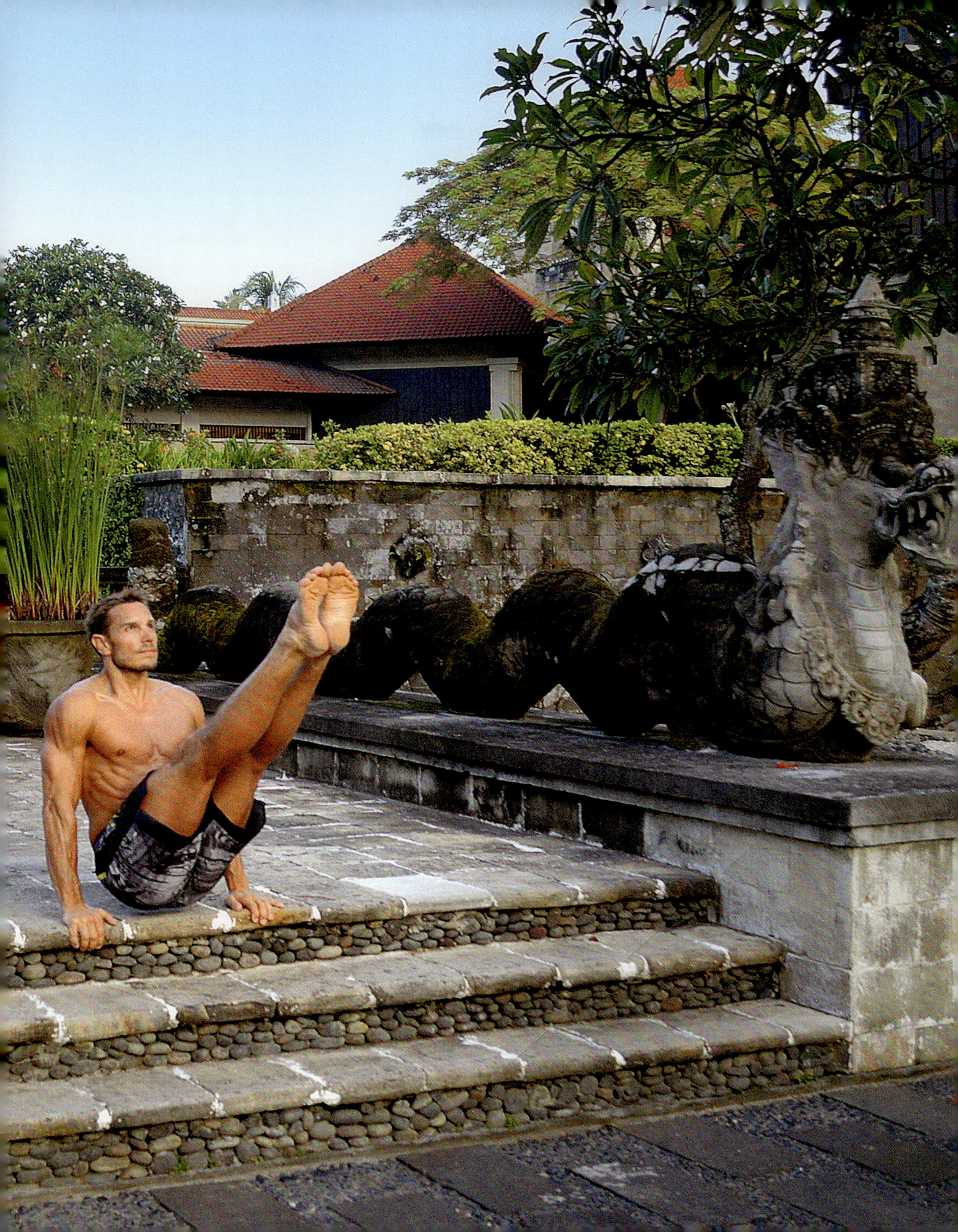

I. Koordination

Im ersten Kapitel des Übungskatalogs steht die Koordination im Vordergrund. Zum einen sollten koordinative Übungen am Anfang des Trainings stehen, da der Körper noch nicht erschöpft ist und über alle Ressourcen verfügt. Und zum anderen eignen sich koordinative Übungen besonders zum Aufwärmen vor dem Training, denn dabei werden die Rezeptoren für die Körperempfindung sensibilisiert, das Herz-Kreislauf-System wird angekurbelt und wichtige, an der Stabilisierung des gesamten Körpers beteiligte Muskeln werden aktiviert.

Ein komplexes Phänomen

Wie Sie bereits erfahren haben, gibt es sieben elementare koordinative Fähigkeiten. Diese tauchen im Sport meist gekoppelt und selten alleine auf. Wenn Sie beispielsweise auf einem Bein stehen, verbessern Sie Ihr Gleichgewicht. Allerdings spielen bei der Stabilisierung auch noch weitere Fähigkeiten, wie etwa die kinästhetische Differenzierung oder die Reaktionsfähigkeit, eine wesentliche Rolle, damit Sie überhaupt auf einem Bein stehen können. Noch dazu beeinflussen Kraftfähigkeiten oder die Beweglichkeit auch in hohem Maße unsere Koordination. Aus diesem Grund trainieren Sie bei den Übungen nicht ausschließlich nur eine dieser Fähigkeiten, sondern immer eine Gesamtheit der motorischen Fähigkeiten, die die Realisierung der Aufgabenstellung möglich macht. Dennoch ist bei jeder Übung jeweils eine Fähigkeit dominant. So steht bei Übung 1 (Armkreisen) die Kopplungsfähigkeit im Vordergrund. Gleichzeitig wird die Bewegungsqualität aber von der Beweglichkeit im Schultergürtel beeinflusst, sodass diese Übung auch eine aktive Mobilisation in den Schultergelenken darstellt. Grundsätzlich sollte man beim Koordinationstraining eine gezielte Erweiterung des Bewegungsschatzes mit einer vielseitigen und variationsreichen Aufgabenstellung verfolgen und immer an die Grenze des Machbaren gehen. Das bedeutet, dass Sie, sobald Sie eine Übung beherrschen, diese schrittweise steigern und immer schwerer gestalten sollten.

Informationen verarbeiten

Je besser Ihre Koordination ausgeprägt ist, umso besser können sich auch Kräfte entfalten, umso schneller können Sie sich bewegen und vor allem bei Ausdauerleistungen Energie einsparen. Aber auch in entgegengesetzter Richtung findet diese Beeinflussung statt. Machen Sie sich deshalb bei allen Trainingsübungen immer bewusst, wie Sie die Informationen, die Sie durch das Training erhalten, erfahren und bewerten. Im Wesentlichen sollten Sie auf diese fünf Signalgeber achten:

- **Optisch:** »Ich sehe meine Bewegung und korrigiere mich unmittelbar.« Führen Sie Übungen, wenn möglich, vor dem Spiegel durch, um Ihre Stellungen immer zu kontrollieren (z. B. Übung 4, Gehen im Ballenstand: Stehe ich wirklich auf dem Ballen? Habe ich einen aufrechten Rücken?).

- **Akustisch:** »Ich höre meine Bewegungen.« Diese Informationsverarbeitung ist vor allem bei Rhythmisierungen, Kopplungsfähigkeit oder Schnelligkeitstraining wichtig (z. B. Übung 8, Laufkoordination: Habe ich auf beiden Seiten den gleichen Rhythmus?).

- **Taktil:** »Ich spüre meine Bewegung durch äußere Reize.« (Z. B. Übung 11, Ballprellen: Spüre ich einen Schlag beim Prellen oder drücke ich nur?)

- **Kinästhetisch:** »Ich spüre die Bewegung von innen.« (Z. B. Übung 5, Drehsprünge: Ich spüre, wann ich auf dem Boden lande, und beuge im richtigen Moment mit richtigem Krafteinsatz meine Beine, sodass ich nicht hart lande.)

- **Vestibulär:** »Ich nehme meine Körperlage wahr. Ich spüre meine Position im Raum und weiß, wo sich Arme und Beine befinden.« (Z. B. Übung 15, Blindes Finden: Ich weiß, wo sich mein Körper befindet.)

1 Armkreisen gegengleich

- **keine Geräte nötig**
- **Gerätturnen, Leichtathletik**
- **Kopplungsfähigkeit**
- **optimal als Aufwärmübung und zur Mobilisation**

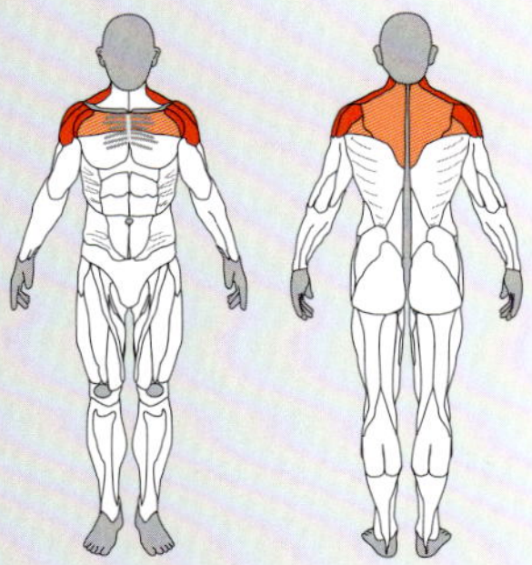

Primär:
Schultermuskulatur, oberer Kapuzenmuskelanteil

Sekundär:
Oberer Brustmuskelanteil, unterer Kapuzenmuskelanteil

Ausführung

Nehmen Sie eine neutrale Ausgangsstellung ein, Füße etwa schulterbreit auseinander. Führen Sie beide Arme gestreckt nach oben über den Kopf und kreisen Sie einen Arm vorwärts und einen rückwärts. Beginnen Sie am Anfang langsam, bis Sie durch ein besseres Bewegungsgefühl immer dynamischer und zyklischer kreisen können. Rotieren Sie zudem mit dem Körper in der Längsachse leicht nach rechts und links im natürlichen Bewegungsfluss. Falls Ihnen die Bewegungskoordination am Anfang sehr schwerfällt, konzentrieren Sie sich jeweils nur auf eine Umdrehung beider Arme und stoppen Sie dann kurz über dem Kopf, ehe Sie eine zweite Umdrehung einleiten.

2 Sätze à 15–20 Sekunden in eine Richtung, dann die Richtung wechseln.

Variationen und Steigerung der Schwierigkeit

Um die Kopplungsfähigkeit zu verbessern, können Sie diese Übung zunehmend erschweren, indem Sie das gegengleiche Armkreisen mit verschiedenen Beinbewegungen kombinieren:

- im Laufen auf der Stelle (Skippings)
- im Laufen in der Fortbewegung
- mit Sidesteps der Beine nach links und rechts
- mit Grätschsprüngen
- mit gekreuzten Grätschsprüngen
- im Hopserlauf
- mit Ausfallschrittsprüngen
- mit Grätsch- + Ausfallschrittsprüngen im Wechsel
- mit Anheben eines Knies beim Springen

Hinweis: Halten Sie beim Armkreisen die Ellenbogen gestreckt und arbeiten Sie über die gesamte Schulteramplitude.

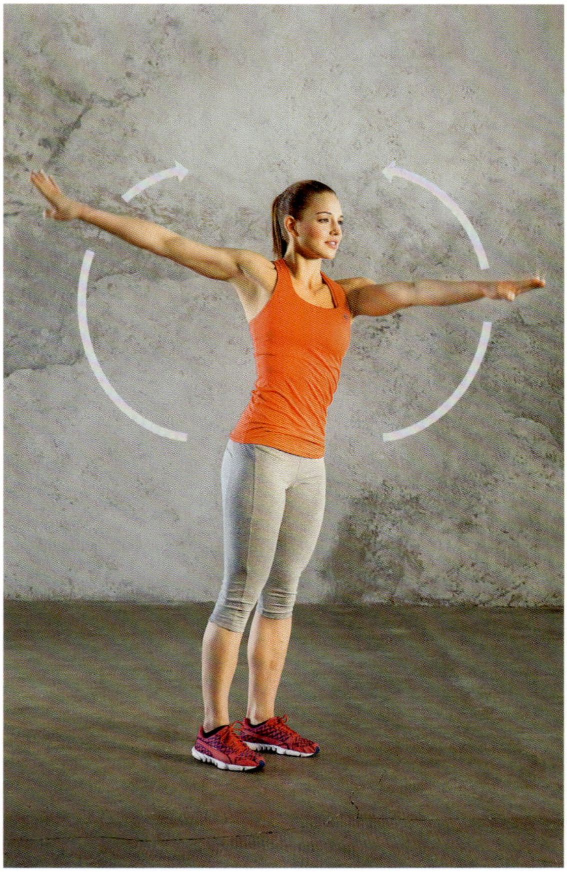

2 Hampelmann

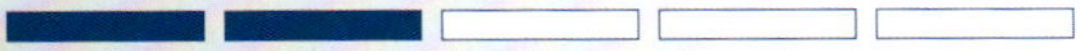

- keine Geräte nötig
- Gerätturnen, Kampfsport
- Kopplungsfähigkeit, reaktive Sprungkraft
- optimal als Aufwärmübung

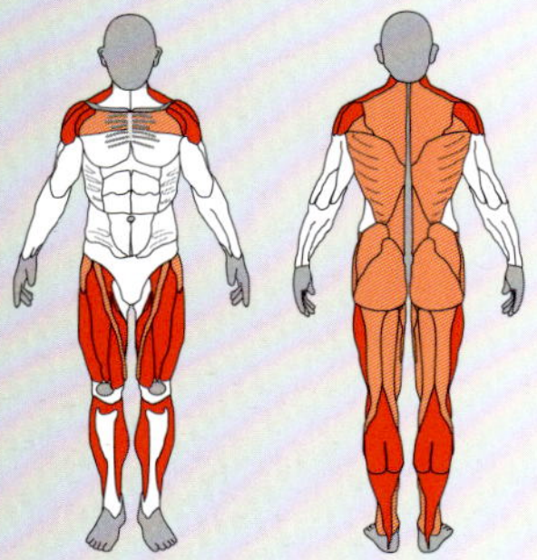

Primär:
Schultermuskulatur, oberer Kapuzenmuskelanteil, Beinstrecker, Beinanzieher, Wadenmuskulatur

Sekundär:
Oberer Brustmuskelanteil, unterer Kapuzenmuskelanteil, Rautenmuskel, Armanzieher (Latissimus), Rückenstrecker, Gesäßmuskulatur, Beinbeuger

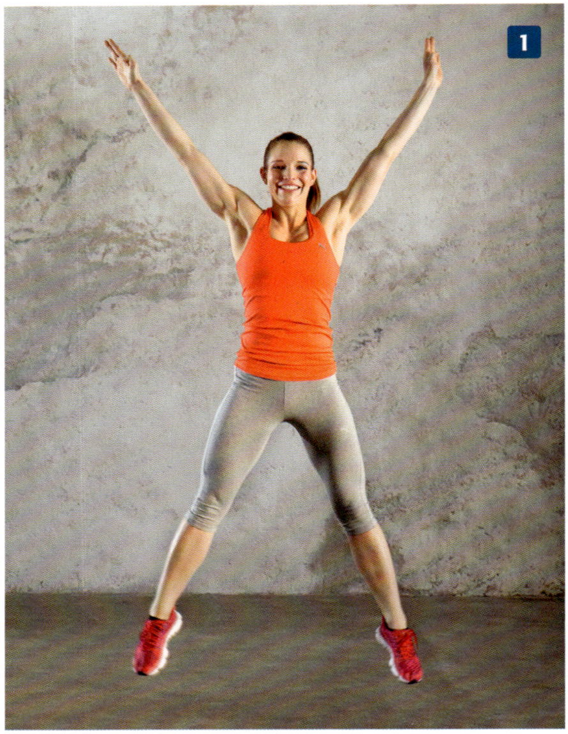

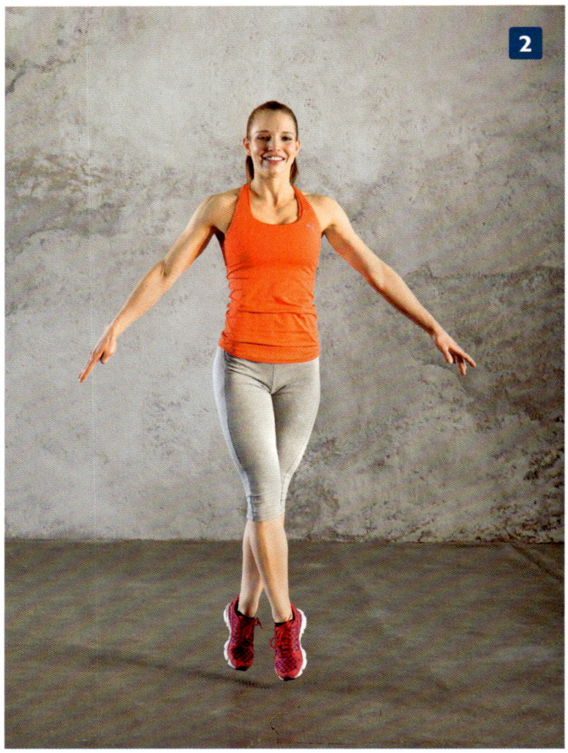

Ausführung

1 Stellen Sie sich mit geschlossenen Beinen auf den Boden und legen Sie die Arme gestreckt seitlich am Körper an. Führen Sie nun Grätschsprünge durch und nehmen Sie dabei die Arme seitlich gestreckt über den Kopf. Springen Sie anschließend wieder zurück in die Ausgangsposition und führen Sie den Wechsel mehrmals schnell hintereinander durch.

2–3 Sätze à 15–20 Wiederholungen oder 30–40 Sekunden.

Variationen und Steigerung der Schwierigkeit

Um die Schwierigkeit zu steigern, versuchen Sie, Sprungvarianten oder Tempowechsel einzubauen:

- Beine kreuzen beim Springen (Bild 2)
- Springen im Ausfallschritt vor – zurück
- Arme im halben Tempo der Beine
- Grätschsprung + Ausfallschritt im Wechsel
- Arme abwechselnd zur Seite und nach vorne
- Beine kreuzen und Arme im halben Tempo

3 Azyklisches Armstrecken beidseitig

- keine Geräte nötig
- Gerätturnen, Kampfsport
- Kopplungsfähigkeit, Rhythmisierungsfähigkeit
- optimal als Konzentrationsübung vor dem Sport

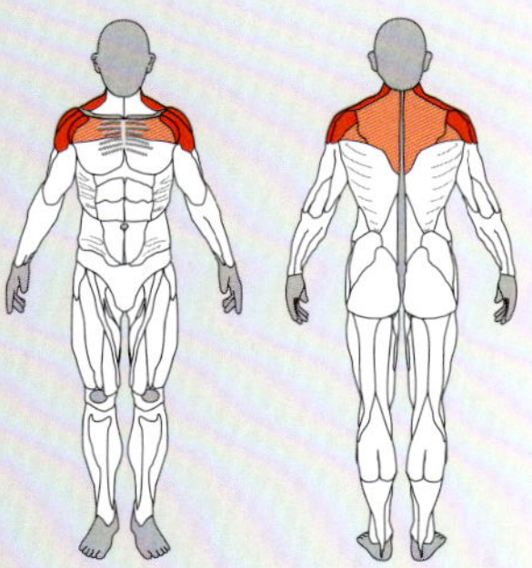

Primär:
Schultermuskulatur,
oberer Kapuzenmuskelanteil

Sekundär:
Oberer Brustmuskelanteil,
Kapuzenmuskel

Ausführung

Stellen Sie sich gerade mit über den Kopf gestreckten Armen auf den Boden. Bewegen Sie den rechten Arm gerade nach unten, während Sie gleichzeitig den linken nach links-außen strecken. Führen Sie den rechten Arm wieder nach oben über den Kopf und bewegen Sie den linken nach unten neben die Hüfte. Den rechten Arm nun erneut nach unten bewegen und den linken wieder nach links-außen, anschließend beide Arme wieder nach oben über den Kopf strecken. Das ist ein Durchgang.

Der rechte Arm bewegt sich also zyklisch nur geradlinig nach unten und oben, während der linke ohne Pause nach unten und links-außen geführt wird. Versuchen Sie diese Bewegung erst langsam, bis Sie das Muster verinnerlicht haben. Werden Sie nach Bedarf immer schneller und behalten Sie den Bewegungsrhythmus bei. Tipp: Lassen Sie Musik mit hörbaren Beats laufen und versuchen Sie, in diesem Rhythmus zu arbeiten. Erst auf jeden vierten, dann auf jeden zweiten und zum Schluss auf jeden Beat bewegen.

2–3 Sätze à 15–20 Wiederholungen oder 30–40 Sekunden.

Variationen und Steigerung der Schwierigkeit

Um die Schwierigkeit zu steigern, versuchen Sie, verschiedene Sprungvarianten mit den Armbewegungen zu kombinieren:

- Grätschsprung
- gekreuzter Grätschsprung
- Springen im Ausfallschritt vor – zurück
- Arme im halben Tempo der Beine
- Grätschsprung + Ausfallschritt im Wechsel
- Beine kreuzen und Arme im halben Tempo

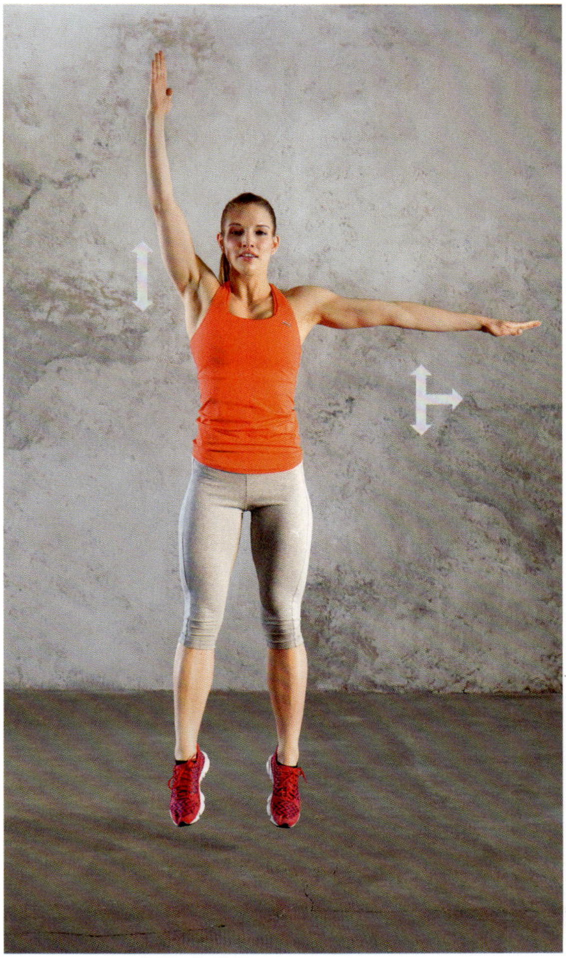

4 Gehen im Ballenstand

- keine Geräte nötig
- Gerätturnen, Ballett
- Gleichgewichtsfähigkeit
- optimal zum Aufwärmen der Waden

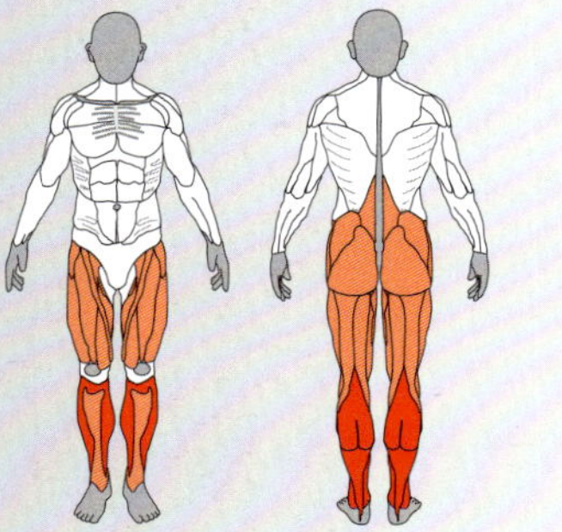

Primär:
Wadenmuskulatur

Sekundär:
Rückenstrecker,
Gesäßmuskulatur,
Beinbeuger,
Beinstrecker,
Schienbeinmuskulatur

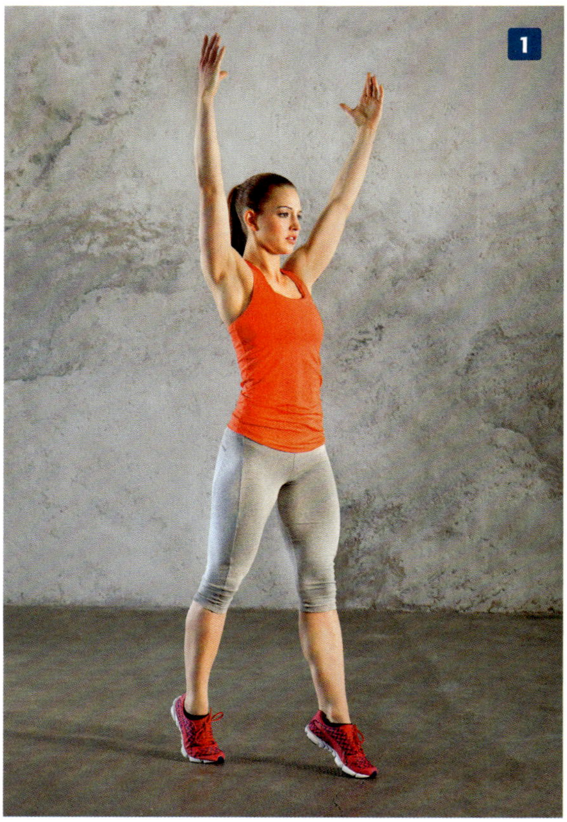

Ausführung

1 Nehmen Sie eine feste Grundspannung im ganzen Körper ein und drücken Sie die Fersen vom Boden ab, sodass Sie nur noch auf den Fußballen stehen. Führen Sie die Arme leicht gebeugt nach oben über den Kopf oder seitlich nach außen, um das Gleichgewichtsgefühl zu verbessern. Gehen Sie nun auf einer imaginären Linie vorwärts und rückwärts, ohne dabei auf den Fersen abzusetzen oder gar das Gleichgewicht zu verlieren. Achten Sie bei dieser Übung stets auf eine stabile und feste Ganzkörperspannung.

3–4 Bahnen (ca. 10–20 Meter) im Ballenstand gehen.

Variationen und Steigerung der Schwierigkeit

Versuchen Sie, dazu Richtungswechsel, halbe oder ganze Drehungen oder Temposteigerungen einzubauen:

- vorwärts, rückwärts, seitwärts
- in Zeitlupe gehen
- schnelles Gehen
- seitwärts gehen und Beine kreuzen
- Vorspreizen eines Beins auf 90 Grad bei jedem Schritt (Bild 2)
- jeweils 2 Sekunden auf dem Ballen stehen bleiben, während das andere Bein vorgespreizt so hoch wie möglich gehalten wird

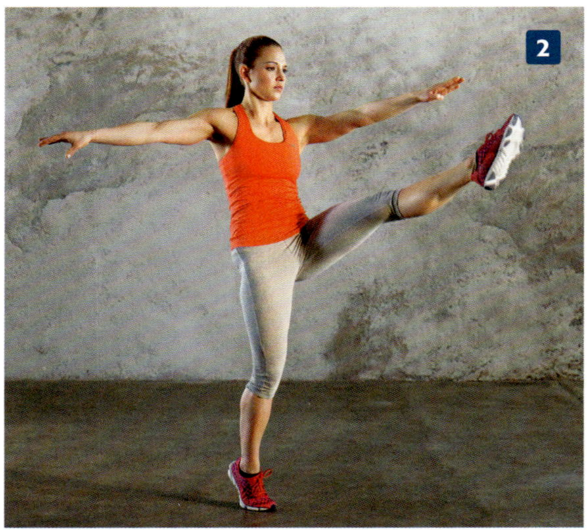

5 Drehsprünge mit sanften Landungen

- keine Geräte nötig
- Gerätturnen, Ballett
- Gleichgewichtsfähigkeit, Orientierungsfähigkeit, Sprungkraft
- optimal zur Verbesserung eines stabilen Standes

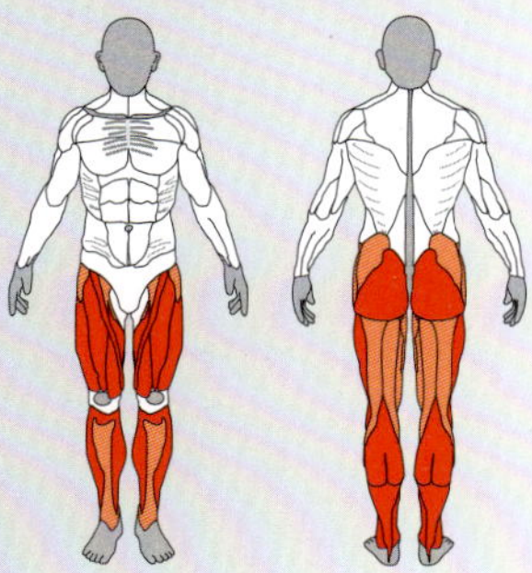

Primär:
Beinstrecker,
großer Gesäßmuskel,
Wadenmuskulatur

Sekundär:
Beinbeuger,
kleiner und mittlerer Gesäßmuskel,
Hüftbeuger,
Schienbeinmuskulatur

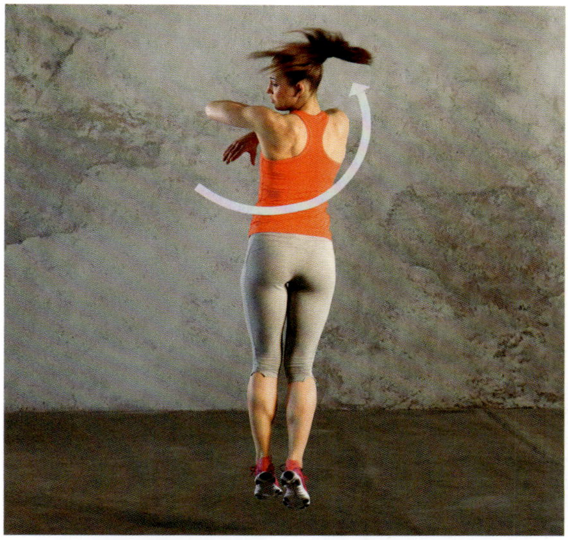

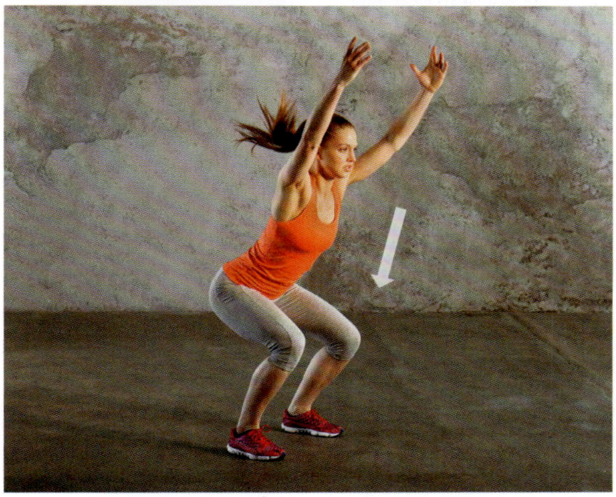

Ausführung

Stellen Sie sich mit schulterbreit geöffneten Beinen auf den Boden, die Knie leicht gebeugt. Die Arme befinden sich zum Schwungholen unten-hinten auf Höhe der Hüfte. Springen Sie aus dieser Stellung nach oben mit einer halben (oder ganzen) Drehung vom Boden ab und führen Sie die Arme synchron nach vorne-oben. Versuchen Sie, bei der Landung sanft über die Fußballen auf die ganze Sohle abzurollen und dabei die Knie sanft, ähnlich wie Stoßdämpfer, zu beugen, sodass der Aufprall so leise wie möglich abläuft. Ziel ist es, bei der Landung sofort sicher zu stehen und nicht mehr zu wackeln oder gar das Gleichgewicht zu verlieren.

2–3 Sätze à 5–10 Sprünge.

Tipp: Beginnen Sie am Anfang erst mit einer halben Drehung, bis Sie ein gutes Körpergefühl aufgebaut haben. Versuchen Sie, beim Drehsprung immer eine feste Ganzkörperspannung aufrechtzuerhalten, und führen Sie die Arme nahe zum Körper, um die Drehung in der Längsachse zu verbessern.

Variationen und Steigerung der Schwierigkeit

Um die Schwierigkeit zu steigern, versuchen Sie verschieden breite Beinstellungen, Drehsprünge mit etwas Anlauf oder das Springen und Landen auf einem Bein:

- mit geschlossenen Beinen landen
- mit über schulterbreit geöffneten Beinen landen
- beidbeinig abspringen und einbeinig landen
- einbeinig abspringen und einbeinig landen
- einbeinig links abspringen und auf dem rechten Bein landen
- Hocksprung mit halber oder ganzer Drehung
- auf den Fußballen landen

6 Bälle fangen mit Bewegungsdrills

- **Tennisball, Gymnastikball oder kleiner Medizinball**
- **Kampfsport**
- **Reaktionsfähigkeit**
- **optimal zur Verbesserung der Hand-Auge-Koordination**

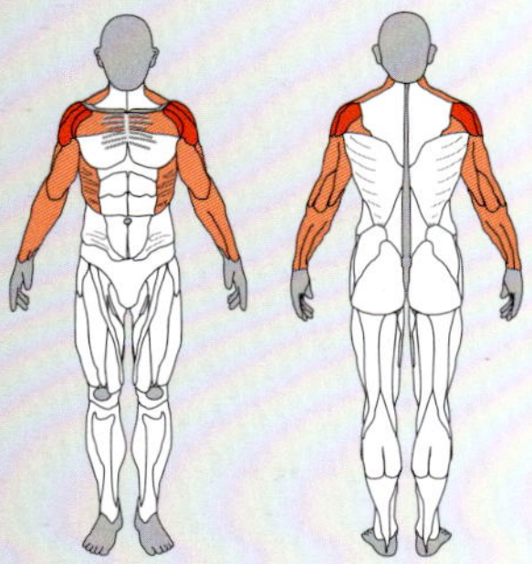

Primär:
Schultermuskulatur

Sekundär:
Oberer Brustmuskelanteil,
Ober- und Unterarme,
oberer Kapuzenmuskelanteil,
Sägemuskel

Ausführung

Nehmen Sie einen Tennisball in die Hand und stellen Sie sich im Abstand von ca. 2–3 Metern vor eine Wand. Werfen Sie den Ball zunächst ein paar Mal gegen die Wand und fangen Sie ihn wieder, um ein Bewegungsgefühl zu entwickeln. Versuchen Sie nun, unmittelbar nach dem Abwurf eine ganze Drehung zu machen und den Ball wieder zu fangen. Durch die schnelle Drehung verliert man kurzzeitig die Orientierung, sodass man auf das Zurückprallen des Balls schneller reagieren muss.
2–3 Sätze à 10–15 Wiederholungen oder
30–40 Sekunden.

Variationen und Steigerung der Schwierigkeit

Diese Übung kann mit vielen verschiedenen Varianten ergänzt und damit die Schwierigkeit nach dem Werfen des Balls gegen die Wand gesteigert werden:

- ganze Drehung im Sprung
- seitlich abwerfen und mit Sidesteps dem Ball so schnell wie möglich folgen
- Partner wirft von hinten mit schrägen Winkeln
- indirekt über den Boden zur Wand werfen
- in die Liegestützposition gehen und wieder aufstehen
- Burpee (Liegestütz-Hocksprung, s. Übung 158) nach dem Ballabwurf. Distanz zur Wand vergrößern!
- einbeinig werfen und fangen
- ein Auge verbinden (Orientierung im Raum)

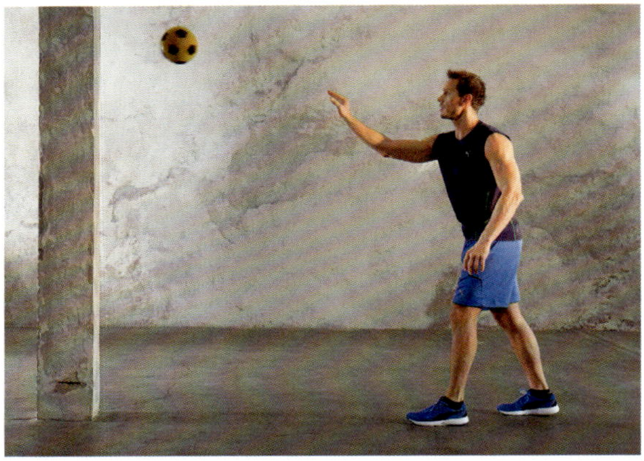

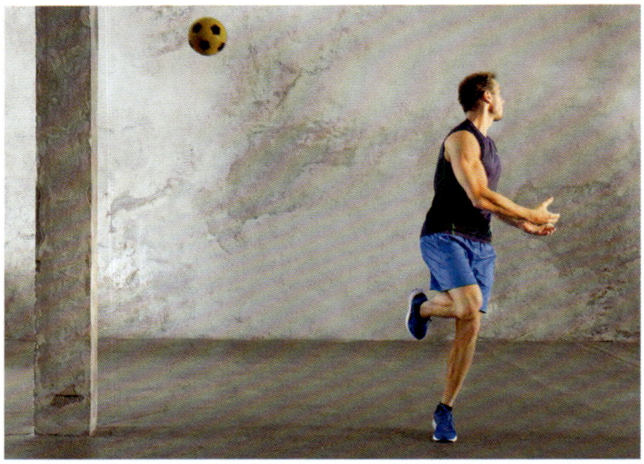

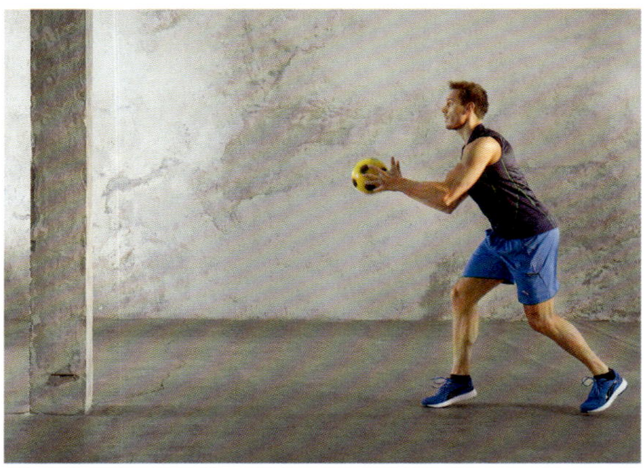

7 Balancieren

- Gerätturnen, Ballett
- Langbank, Holzbalken, Polster, Wackelpad oder Kissen
- Gleichgewichtsfähigkeit, Orientierungsfähigkeit, Mittelkörperspannung
- optimal zur Verbesserung eines stabilen Standes

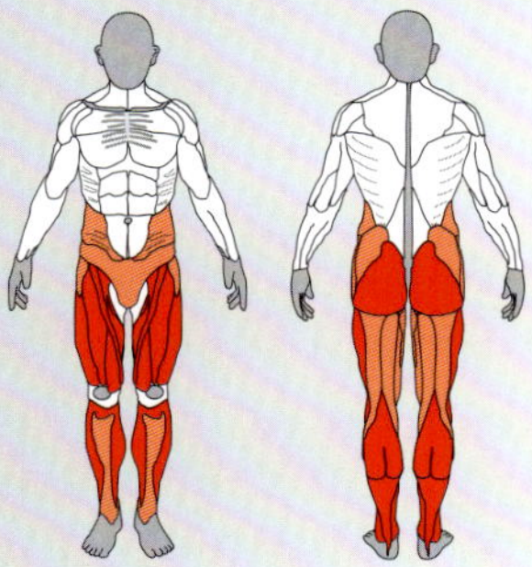

Primär:
Beinstrecker, Hüftbeuger, großer Gesäßmuskel, Wadenmuskulatur

Sekundär:
Beinbeuger, Schienbeinmuskulatur, kleiner und mittlerer Gesäßmuskel, seitliche und quer verlaufende Bauchmuskulatur

Ausführung

Es gibt viele verschiedene Variationen beim Balancieren. Beginnen Sie ganz einfach, indem Sie sich einbeinig auf den Boden stellen und das Gleichgewicht halten. Klappt diese Übung gut, schließen Sie die Augen und versuchen Sie trotzdem, ruhig stehen zu bleiben.

Balancieren Sie im nächsten Schritt auf einer leichten Erhöhung wie etwa einer umgedrehten Langbank. Zu Hause können Sie am Rand einer Treppenstufe oder auf einem ca. 15 cm breiten Holzklotz, einer Hantelstange, einem Kissen, Polster oder Teppich balancieren. Auch hier können Sie durch das Schließen der Augen die Schwierigkeit erhöhen.

Falls Sie etwas mehr Platz zur Verfügung haben, bewegen Sie sich beim Balancieren vorwärts und rückwärts, ähnlich wie ein Turner auf einem Schwebebalken. Je höher Sie dabei stehen, umso mehr wird Sie der mentale Faktor beim Finden des Gleichgewichts beeinflussen. So können Sie eine Stange zwischen zwei Kästen platzieren oder einfach nur auf einem Stuhl stehen.

2–3 Sätze à 30–40 Sekunden im Stand oder in der Fortbewegung balancieren, falls ein(e) längere(r) Stange oder Balken vorhanden.

Variationen und Steigerung der Schwierigkeit

Um die Schwierigkeit zu steigern, können Sie nach einfachen methodischen Prinzipien vorgehen:

- vom stabilen Untergrund zum labilen (Teppich, Matte, Wackelpad, Therapiekreisel)
- vom Tiefen zum Hohen (vom Boden allmählich zu einer kniehohen oder hüfthohen Stange oder Balken)
- vom Breiten zum Schmalen (von einer breiten Auflagefläche zu einer immer schmaleren, z. B. Stange)
- vom Bekannten zum Unbekannten (schließen Sie Ihre Augen und versuchen Sie, weiter zu balancieren)
- vom Statischen zum Dynamischen (bewegen Sie Ihren Körper beim Balancieren und führen Sie Knie- oder Beinhebebewegungen durch oder machen Sie eine Standwaage)
- Bälle von einem Partner zuwerfen lassen und fangen bzw. selbst gegen eine Wand werfen

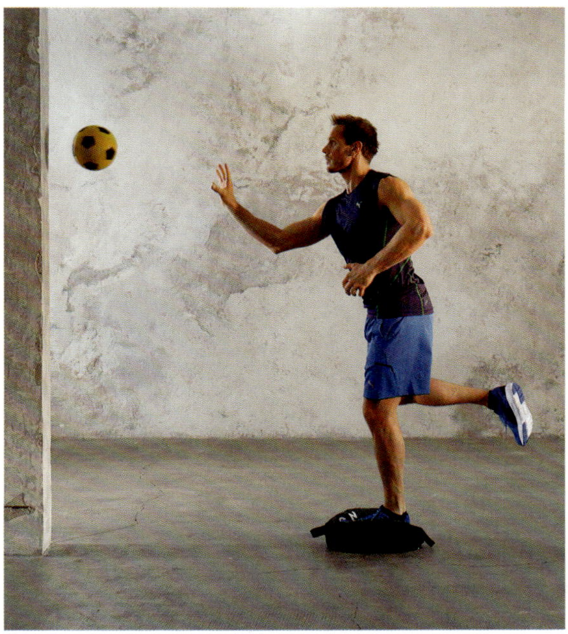

8 Laufkoordination mit Beinhebevariationen

- keine Geräte nötig
- Leichtathletik
- Kopplungsfähigkeit, Rhythmisierungsfähigkeit, Schnellkraft
- optimal zur Verbesserung der Beinkoordination

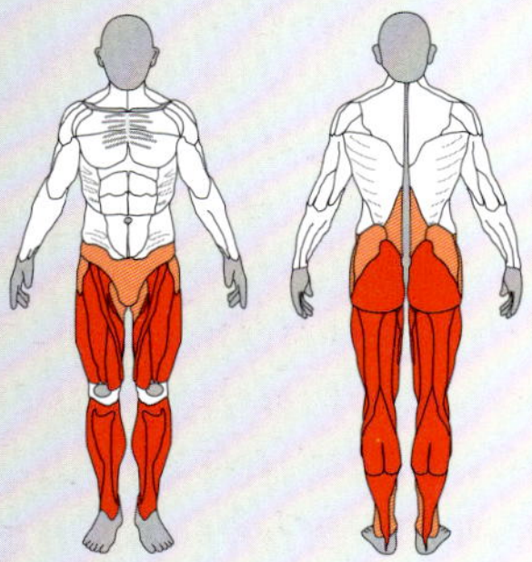

Primär:
Beinstrecker, -beuger, Wadenmuskulatur, großer Gesäßmuskel, Schienbeinmuskulatur, Hüftbeuger

Sekundär:
Quer verlaufende Bauchmuskulatur, Rückenstrecker, kleiner und mittlerer Gesäßmuskel, Beinanzieher

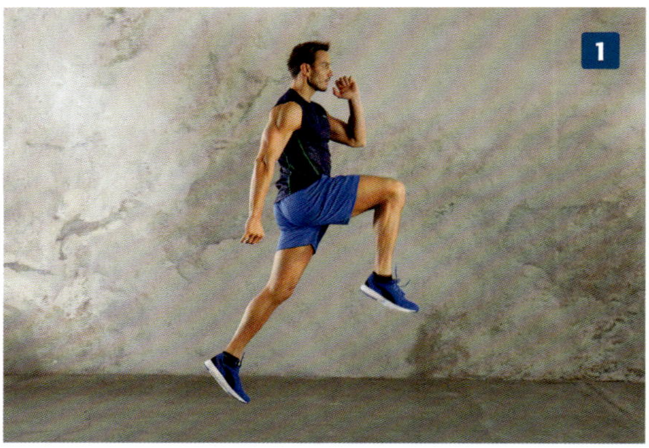

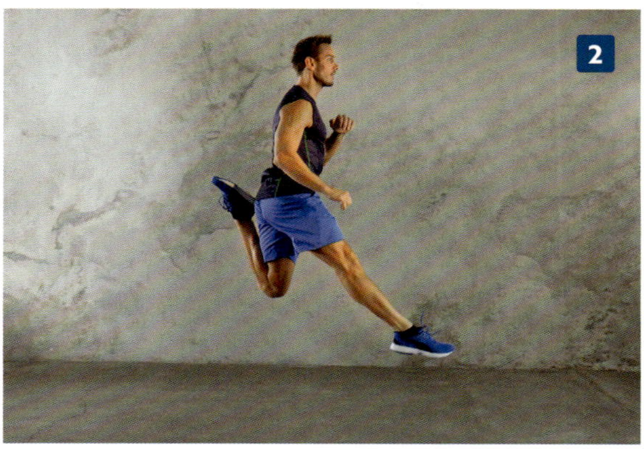

Ausführung

1 Laufen Sie in einem gemütlichen Tempo in aufrechter Haltung und schwingen Sie die Arme ganz natürlich seitlich neben dem Körper. Heben Sie bei jedem dritten Schritt ein Bein explosiv nach vorne-oben auf etwa 90 Grad. Versuchen Sie, einen zyklischen Rhythmus in Ihrer Bewegung zu schaffen, und werden Sie immer schneller und explosiver. Knieheben links – Schritt, Schritt – Knieheben rechts – Schritt, Schritt usw. 4–6 Bahnen (20–30 Meter) mit verschiedenen Variationen laufen.

2 Alternativ können Sie anstatt Knieheben auch Anfersen in die Laufübung einbauen oder beide kombinieren.

Variationen und Steigerung der Schwierigkeit

Durch Abwechslung der Beinhebebewegungen können Sie diese Übung koordinativ anspruchsvoller gestalten:

- Knieheben und Anfersen nacheinander, z. B. linkes Knie heben beim dritten Schritt, rechtes Knie heben beim sechsten, links anfersen beim neunten und rechts anfersen beim zwölften Schritt. Sie können die Reihenfolge auch umkehren oder azyklisch arbeiten.
- Beinheben nach jedem zweiten Schritt
- einseitig z. B. nur das rechte Bein heben und das linke Bein normal daneben weiterlaufen lassen.
- mehrmals das gleiche Bein heben und dann nach 3–5 Schritten auf das andere Bein wechseln
- zusätzlich Arme vorwärts, rückwärts oder gegengleich kreisen

9 Knie- und Armheben im Springen

- keine Geräte nötig
- Kampfsport
- Kopplungsfähigkeit, Rhythmisierungsfähigkeit, Kraftausdauer Waden
- optimal zur Verbesserung der Beinkoordination

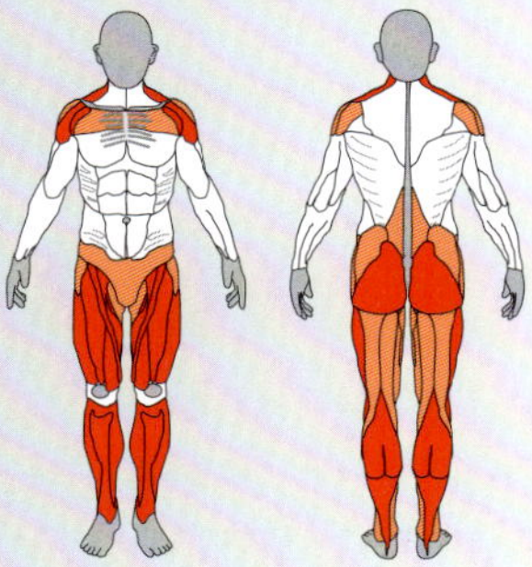

Primär:
Beinstrecker, Waden-, Schienbein-, Schultermuskulatur, großer Gesäßmuskel, Hüftbeuger, oberer Kapuzenmuskelanteil

Sekundär:
Quer verlaufende Bauchmuskulatur, Rückenstrecker, kleiner und mittlerer Gesäßmuskel, Beinanzieher, -beuger, obere Brustmuskulatur

Ausführung

Springen Sie mit kurzen, wippenden Sprüngen auf der Stelle und halten Sie den linken Arm gestreckt über dem Kopf. Verlagern Sie Ihr Körpergewicht nun leicht auf das rechte Bein, sodass das linke etwas entlastet wird. Heben Sie im Rhythmus der Sprünge das linke Bein angewinkelt explosiv zuerst in Richtung Brust, tippen Sie kurz auf den Boden und heben Sie es dann in Richtung Schulter. Der linke Arm wird synchron zum Knieheben einmal nach seitlich-unten und beim zweiten Knieheben nach vorne-unten gesenkt. Das Ziel bei dieser Übung ist die Durchführung einer rhythmischen Bewegung ohne Unterbrechen oder Zwischensprünge. Das Absprungbein bleibt dabei stets in Spannung und knickt nicht ein. 2–3 Sätze pro Seite zu je 15–20 Wiederholungen oder 30–40 Sekunden.

Tipp: Falls die Kombination des Kniehebens zur Brust und dann zur Schulter anfangs zu komplex sein sollte, konzentrieren Sie sich auf nur eine dieser Bewegungen, zum Beispiel nur auf das Knieheben zur Brust und die Armbewegung nach seitlich-unten.

Variationen und Steigerung der Schwierigkeit

Sie können diese Übung durch den Einsatz des zweiten Armes sowie durch zahlreiche Armhebe- oder Kreisbewegungen variieren:

- passiver Arm bewegt sich parallel zum aktiven mit
- passiver Arm bewegt sich azyklisch zum aktiven mit (ist der eine Arm oben, wird der andere nach unten geführt)
- Armkreisen des passiven Arms vorwärts, rückwärts oder im Wechsel
- passiver Arm wird nach vorne zur Brust und nach seitlich-außen geführt, während der aktive normal weiterbewegt wird.
- mit dem passiven Arm werden Japs (kurze Boxschläge) so schnell wie möglich nach vorne gestoßen. Das Tempo sollte dabei schneller als die Bewegung und der Rhythmus des aktiven Arms sein.

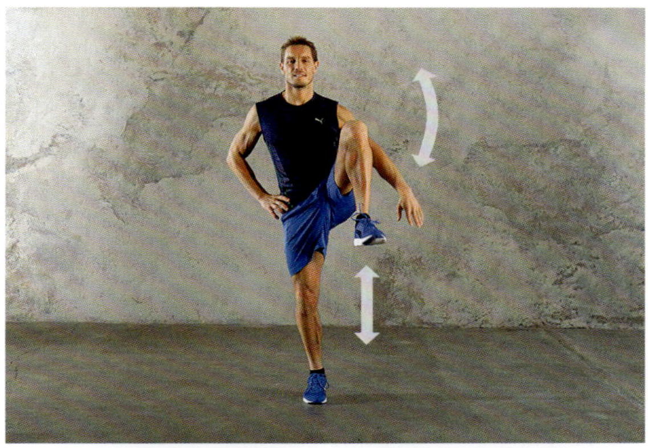

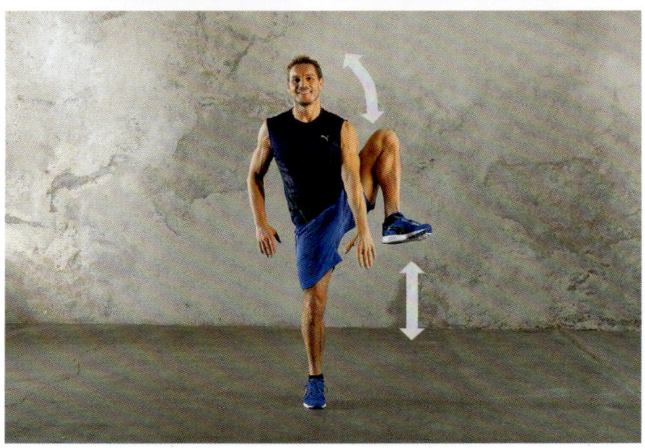

10 Boxen mit Grätschsprüngen in der Fortbewegung

- keine Geräte nötig
- Kampfsport
- Kopplungsfähigkeit, Rhythmisierungsfähigkeit
- optimal zur Verbesserung der Arm-Bein-Koordination

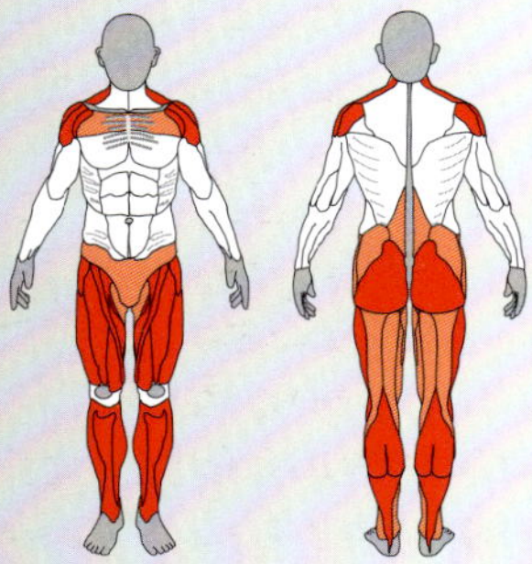

Primär:
Beinstrecker, Wadenmuskulatur, großer Gesäßmuskel, Schienbeinmuskulatur, Hüftbeuger, Schultermuskulatur, oberer Kapuzenmuskelanteil

Sekundär:
Quer verlaufende Bauchmuskulatur, Rückenstrecker, kleiner und mittlerer Gesäßmuskel, obere Brustmuskulatur, Beinanzieher, -beuger

Ausführung

Machen Sie schnelle Grätschsprünge mit kurzen Kontakten am Boden und bewegen Sie sich dabei vorwärts. Halten Sie die Arme in einer kurzen Deckung mit den Fäusten seitlich am Kinn wie ein Boxer. Führen Sie bei jedem Grätschsprung beim Öffnen und/oder Schließen der Beine einen Boxstoß gerade nach vorne durch. Sie können sich aber zunächst auf einen Arm konzentrieren und zum Beispiel eine Bahn nur mit rechts boxen und die zweite nur mit links. Im Anschluss verbinden Sie beide Arme und boxen wechselseitig oder sogar in einem festgelegten rhythmischen Muster, zum Beispiel links, links – rechts – links – rechts, rechts – links – rechts.

3–4 Bahnen (20–30 Meter) in der Fortbewegung, etwa 20–25 Wiederholungen pro Bahn.

Variationen und Steigerung der Schwierigkeit

Durch viele Arm- und Beinvariationen ergeben sich für diese Übung viele verschiedene Kombinationsmöglichkeiten:

- eine Hand boxt so schnell wie möglich, die andere bleibt im Rhythmus der Grätschbewegung
- mit gekreuzten Grätschsprüngen boxen
- einarmiges Boxen, während der andere Arm seitlich nach oben und unten geführt wird
- einarmiges Boxen, während der andere Arm vorwärts oder rückwärts kreist
- Grätschsprünge und Ausfallschrittsprünge im festen Rhythmus nacheinander
- Kombinationen von Variationen: z. B. Grätsch- und Ausfallschritte und dabei jeweils mit dem Arm boxen, dessen Bein nach vorne skipt. Der andere Arm kreist dabei rückwärts; Anschließend zyklischer Wechsel auf die andere Seite.

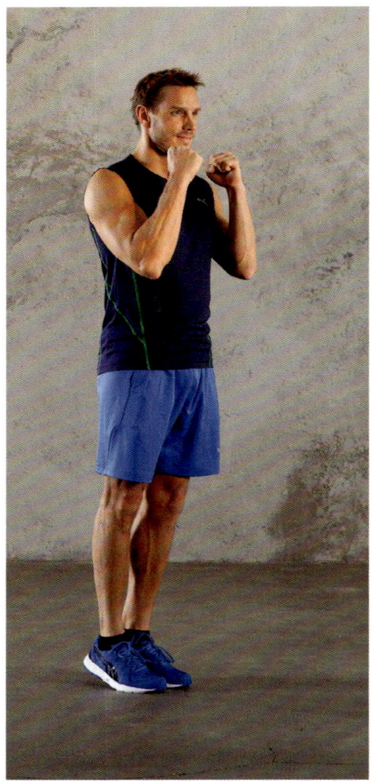

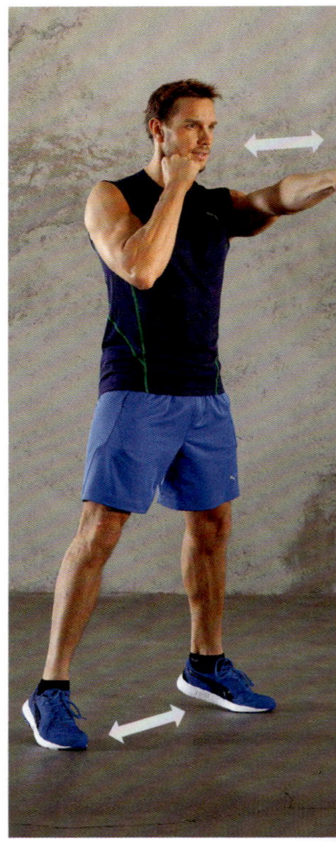

11 Ballprellen in der Fortbewegung

- Tennis- oder Gymnastikball
- Kampfsport
- Reaktionsfähigkeit, Rhythmisierungsfähigkeit, Differenzierungsfähigkeit, Kopplungsfähigkeit
- optimal zur Verbesserung der Arm-Bein-Auge-Koordination

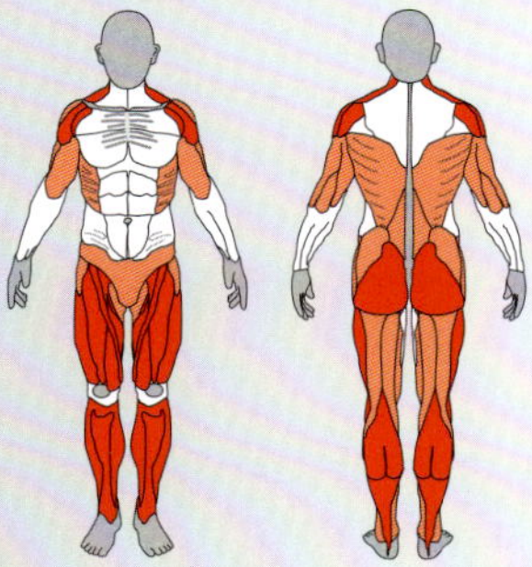

Primär:
Beinstrecker, Wadenmuskulatur, großer Gesäßmuskel, Schienbeinmuskulatur, Hüftbeuger, vorderer und mittlerer Schulteranteil

Sekundär:
Quer verlaufende Bauchmuskulatur, Rückenstrecker, kleiner und mittlerer Gesäßmuskel, großer Armanzieher, hinterer Schulteranteil, Beinanzieher, -beuger

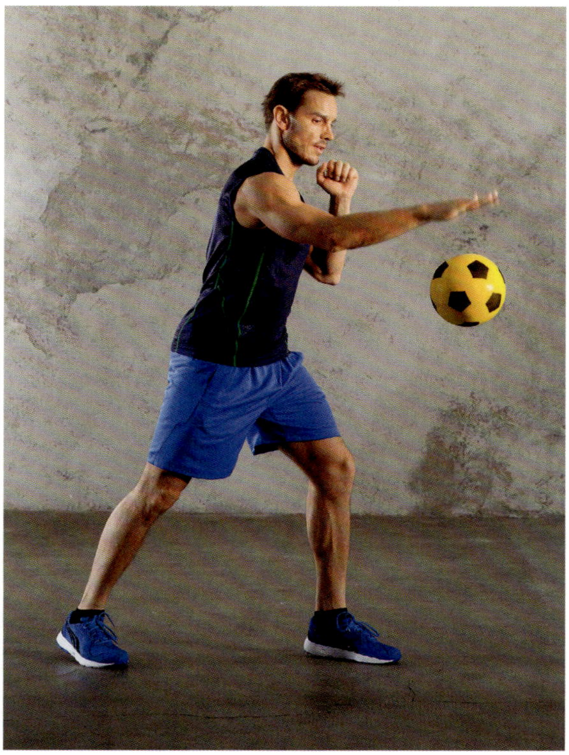

Ausführung

Nehmen Sie eine Schrittstellung ein. Die Beine sollten etwa schulterbreit auseinander und eine mittlere Schrittlänge geöffnet sein. Führen Sie Ihre Arme angewinkelt nach oben wie in eine Boxerdeckung. Beginnen Sie mit dem Füßen leicht auf und ab zu wippen. Synchron zu dieser Bewegung prellen Sie nun den Tennisball mit den flachen Händen zyklisch gegen den Boden. Wechseln Sie dabei zwischen der rechten und linken Hand immer wieder hin und her. Der Ball darf nicht gefangen werden, sondern soll mit einer stabilen Handfläche geschlagen werden. Sobald Sie das erste Bewegungsgefühl aufgebaut haben, bewegen Sie sich allmählich vorwärts, rückwärts, seitwärts und kreisförmig, ähnlich einem Boxer im Ring. Währenddessen prellen Sie ohne Pause den Ball. Achten Sie darauf, dass die Hände nicht absinken, sondern immer wieder nach oben auf mindestens Schulterhöhe zurückgezogen werden.

2–3 Runden à 1 Minute.

Variationen und Steigerung der Schwierigkeit

Durch Tempo- und Bewegungswechsel oder zusätzliche Reize können Sie die Übung erschweren:

- Rhythmus im Ballschlagen, z. B. immer links, links – rechts
- ein Auge verbinden (Orientierungsreiz)
- im Takt einer schnellen Musik arbeiten
- Fuß- und oder Handgewichte verwenden

12 Koordinationsleiter

- Linie auf dem Boden (ggf. mit Klebeband oder Kreide)
- Leichtathletik
- Rhythmisierungsfähigkeit, Kopplungsfähigkeit, Schnelligkeit
- optimal zur Verbesserung der Arm-Bein-Auge-Koordination

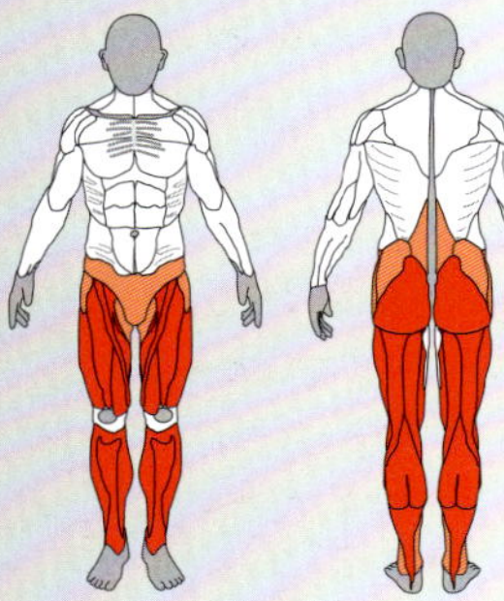

Primär:
Beinstrecker, -beuger, Wadenmuskulatur, großer Gesäßmuskel, Schienbeinmuskulatur, Hüftbeuger

Sekundär:
Quer verlaufende Bauchmuskulatur, Rückenstrecker, kleiner und mittlerer Gesäßmuskel, Beinanzieher

Ausführung

Bei dieser Übung bewegen Sie sich immer gerade vorwärts auf einer Linie. Orientieren Sie sich zum Beispiel an einer Spielfeldlinie in der Turnhalle, an einer Fliesenfuge im Hausgang oder markieren Sie mit Klebeband oder Kreide eine Linie auf dem Boden, wo immer Sie auch gerade trainieren wollen. Stellen Sie sich vor, Sie sind eine Nähmaschine, die ein Muster in den Boden stickt. Bewegen Sie sich auf der Linie vorwärts, indem Ihr linkes Bein zyklisch mit dem Fußballen im gleichmäßigen Rhythmus auf der Linie skippt (kleine Schritte, Kniehub bis 45 Grad). Synchron dazu tippt Ihr rechter Fuß einmal nahe neben dem linken Fuß und mit dem nächsten Step weit entfernt auf dem Boden auf. Hier geht es um eine schnelle Bewegungsfrequenz. Versuchen Sie, diese Bewegung auf beiden Seiten möglichst ohne Unterbrechung so schnell wie möglich durchzuführen. Sobald Sie ein Gefühl für die Bewegung entwickelt haben, wechseln Sie bei jedem Step vom linken auf das rechte Bein: links, rechts-nahe links, rechts-weit links, rechts, links-nahe rechts, links-weit. 4–6 Bahnen mit verschiedenen Variationen.

Variationen und Steigerung der Schwierigkeit

Sie können bei dieser Übung die verschiedensten Muster mit den Füßen kreieren und synchron auch noch die Arme zum Einsatz bringen:

- mit den Armen vorwärts, rückwärts oder gegengleich kreisen
- nach außen tippen und anschließend nach innen die Line überkreuzen
- Sprünge mit halben oder ganzen Drehungen einbauen

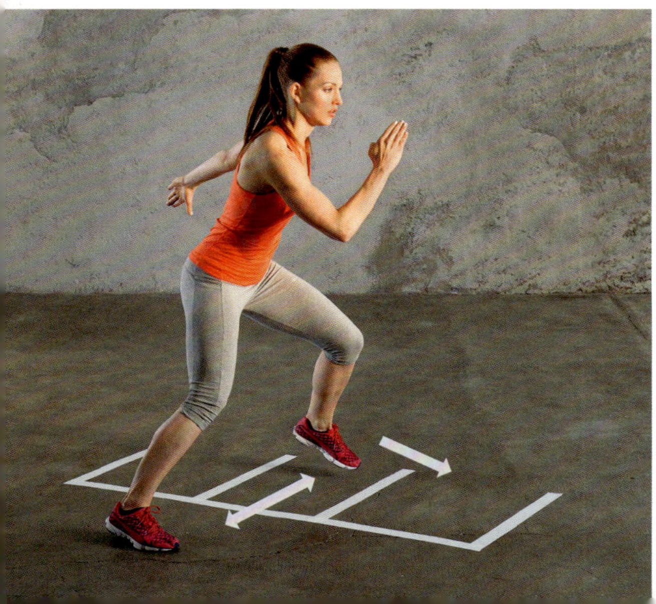

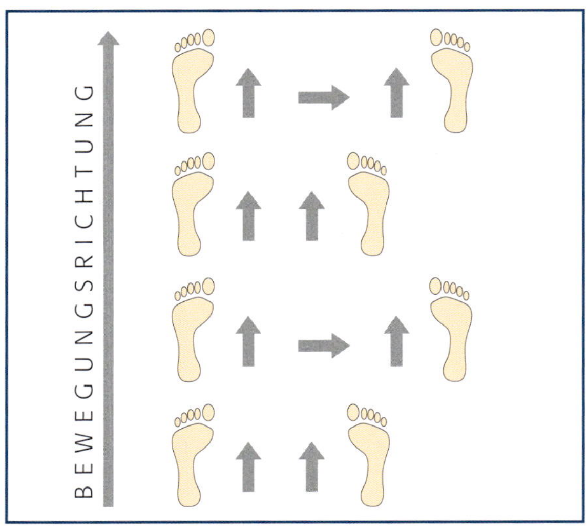

13 Einarmiges Ballwerfen und Boxen

- Tennisball und Sandsack (ggf. auch Kissen, Polster)
- Kampfsport
- Kopplungsfähigkeit, Differenzierungsfähigkeit, Reaktionsfähigkeit
- optimal zur Verbesserung der Hand-Auge-Koordination

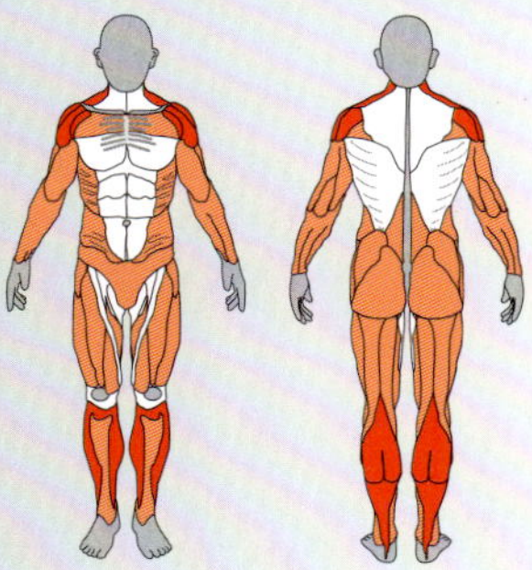

Primär:
Schultermuskulatur, Wadenmuskulatur, oberer Kapuzenmuskelanteil

Sekundär:
Beinstrecker, -beuger, Gesäßmuskulatur, seitliche Rumpfmuskulatur, Ober- und Unterarme, Rückenstrecker

Ausführung

Nehmen Sie einen Tennisball in die rechte Hand und stellen Sie sich eine Armlänge entfernt vor einen Boxsack oder ein vergleichbares Ziel. Sie können auch ein Polster oder Kissen an die Wand stellen oder auf eine zusammengerollte Gymnastikmatte boxen. Werfen Sie nun den Tennisball immer wieder senkrecht ca. 20–30 cm in die Höhe und fangen Sie ihn wieder auf. Achten Sie auf eine zyklische und regelmäßige Bewegung ohne Unterbrechung. Sobald Sie das Werfen und Fangen kontrolliert beherrschen, nehmen Sie mit dem linken Arm eine kurze Deckung ein, ähnlich der eines Boxers. Die linke Hand ist zur Faust geballt und befindet sich etwa auf Kinnhöhe. Während Sie nun mit der rechten Hand werfen und fangen, versuchen Sie mit der linken azyklisch gegen den Sandsack zu boxen. Sie müssen dabei nicht fest schlagen. Konzentrieren Sie sich aber darauf, dass Sie weiterhin den Ball ohne Unterbrechungen in Bewegung halten. Falls Ihnen diese Übung anfangs zu schwerfällt, konzentrieren Sie sich nur auf den Ball und bewegen Sie den zweiten Arm ganz langsam in den Boxstoß.

2–3 Sätze à 15–20 Wiederholungen oder 30–40 Sekunden.

Variationen und Steigerung der Schwierigkeit

Sie können diese Übung mit zahlreichen Varianten schwieriger gestalten oder für Abwechslung sorgen:

- auf einem Bein stehen
- anstatt boxen mit dem Arm vorwärts oder rückwärts kreisen
- Höhenvariation beim Boxen (hoch, Mitte, tief)
- Schattenboxen (in die Luft stoßen)
- mit dem Boxarm einen Punchingball imitieren (Faust machen und den Unterarm vorwärts kreisen lassen)
- einen zweiten Ball mit der Boxhand fangen (ein Partner wirft Ihnen unaufgefordert einen Ball zu)

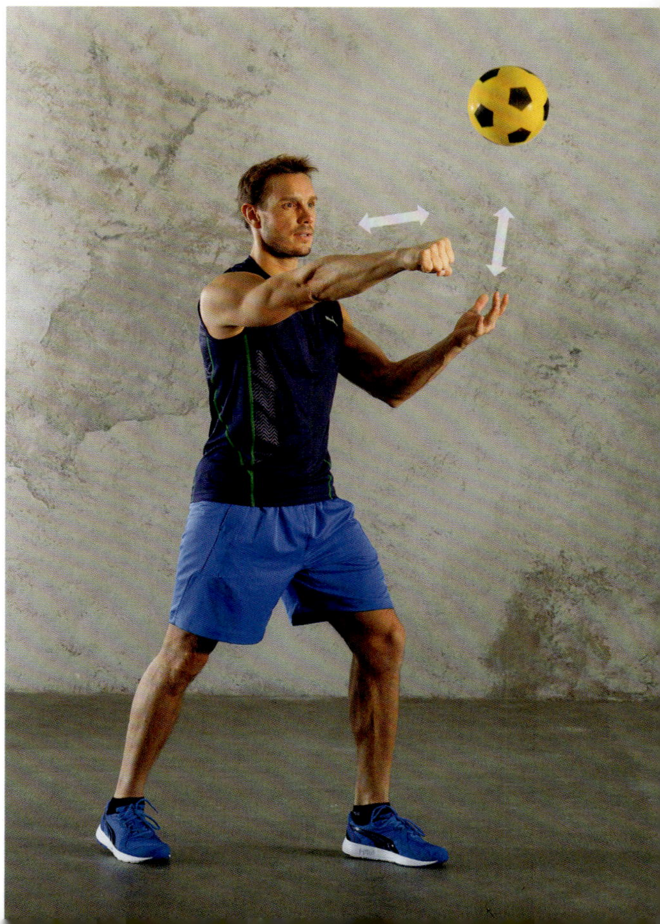

14 Auf unterschiedlichen Untergründen springen

- Matten, Teppich, Gymnastikmatte, Kissen, Polster usw.
- Leichtathletik
- Differenzierungsfähigkeit, Reaktionsfähigkeit, Sprungkraft
- optimal zur Verbesserung der Beinkoordination

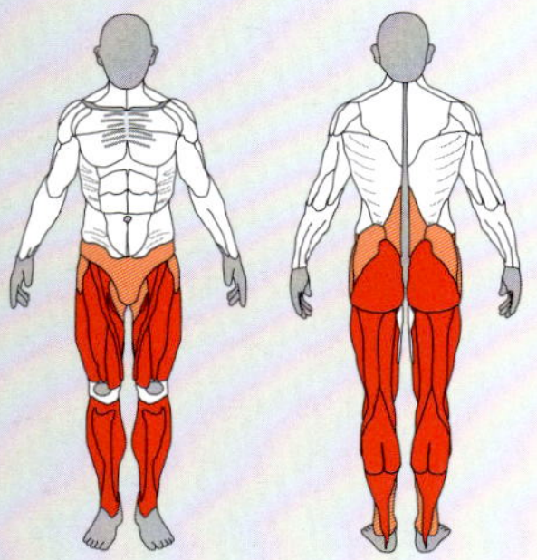

Primär:
Beinstrecker, -beuger, Wadenmuskulatur, großer Gesäßmuskel, Schienbeinmuskulatur, Hüftbeuger

Sekundär:
Quer verlaufende Bauchmuskulatur, Rückenstrecker, kleiner und mittlerer Gesäßmuskel, Beinanzieher

Ausführung

Um die Differenzierung des Krafteinsatzes in den Beinen zu verbessern, eignen sich Sprungvariationen auf verschiedenen Untergründen. Kreieren Sie Ihren eigenen Sprungparcours und seien Sie kreativ.
Alles, was Sie dafür benötigen, sind unterschiedlich weiche bzw. harte Materialien, auf denen Sie abspringen und landen können: Kissen, Polster, Gymnastikmatte, flacher Medizinball, Turnmatte, Schaumstoffpad, weicher Teppichboden u. v. m. Platzieren Sie mehrere dieser Gegenstände nacheinander auf dem Boden.

Springen Sie nun zunächst vorsichtig mit beiden Beinen von Station zu Station und achten Sie immer auf eine saubere, kontrollierte und leise Landung. Konzentrieren Sie sich bei jedem Sprung vor allem auf die Landung, damit Sie mit den Füßen nicht umknicken.

2–3 Sätze à 10–15 Sprünge.

Tipp: Führen Sie diese Übung nicht mit hohen Schuhen durch, sondern mit flachen Sohlen oder barfuß.

Variationen und Steigerung der Schwierigkeit

Sie können diese Übung durch den Beineinsatz, die verwendeten Materialien, die Bodenkontaktzeit oder die Bewegungsgeschwindigkeit variieren:

- mit beiden Beinen abspringen und landen
- mit einem Bein abspringen und mit beiden landen
- mit beiden Beinen abspringen und mit einem landen
- nach jeder Landung kurz pausieren für ca. 1–2 Sekunden
- keine Pause nach den Landungen (Bodenkontakt sehr kurz)
- einbeinig mit dem gleichen Bein oder einbeinig im Wechsel von links auf recht springen

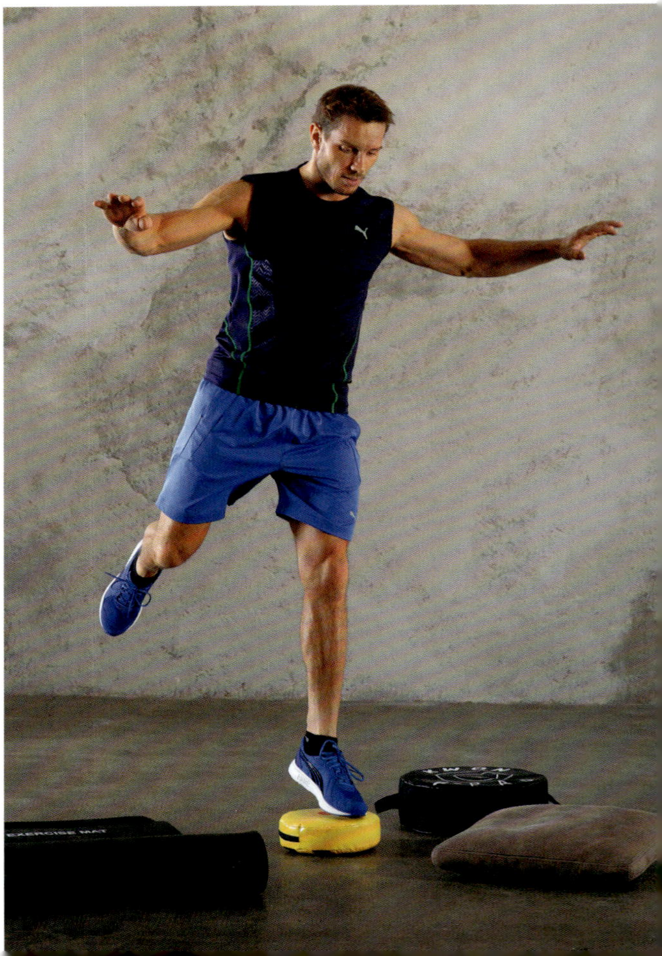

15 Blindes Finden

- keine Geräte nötig
- Kampfsport
- Orientierungsfähigkeit, Differenzierungsfähigkeit
- optimal zur Vertrauensbildung in den eigenen Körper

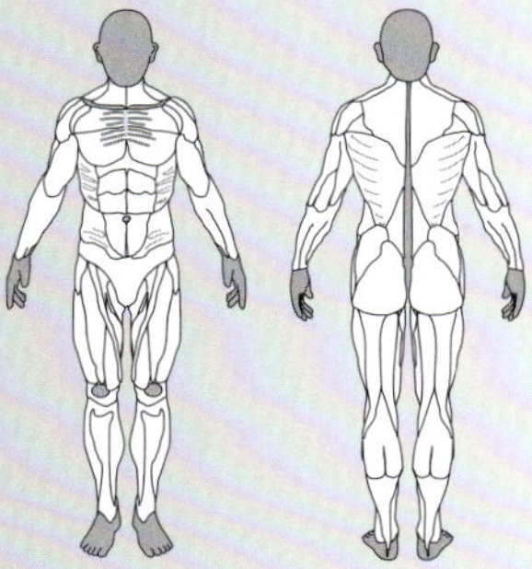

Keine besonderen Muskelaktivitäten

Ausführung

Suchen Sie sich ein Ziel, das ca. 10–15 Meter von Ihnen entfernt ist. Dies kann ein Partner, ein bestimmter Punkt an der Wand, ein Baum oder irgendein Gegenstand sein, den Sie ohne Umwege erreichen können. Fixieren Sie dieses Objekt fest mit den Augen und prägen Sie sich dessen Standort gut ein. Schließen Sie nun die Augen und machen Sie zwei ganze Drehungen um die Längsachse. Konzentrieren Sie sich auf Ihre Körperlage und Ihre Stellung im Raum. Halten Sie die Augen geschlossen und versuchen Sie nun, dieses Objekt durch kleine Schritte zu erreichen. Wenn Sie eine gute Wahrnehmung haben, werden Sie auf kürzestem Weg zum Ziel kommen. Doch wundern Sie sich anfangs nicht, wenn Sie sich nach dem Öffnen der Augen ganz woanders befinden, als Sie eigentlich gedacht haben …

2–3 Runden und dabei den Abstand vom Ziel immer um 1–2 Meter vergrößern.

Tipp: Achten Sie darauf, dass der Weg nicht durch Stolperfallen blockiert ist.

Variationen und Steigerung der Schwierigkeit

Durch Variationen in der Drehung oder die Erweiterung bzw. Verringerung des Zielobjekts kann die Schwierigkeit verändert werden:

- 1 Drehung (leichter)
- 3–5 Drehungen (schwerer)
- Distanz erweitern
- Distanz verringern
- Partner gibt akustische Signale zum besseren Finden
- unebene Fläche (z. B. Wiese – fördert zusätzlich Gleichgewicht und Reaktionsfähigkeit)

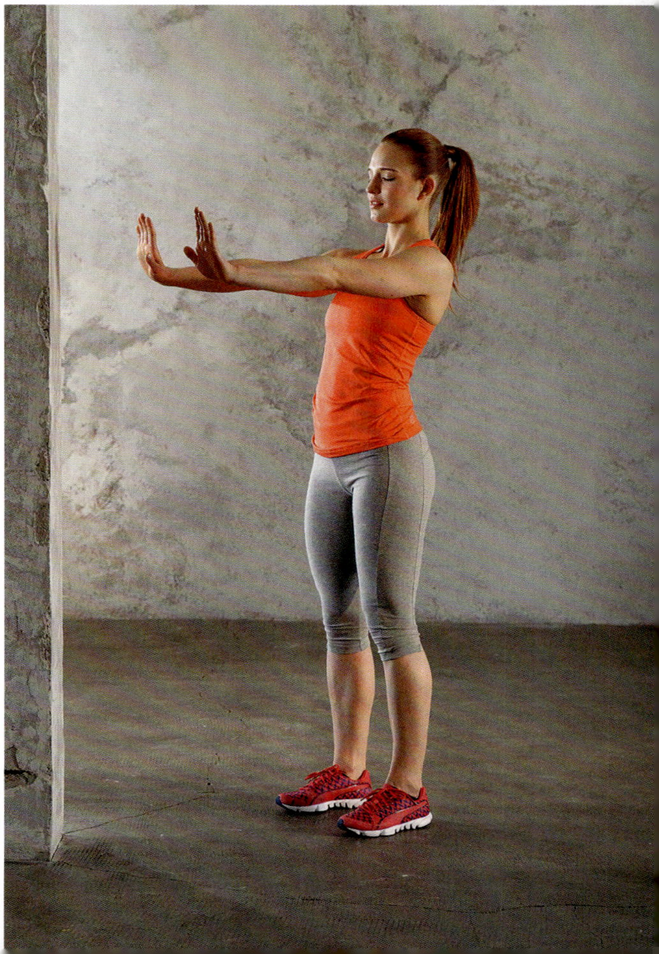

II. Beweglichkeit

Im zweiten Übungskapitel steht die Beweglichkeit im Fokus. Wie bereits bei den Trainingswissenschaftlichen Grundlagen beschrieben (siehe Seite 35 f.), ist die Beweglichkeit des Menschen nicht ausschließlich mit der Dehnfähigkeit gleichzusetzen. Neben der Mobilität in den Gelenken und der Dehnbarkeit der Muskeln und Sehnen wird die Beweglichkeit auch maßgeblich von der Muskelkraft der Antagonisten (Gegenspieler-Muskulatur), der Entspannungsfähigkeit der Agonisten (gedehnter Muskeln) und der Reflexaktivität unserer Rezeptoren (Muskel- und Sehnenreflexe) bestimmt. Aus diesem Grund werden in diesem Kapitel Übungskombinationen vorgestellt, mit denen genau diese Gesamtheit der Faktoren trainiert werden kann. Darüber hinaus finden Sie im Kapitel *III. Kraft* (ab Seite 101) ebenfalls einige Hinweise zum Beweglichkeitstraining bei den Übungen, bei denen es sich anbietet, Kraft und Dehnung zu kombinieren.

Dehnmethoden und Anwendung

Um die Beweglichkeit in der Gesamtheit zu verbessern, eignen sich vor allem propriozeptive Dehnmethoden (PNF), mit denen das muskuläre Zusammenspiel zwischen zu dehnender Muskulatur (Agonist) und nicht zu dehnender Muskulatur (Antagonist) ökonomisiert wird. Darüber hinaus kommt es daneben auch zur Kräftigung der Muskulatur und gleichzeitig zu einer besseren Körperwahrnehmung. Grundsätzlich unterscheiden wir zwischen der AC- und CR-Methode sowie der Kombination daraus, der CRAC-Technik. Bei einigen Übungen kann diese Kombination sehr gut angewandt werden, bei anderen hingegen empfiehlt sich entweder nur die AC- oder CR-Technik. Ergänzt werden diese Dehnmethoden jeweils mit passiv-statischen oder sanft passiv-dynamischen Dehnungsübungen. Sofern Ihnen der Einsatz der CR- oder AC-Technik innerhalb einer Gesamtübung zu anstrengend oder unangenehm ist, können Sie auch nur auf die passiven Methoden zurückgreifen und nach 5–10 Sekunden leicht dynamisch nachdehnen.

Nahezu jede Übung in diesem Kapitel verfolgt die Entwicklung einer ganzheitlichen Beweglichkeit. Die Übungsausführung besteht aus diesem Grund jeweils aus verschiedenen Einzelmodulen, die hier kurz erläutert werden:

1. Aufwärmen: Wärmen Sie sich vor dem Dehnen immer gut auf.

2. Easy Stretch: Nehmen Sie langsam für 10–20 Sekunden eine passiv-statische Dehnposition ein und dehnen Sie bis in einen leichten Schmerzbereich.

3. CR- und/oder AC-Technik: Nun spannen Sie für 5–8 Sekunden den zu dehnenden Muskel isometrisch an (**C**ontract), indem Sie zum Beispiel die gedehnte Extremität (Arm oder Bein) nach unten gegen den Boden, die Wand oder die Auflagefläche drücken und das Gelenk dabei etwas anwinkeln (Auslösen des Sehnenreflexes = autogene Hemmung). Anschließend folgt ein Lockerlassen für ca. 2–3 Sekunden (**R**elax). Fahren Sie jetzt, falls es die Übung zulässt, mit dem AC-Modul fort, indem Sie den Gegenspieler des zu dehnenden Muskels für 5–8 Sekunden fest anspannen (**A**ntagonist **C**ontract) und den Gelenkswinkel aus eigener Muskelkraft so weit wie möglich öffnen (Hemmung des Muskelreflexes = reziproke Hemmung). Gleichzeitig können Sie passiv ergänzend nachdehnen, während der Gegenspieler angespannt bleibt.

4. Development oder/und Pumping Stretch: Nach dem(n) PNF-Reiz(en) dehnen Sie für ca. 20–30 Sekunden tiefer in die Dehnung hinein. Hören Sie auf Ihren Körper und dehnen Sie langsam immer weiter nach. Sie können dies auch durch leichte dynamisch-nachpumpende Bewegungen machen.

5. Wiederholen: Die Gesamtübung sollte 2–3-mal wiederholt werden, um den besten Effekt zu erzielen. Einmal nachdehnen ist meist zu wenig.

16 Arm-Rumpf-Winkel (nach der CRAC-Methode)

- keine Geräte nötig
- Gerätturnen
- aktive und passive Beweglichkeit im Arm-Rumpf-Bereich

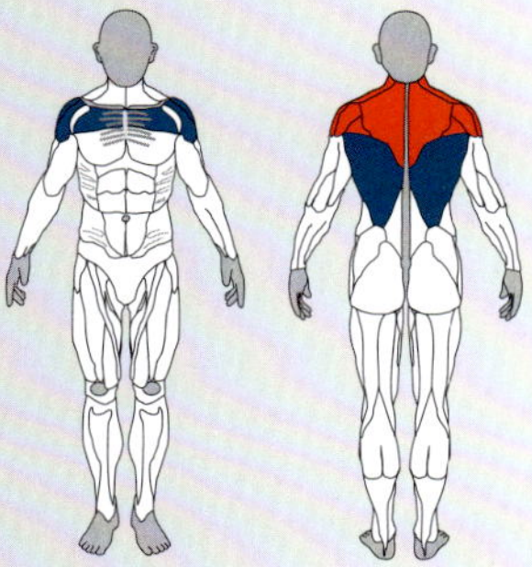

Kräftigung (Antagonist):
Kapuzenmuskel, Rautenmuskel, Schultermuskulatur

Dehnung (Agonist):
Oberer Brustmuskelanteil, vorderer und mittlerer Schulteranteil, Armanzieher (Latissimus)

Ausführung

Stellen oder knien Sie sich mit etwa über schulterbreit geöffneten Armen und einer Entfernung von ca. einer Armlänge vor einen Tisch oder eine Bank. Legen Sie die Hände auf die Auflagefläche und strecken Sie die Arme durch. Öffnen Sie nun den Arm-Rumpf-Winkel, indem Sie Ihren Oberkörper nach unten durchdrücken, bis Sie eine leichte Dehnung spüren. Beginnen Sie mit der neuromuskulären Entwicklung CRAC (Bild 2 und 3) in dieser Position, ehe Sie weiter nachdehnen.

CR (**C**ontract Agonist): **1** Drücken Sie mit den gestreckten Armen ca. 5–8 Sekunden fest nach unten gegen den Tisch, sodass sich der zu dehnende Muskel anspannt. **R**elax: Entspannen Sie sich für 2–3 Sekunden.

AC (**A**ntagonist **C**ontract): **2** Heben Sie Ihre Arme für ca. 5–8 Sekunden ein paar Zentimeter vom Tisch ab. Der Gegenspieler spannt sich dadurch an.

3 Dehnen Sie im Anschluss passiv-statisch oder langsam passiv-dynamisch in pumpenden Bewegungen für 20–30 Sekunden tiefer hinein. Wechseln Sie dann die Seite.

- Wiederholen Sie den gesamten Durchgang 2–3-mal.
- Um Zeit zu sparen, können Sie auch entweder nur das CR- oder nur das AC-Modul durchführen.
- Durch den Einsatz eines Therabandes® oder leichter Hanteln können Sie beim AC-Modul den Muskel intensiver anspannen.

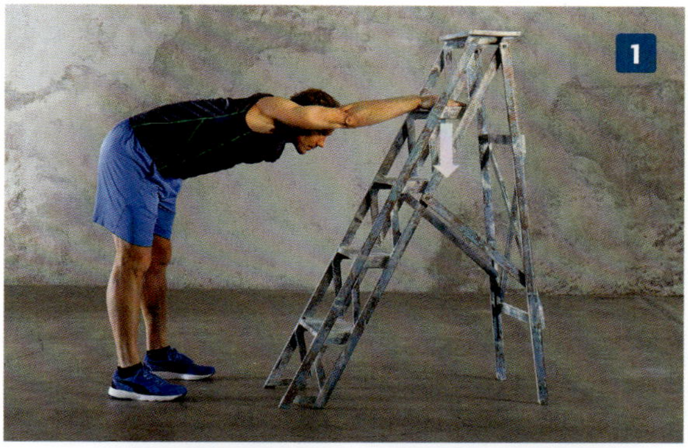

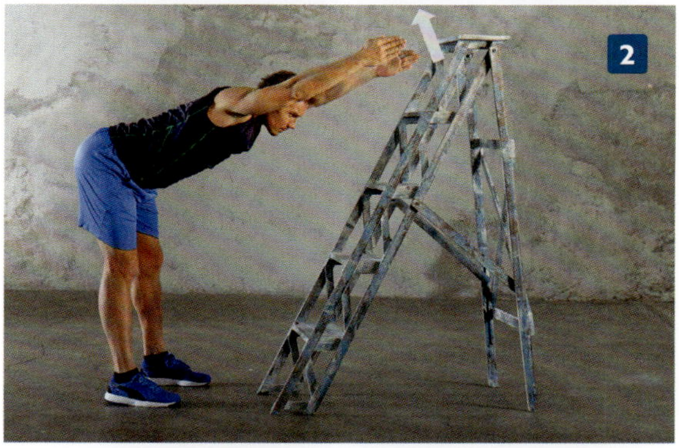

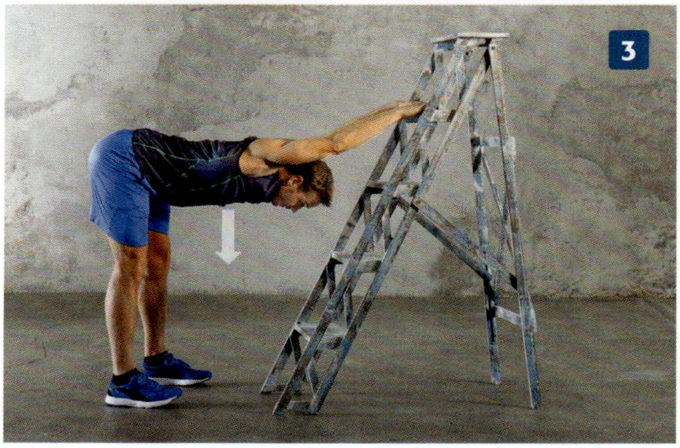

17 Brust (nach der CRAC-Methode)

- keine Geräte nötig
- Gerätturnen, Ballett
- aktive und passive Beweglichkeit in der Arm-Brust-Öffnung

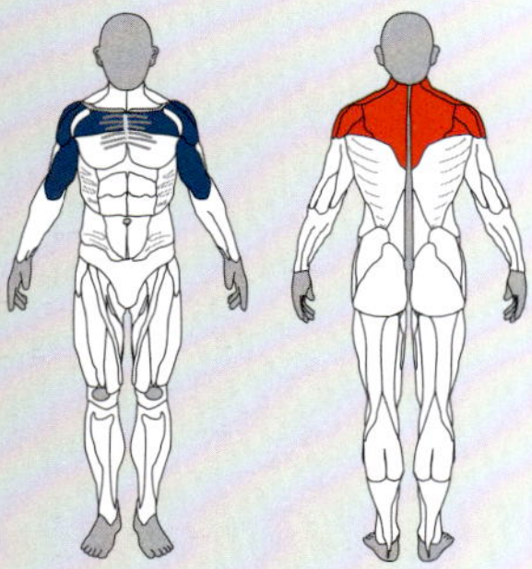

Kräftigung (Antagonist):
Kapuzenmuskel,
Rautenmuskel,
Schultermuskulatur

Dehnung (Agonist):
Oberer Brustmuskelanteil,
vorderer und mittlerer Schulteranteil,
Armbeuger (Bizeps)

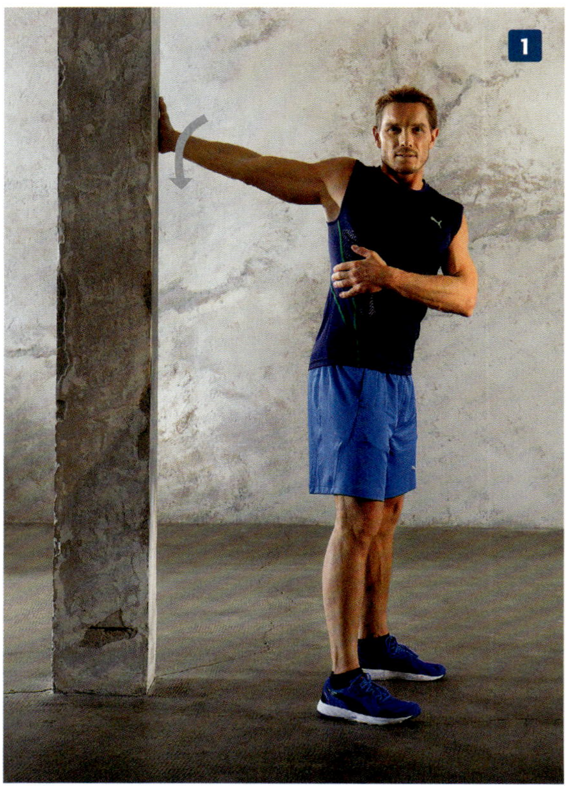

Ausführung

Strecken Sie Ihren rechten Arm im 90-Grad-Winkel zum Oberkörper nach außen und legen Sie die Handfläche an einer Wand auf. Um die Spannung zu erhöhen, stellen Sie sich dabei in Schrittstellung, rechtes Bein vorne, ca. 20–30 cm seitlich zur Wand. Drehen Sie Ihren Oberkörper langsam nach links ein, bis Sie eine leichte Dehnung im Brust- und Schulterbereich spüren. Führen Sie nun das CRAC-Dehnen durch, ehe Sie weiter nachdehnen.

CR (**C**ontract Agonist): **1** Drücken Sie mit dem rechten Arm ca. 5–8 Sekunden fest gegen die Wand, sodass sich der zu dehnende Muskel anspannt. **R**elax: Entspannen Sie sich für 2–3 Sekunden.

AC (**A**ntagonist **C**ontract): **2** Heben Sie Ihren rechten Arm für ca. 5–8 Sekunden so weit wie möglich nach hinten-außen von der Wand ab. Der Gegenspieler spannt sich dadurch an.

Dehnen Sie im Anschluss passiv-statisch oder langsam mit pumpender passiv-dynamischer Bewegung für 20–30 Sekunden tiefer hinein und wechseln Sie dann auf die andere Seite.

- Wiederholen Sie den gesamten Durchgang 2–3-mal.
- Um Zeit zu sparen, können Sie auch nur das CR- oder nur das AC-Modul durchführen.
- Falls Sie einen zu großen Zug auf dem Ellenbogen spüren, können Sie diesen bis zu 90 Grad anwinkeln und den Unterarm aufstützen.

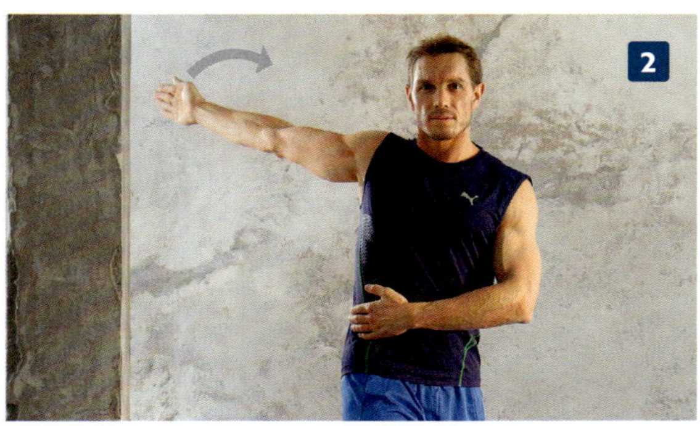

18 Flanken-Dehnung (nach der CR-Methode)

- Griff zum Festhalten (Sprossenwand, Sling, Stange etc.)
- Gerätturnen, Leichtathletik
- passive Beweglichkeit im Brustkorb und in den Flanken

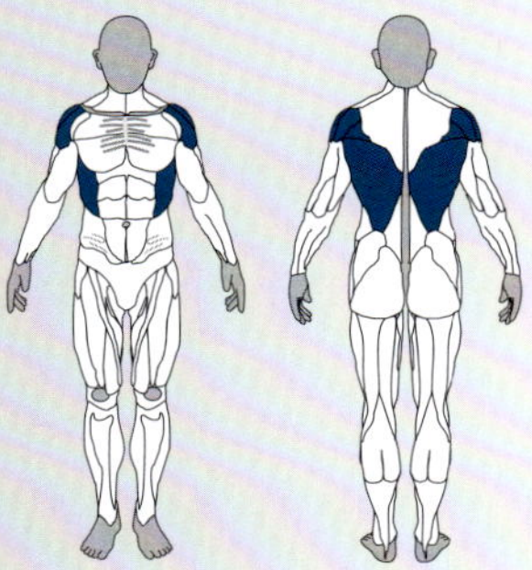

Dehnung (Agonist):
Armanzieher (Latissimus), Sägemuskel, hinterer und mittlerer Schulteranteil, Rautenmuskel

Ausführung

1 Stellen Sie sich seitlings mit der rechten Schulter an einen stabilen Gegenstand, an dem Sie sich etwas über Kopfhöhe festhalten können. Dies kann die Schlaufe eines Slingtrainers, eine Sprossenwand, eine Stange, ein Treppengeländer o. Ä. sein. Überkreuzen Sie Ihr linkes Bein vor dem rechten und stellen Sie die Füße auf den Boden. Greifen Sie mit dem linken Arm gestreckt über den Kopf zum Griff, an dem Sie sich festhalten. Verlagern Sie nun das Becken und den gesamten Oberkörper in einer weiten Bogenform nach außen, bis Sie eine zunehmende Dehnung in Ihrer gesamten linken Flanke wahrnehmen. Bleiben Sie für ca. 10–20 Sekunden in dieser Position, ehe Sie mit dem CR-Modul beginnen.

CR (**C**ontract Agonist): **2** Spannen Sie Ihre Flanke, vor allem den Armanzieher (Latissimus), fest an und drücken mit dem gestreckten linken Arm für ca. 5–8 Sekunden gegen den Griff der rechten Hand, als ob Sie sich zur Wand zurückdrücken wollten. Dabei spannt sich der zu dehnende Muskel an. **R**elax: Entspannen Sie sich für 2–3 Sekunden und dehnen Sie anschließend für ca. 20–30 Sekunden tiefer in die Position hinein. Wechseln Sie im Anschluss daran auf die andere Seite.

- Wiederholen Sie den gesamten Durchgang 2–3-mal.
- Sie können sich bei dieser Übung auch etwas nach vorne oder hinten eindrehen, um die Dehnung mehr in Richtung Rücken oder Brustkorb zu verlagern.

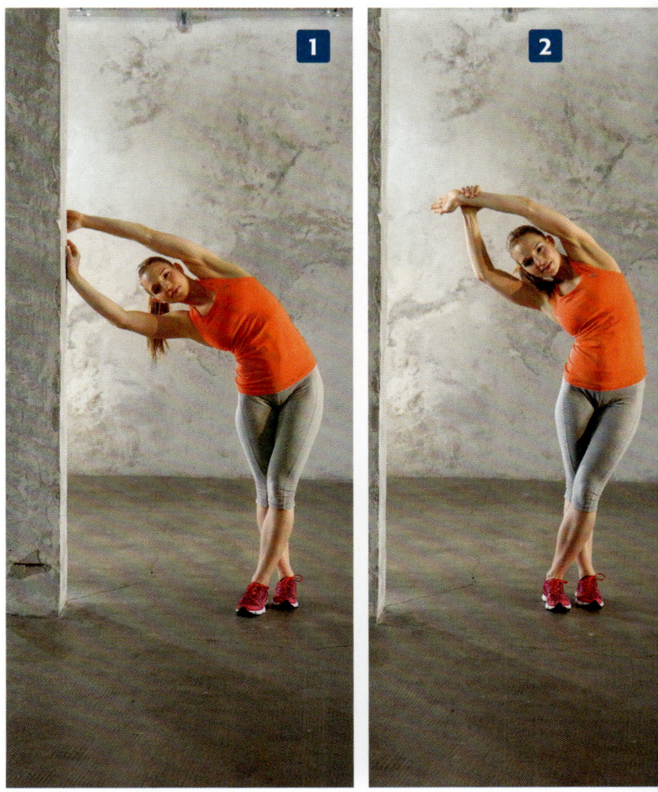

19 Oberer Rücken (nach der CR-Methode)

- Griff zum Festhalten (Sprossenwand, Sling, Stange etc.)
- Gerätturnen, Leichtathletik
- passive Beweglichkeit im oberen Rücken und in der Wirbelsäule

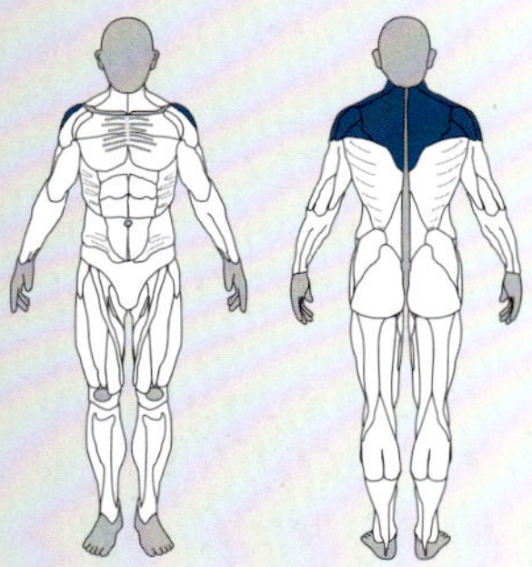

Dehnung (Agonist):
Hinterer Schulteranteil, Rautenmuskel, Kapuzenmuskel

Ausführung

Stellen Sie sich vorlings an einen stabilen Gegenstand, an dem Sie sich auf Kopfhöhe festhalten können. Dies kann die Schlaufe eines Slingtrainers, eine Sprossenwand, eine Stange, ein Treppengeländer o. Ä. sein. Schließen Sie die Beine, neigen Sie den Kopf mit dem Kinn in Richtung Bauchnabel und rollen Sie sich langsam von der Halswirbelsäule über die Brust bis zur Lendenwirbelsäule ein. Gleichzeitig lassen Sie Ihren Körper nach hinten gleiten.

Stemmen Sie die Beine dabei fest in den Boden, halten Sie die Arme in der Endposition gestreckt und schieben sich weiter nach hinten, bis Sie einen deutlich wahrnehmbaren Dehnreiz im oberen Rücken spüren. Halten Sie diese Position ca. 10–20 Sekunden, ehe Sie mit dem CR-Modul beginnen und die Dehnung intensivieren.

CR (**C**ontract Agonist): Drücken Sie beide Arme fest nach außen und spannen Sie so die Zielmuskeln (gesamter oberer Rücken) für etwa 5–8 Sekunden fest an, indem Sie die Arme gestreckt nach außen drücken. Stellen Sie sich vor, Sie würden die Arme öffnen wollen. Halten Sie Ihren Oberkörper konstant in der gekrümmten Position. Es geht in diesem Modul nur um die zusätzliche Muskelanspannung im Zielmuskel. **R**elax: Entspannen Sie sich für 2–3 Sekunden und dehnen Sie anschließend für ca. 20–30 Sekunden tiefer in die Position hinein, indem Sie sich weiter zurück verlagern.

- Wiederholen Sie den gesamten Durchgang 2–3-mal.
- Sie können bei dieser Übung auch etwas nach links und rechts schwanken, um die Dehnung etwas mehr zur Seite zu verlagern.

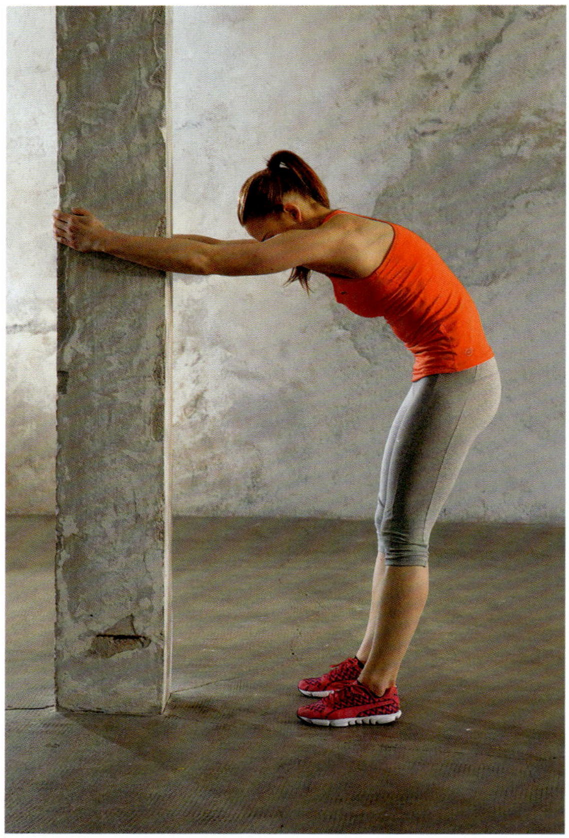

20 Einbeinige Rumpfbeuge im Stehen (nach der CRAC-Methode)

- keine Geräte nötig
- Gerätturnen, Ballett
- aktive und passive Spreizfähigkeit

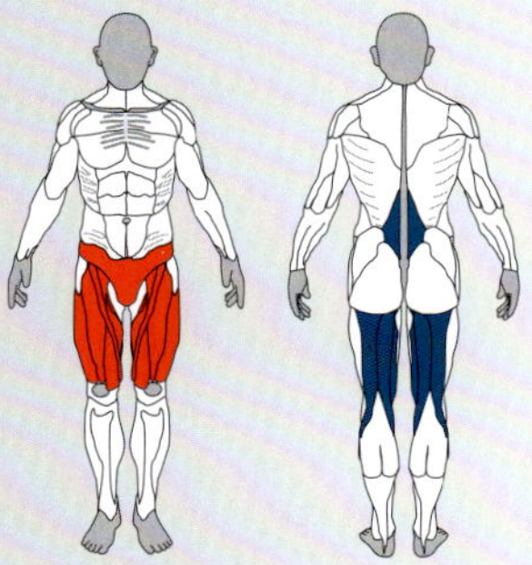

Kräftigung (Antagonist):
Beinstrecker,
Hüftbeuger,
quer verlaufende Bauchmuskulatur

Dehnung (Agonist):
Beinbeuger,
Rückenstrecker

Ausführung

Legen Sie Ihr linkes Bein gestreckt vorlings auf einen Stuhl, Tisch, Kasten, eine Bank, Sprossenwand o.Ä. Die Höhe des Beins sollte sich an Ihrer Beweglichkeit orientieren. Besonders flexible Sportler können das Bein weit über 90 Grad positionieren, bei eher Ungelenkigen reicht hier schon eine Stellung ab 45 Grad aus. Achten Sie besonders auf eine gerade Beckenstellung – diese sollte rechtwinklig zum gedehnten Bein gehalten und das Becken nicht nach außen aufgedreht werden. Auch das Standbein ist gerade nach vorne ausgerichtet und weicht nicht nach außen aus.

1 Beugen Sie nun Ihren Oberkörper gerade nach vorne. Achten Sie darauf, dass der Drehpunkt aus dem Becken und nicht durch eine krumme Wirbelsäule erfolgt. Neigen Sie den Körper so weit vor, bis Sie eine deutliche Dehnung im Beinbeuger (hinterer Oberschenkel und Kniekehle) spüren. Halten Sie diese Position etwa 10–20 Sekunden und beginnen Sie dann mit der Anwendung der CRAC-Technik.

CR (**C**ontract Agonist): **2** Drücken Sie ca. 5–8 Sekunden fest gegen die Auflagefläche nach unten und beugen Sie dabei Ihr Kniegelenk etwas. **R**elax: Entspannen Sie für 2–3 Sekunden.

AC (**A**ntagonist **C**ontract): **3** Heben Sie nun das Bein aus der eigenen Kraft des Gegenspielers (Beinstrecker + Hüftbeuger) gestreckt für 5–8 Sekunden so weit wie möglich von der Auflagefläche nach oben ab. Halten Sie den Rücken gerade und weichen Sie nicht nach hinten aus.

Dehnen Sie anschließend für 20–30 Sekunden tiefer in die Dehnung hinein. Wechseln Sie dann das Bein.

- Wiederholen Sie die Gesamtübung 2–3-mal pro Bein.

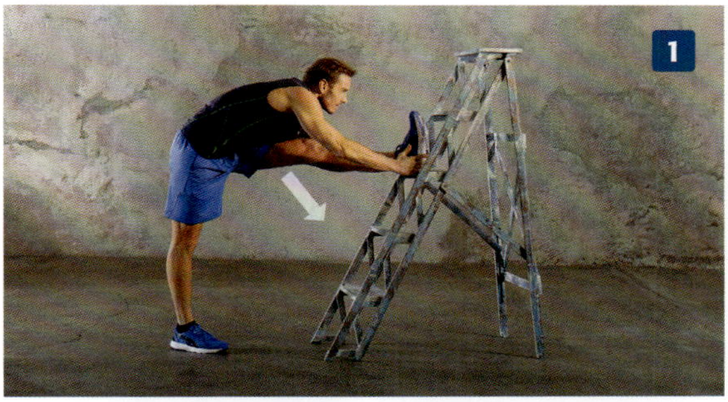

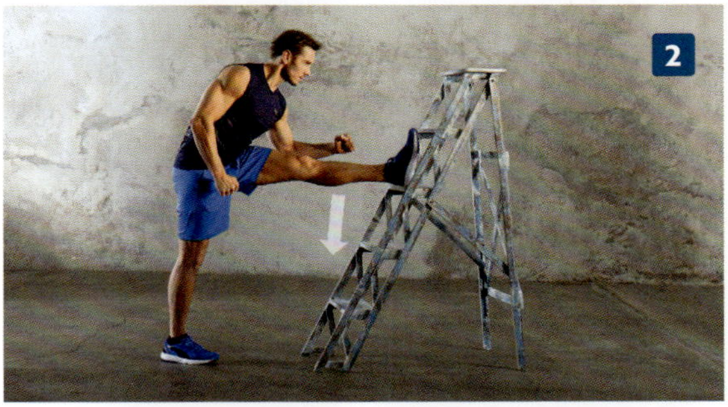

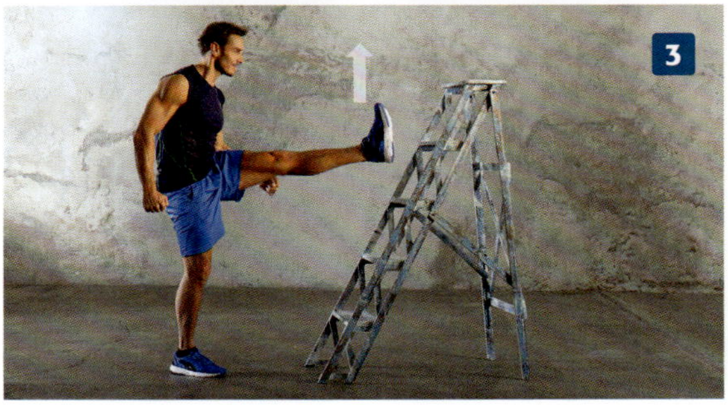

21 Ausfallschritt am Boden (CR-Methode)

- keine Geräte nötig
- Gerätturnen, Ballett, Kampfsport, Leichtathletik
- aktive und passive Spreizfähigkeit

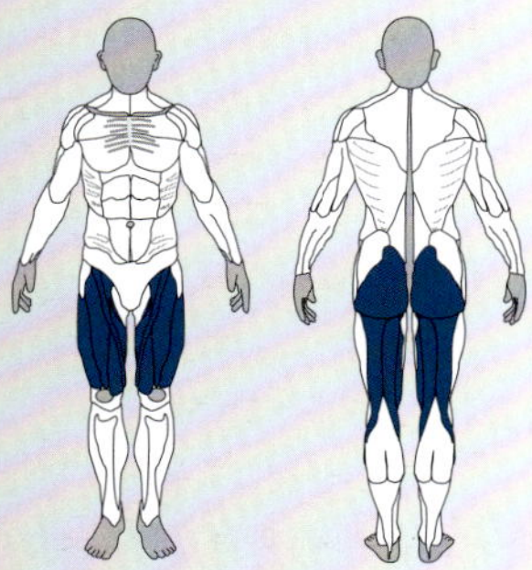

Dehnung (Agonist):
Hüftbeuger,
Beinstrecker,
großer Gesäßmuskel,
Beinbeuger

Ausführung

Knien Sie sich in den Vierfüßlerstand am Boden und öffnen Sie die Hüfte, indem Sie das rechte Bein nach hinten ausstrecken. Das Knie und der Unterschenkel bleiben dabei auf dem Boden liegen. Drücken Sie nun Ihr Becken nach unten, sodass Sie eine Dehnung zwischen den Beinen spüren.

Achten Sie darauf, dass das vordere Bein im Kniegelenk mindestens 90 Grad, besser 100–110 Grad geöffnet ist. Sie können die Dehnung intensivieren, indem Sie versuchen, beide Ellenbogen auf dem Boden abzulegen. Halten Sie den Rücken stets gerade. Halten Sie diese Position für ca. 10–20 Sekunden.

CR (**C**ontract Agonist): **1** Beginnen Sie nun mit dem CR-Modul, indem Sie das hintere Bein und das vordere Bein fest in den Boden drücken und dabei leicht zueinander ziehen. Halten Sie diese Spannung ca. 5–8 Sekunden und lassen Sie danach für 2–3 Sekunden locker (**R**elax).

2 Dehnen Sie nun weiter in die Position hinein. Sie können durch ein leichtes, pumpendes Dehnen auch etwas dynamisch nachdrücken, um tiefer in die Position hineinzukommen. Wechseln Sie dann das Bein.

- Wiederholen Sie die gesamte Übung ca. 2–3-mal und versuchen Sie dabei, den Kniewinkel des vorderen Beins immer weiter zu öffnen.

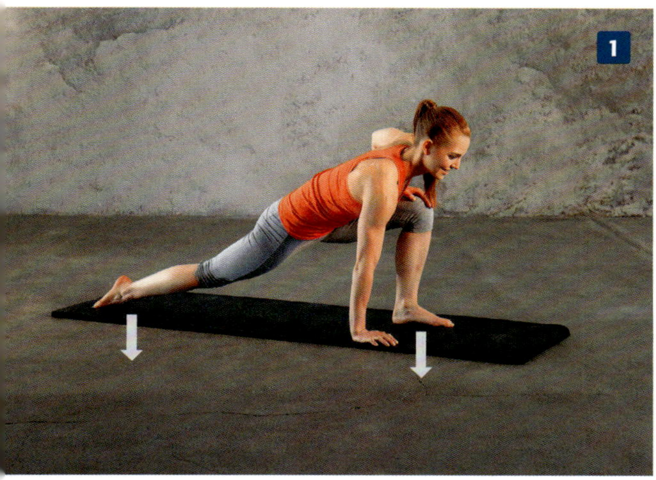

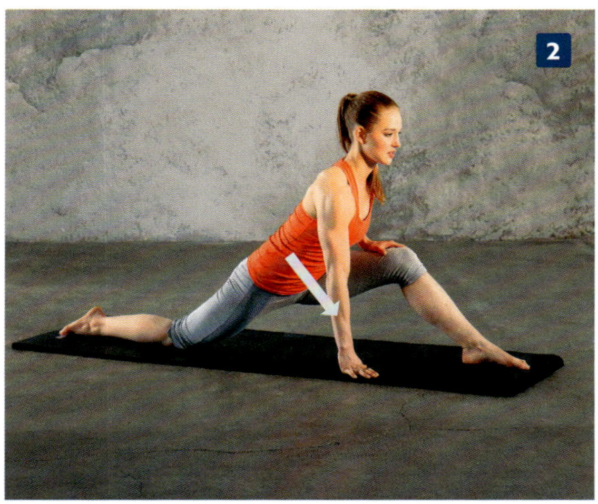

22 Ausfallschritt mit angewinkeltem Bein an der Wand (CR-Methode)

- Wand, Polster oder Kissen
- Gerätturnen, Ballett
- passive Spreizfähigkeit

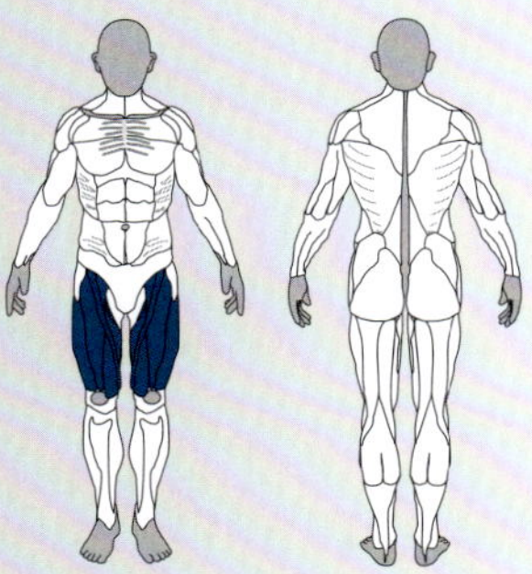

Dehnung (Agonist):
Hüftbeuger,
Beinstrecker

Ausführung

Knien Sie sich rücklings nahe an eine Wand und nehmen einen Ausfallschritt ein. Das linke Bein ist dabei nach vorne mindestens 90 Grad aufgestellt, mit dem rechten Bein knien Sie am Boden. Während Sie die Position einnehmen, stützen Sie sich mit den Händen auf dem Boden ab. Winkeln Sie das rechte Bein nun an und schieben Sie das Knie ganz an die Wand heran, sodass der Unterschenkel dort senkrecht aufliegt.

Vielleicht spüren Sie jetzt schon eine leichte Dehnung im rechten Beinstrecker und Hüftbeuger? Andernfalls richten Sie Ihren Oberkörper so weit wie möglich nach hinten-oben auf und drücken dabei Ihr Becken nach vorne. Achten Sie darauf, dass Sie kein Hohlkreuz machen, und halten Sie den Bauch in Spannung. Mit den Händen können Sie sich in der Position auf dem vorderen Oberschenkel aufstützen, um den Oberkörper zu fixieren oder weiter nach hinten in die Dehnung zu drücken. Halten Sie diese Position etwa 10–20 Sekunden und beginnen Sie dann mit dem CR-Modul.

CR (**C**ontract Agonist): **1** Drücken Sie das linke Bein für 5–8 Sekunden fest gegen die Wand. Pausieren Sie danach für 2–3 Sekunden und entspannen Sie sich (**R**elax).

Dehnen Sie anschließend für weitere 20–30 Sekunden tiefer in die Position hinein. Wechseln Sie dann das Bein.

- Wiederholen Sie die Übung auf beiden Seiten 2–3-mal.
- Falls die Übung zu intensiv sein sollte, rücken Sie mit dem hinteren Knie einfach ein bisschen weiter von der Wand weg. Alternativ könnten Sie das hintere Bein auch mit der rechten oder linken Hand fixieren und mit dem Oberkörper etwas nach vorne ausweichen, damit die Spannung abnimmt.
- **Hinweis:** Da Sie bei dieser Übung mit spitz angewinkelten Knien auf dem Boden aufliegen, sollten Sie unbedingt eine weiche Matte oder ein Kissen unter das Knie legen.

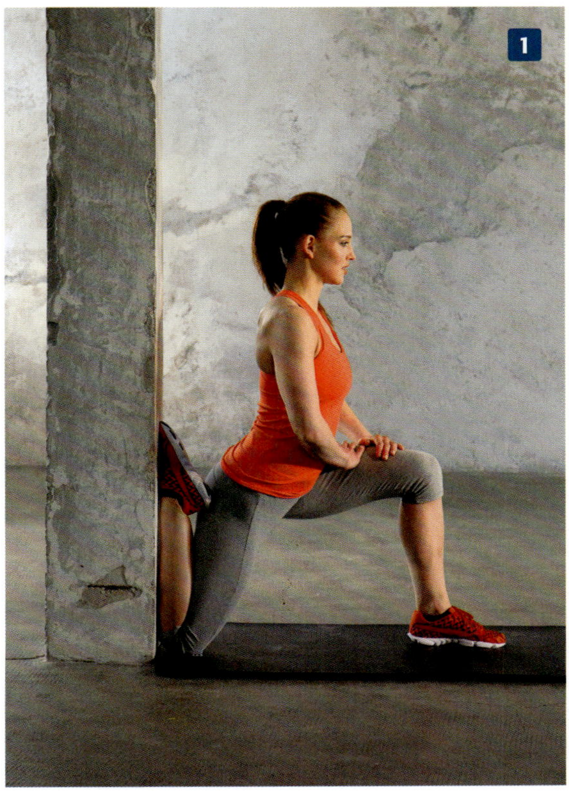

23 Beinspreizen rückwärts im Stehen an der Wand (CRAC-Methode)

- Wand, Sprossenwand
- Gerätturnen, Ballett
- aktive und passive Spreizfähigkeit

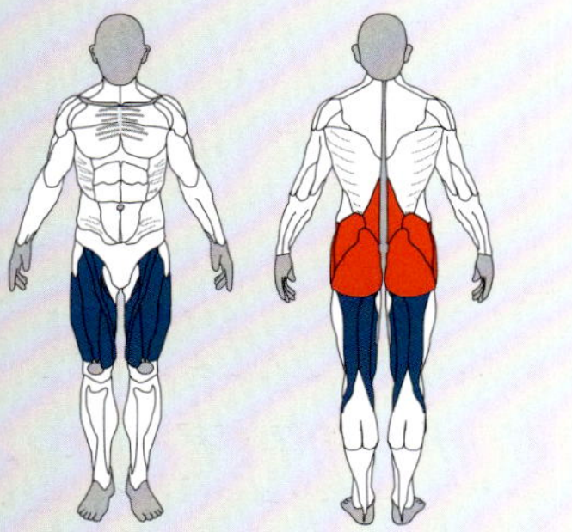

Kräftigung (Antagonist):
Gesäßmuskulatur,
Rückenstrecker

Dehnung (Agonist):
Oberes Bein: Beinbeuger
Unteres Bein: Hüftbeuger,
Beinstrecker

Ausführung

Stellen Sie sich im Abstand von 5–10 cm rücklings an eine Wand. Bei sehr unbeweglichen Menschen sollte der Abstand etwa eine halbe oder ganze Schrittlänge betragen. Beugen Sie sich nun mit dem Oberkörper nach vorne und stützen Sie sich mit den Händen vor den Füßen auf dem Boden ab. Sie können in dieser Position die Knie leicht beugen, damit Sie einfacher zum Boden gelangen. Heben Sie jetzt das linke Bein möglichst gestreckt nach hinten-oben an und legen Sie es auf der Wand ab. Drücken Sie nun Ihr vorderes Bein durch und schieben Sie den Oberkörper mit den Armen nach hinten in Richtung Wand. Stellen Sie sich vor, Sie würden einen weiten Ausfallschritt an der Wand bzw. einen Querspagat machen. Je beweglicher Sie sind, umso weniger Abstand haben Sie zur Wand.

CR (**C**ontract Agonist): **1** Beginnen Sie jetzt mit der CR-Technik, indem Sie die Beine für etwa 5–8 Sekunden zusammendrücken und die Zielmuskeln (Beinbeuger und Po im unteren, Hüftbeuger und Beinstrecker im oberen Bein) anspannen. Das obere Bein drückt gegen die Wand und das untere nach hinten-unten in den Boden hinein. Entspannen (**R**elax) Sie kurz und fahren Sie nach 2–3 Sekunden mit der AC-Technik fort.

AC (**A**ntagonist **C**ontract): **2** Spannen Sie dabei den Gegenspieler (Gesäßmuskulatur) an und versuchen Sie, das obere Bein ein paar Zentimeter von der Wand abzuheben. Halten Sie diese Position für 5–8 Sekunden.

3 Legen Sie dann das Bein wieder auf die Wand und dehnen Sie passiv für ca. 20–30 Sekunden tiefer in die Position. Wechseln Sie das Bein.

- Wiederholen Sie diese Übung insgesamt 2–3-mal.

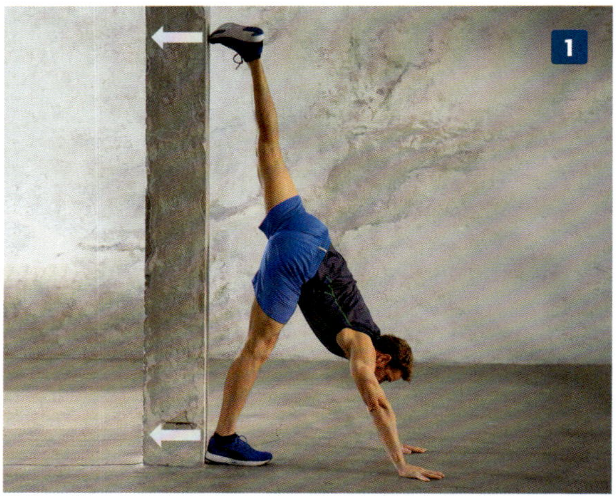

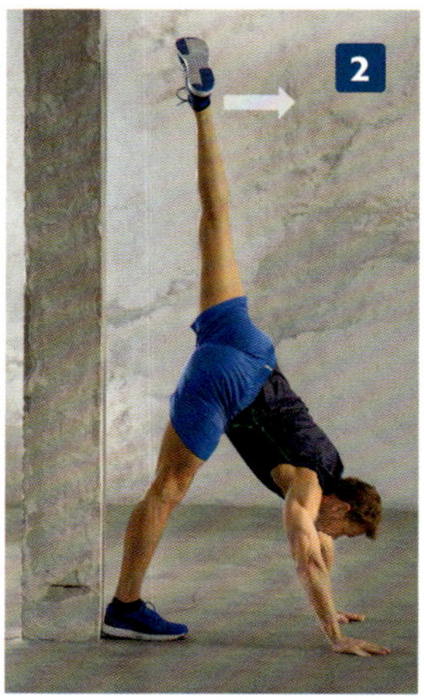

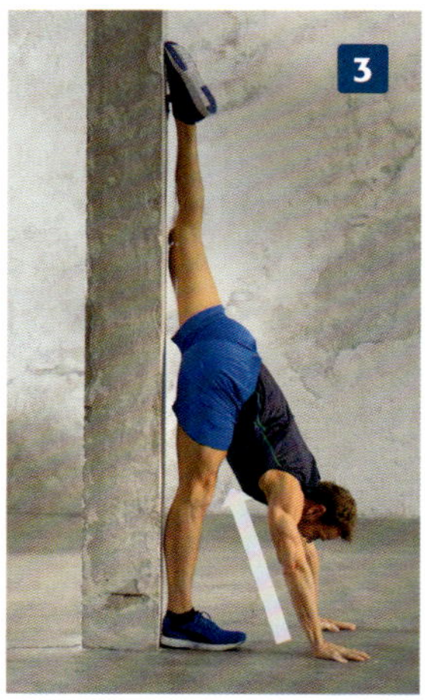

24 Rumpfbeuge beidbeinig am Boden (AC-Methode)

- keine Geräte nötig
- Gerätturnen, Ballett
- aktive und passive Spreizfähigkeit

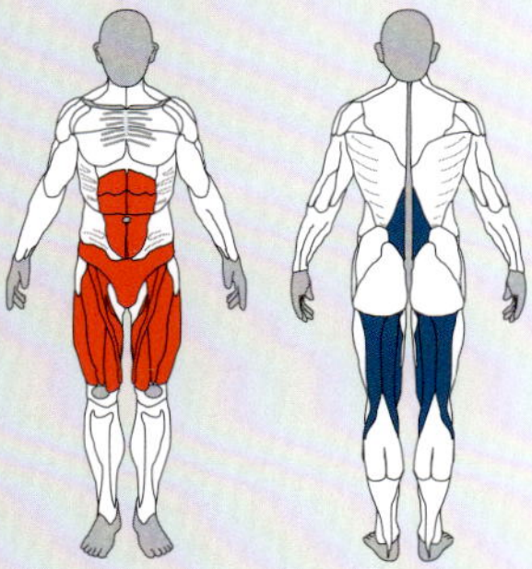

Kräftigung (Antagonist):
Gerade und quer verlaufende Bauchmuskulatur,
Hüftbeuger,
Beinstrecker

Dehnung (Agonist):
Beinbeuger,
Rückenstrecker

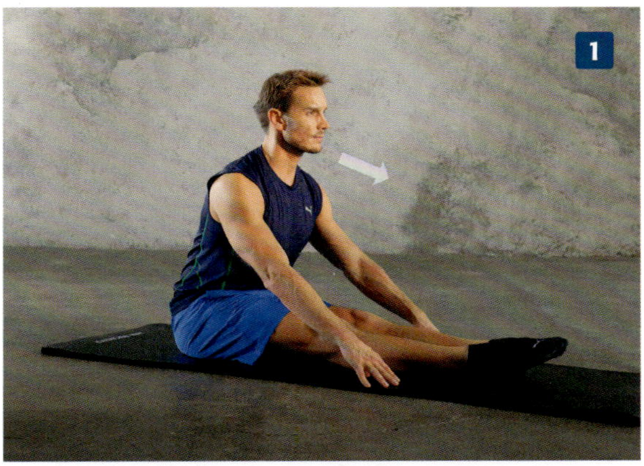

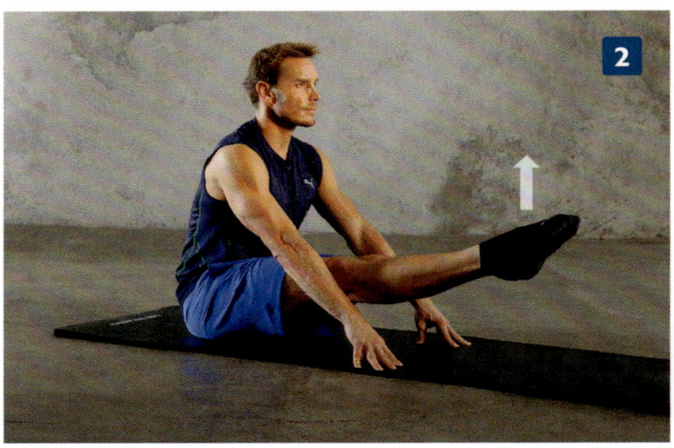

Ausführung

1 Setzen Sie sich mit gestreckten Beinen in einem L-Sitz auf den Boden. Drücken Sie Ihre Lendenwirbelsäule in ein leichtes Hohlkreuz und beugen Sie Ihren Rumpf weit nach vorne, bis Sie eine Dehnung in den Beinbeugern und in der Kniekehle spüren. Achten Sie darauf, dass die Beugung aus der Hüfte und nicht durch die Krümmung des Rückens erfolgt. Um die Dehnung zu verstärken, können Sie sich, je nachdem wie weit Sie sich vorbeugen können, an den Fußgelenken oder Fußballen festhalten und etwas nachziehen. Bei sehr unbeweglichen Sportlern empfiehlt es sich, ein Handtuch oder ein Seil um die Fußsohlen zu platzieren und sich daran nach vorne zu ziehen. Halten Sie diese Dehnposition ca. 10–20 Sekunden.

AC (**A**ntagonist **C**ontract): **2** Spannen Sie danach im AC-Modul Ihre Gegenspielermuskulatur (Hüftbeuger, Beinstrecker) an. Legen Sie hierfür die Hände neben den Knien auf dem Boden ab, drücken Sie den Rücken noch einmal gerade durch und heben Sie die Beine so weit wie möglich für ca. 5–8 Sekunden vom Boden ab.

3 Legen Sie die Beine danach wieder ab und fahren Sie mit der Dehnung fort.

Sie können das Anheben der Beine im AC-Modul auch dynamisch durchführen. Absolvieren Sie hierfür 10–15 kurze, schnelle Beinhebebewegungen und dehnen Sie danach tiefer in die Position hinein.

- Auch diese Übung sollten Sie 2–3-mal wiederholen.

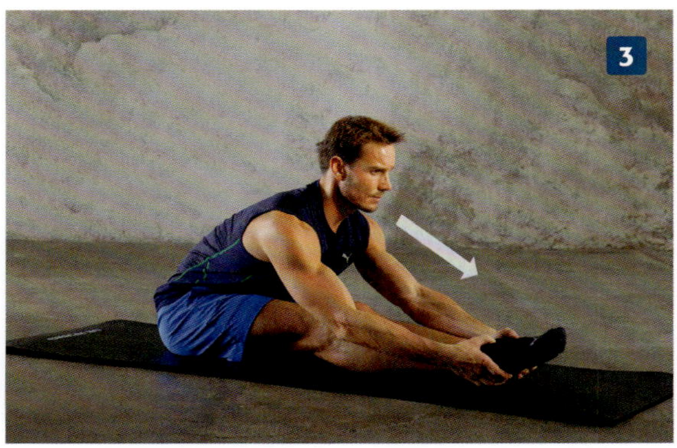

25 Einbeiniges Spreizen im Liegen am Boden mit intermittierender CR-Belastung

- Theraband®, Zugband oder Tube (mittlere Stärke)
- Gerätturnen, Ballett
- aktive und passive Spreizfähigkeit

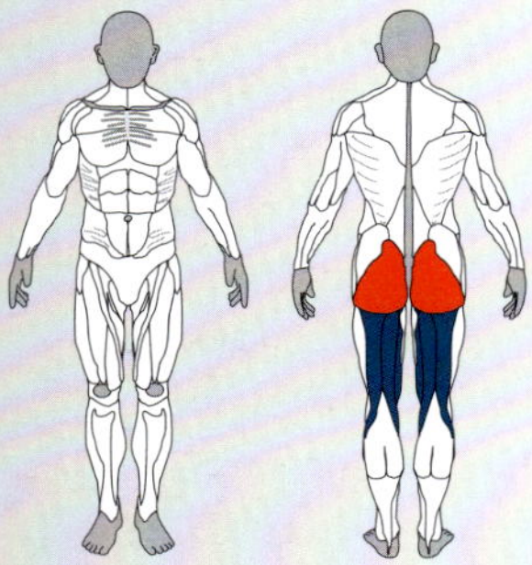

Kräftigung (Antagonist):
Großer Gesäßmuskel,
(auch) Beinbeuger

Dehnung (Agonist):
Beinbeuger

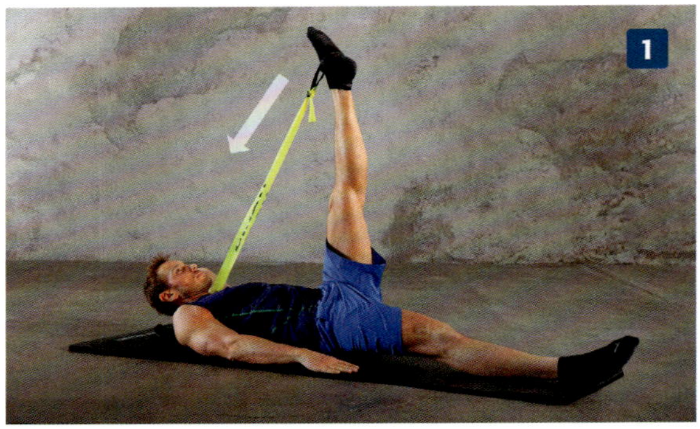

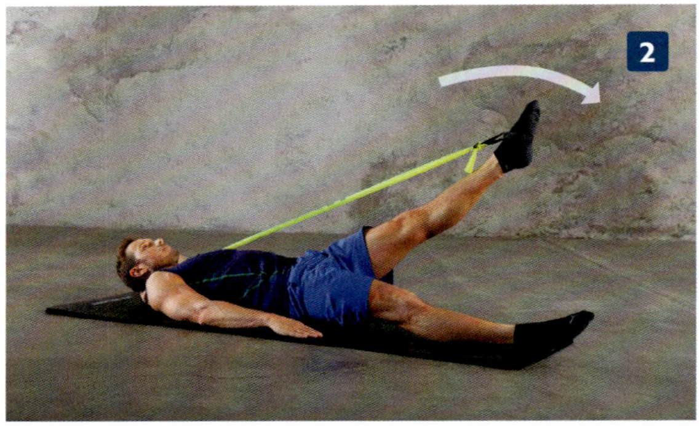

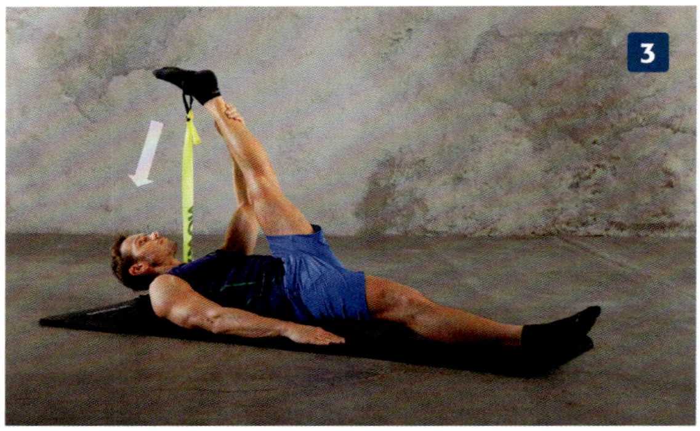

Ausführung

1 Legen Sie sich rücklings mit gestreckten Beinen auf den Boden. Achten Sie auf eine stabile Körperspannung und darauf, dass die Lendenwirbelsäule flach auf dem Boden aufliegt. Heben Sie Ihr linkes Bein gestreckt nach oben und binden Sie ein Zugband (Theraband®, Tube o.Ä.) um die Fußsohle. Halten Sie das Zugband mit der Hand fest und ziehen Sie damit das Bein in Richtung Oberkörper nach unten in die Dehnung. Sie spüren nun einen Dehnschmerz im Beinbeuger und in der Kniekehle. Das Zugband sollte eine mittlere Stärke haben und nicht allzu leicht sein, da Sie sonst nicht effektiv nachdehnen können. Halten Sie diese Dehnposition etwa 10–20 Sekunden und setzen Sie danach CR-Reize.

CR (**C**ontract Agonist): 2 Spannen Sie hierfür die zu dehnende Muskulatur an und drücken Sie das gestreckte Bein gegen das Zugband nach unten in Richtung Boden. Absolvieren Sie 10–15 zügige Wiederholungen, aber achten Sie darauf, dass die konzentrische (Abwärts-)Bewegung schneller ist als die exzentrische (Aufwärts-). Werden Sie am Ende der Aufwärtsbewegung immer etwas langsamer und führen Sie das Bein in eine deutliche Dehnposition. Entspannen Sie danach für 2–3 Sekunden (**R**elax) und dehnen Sie tief in die Position hinein.

3 Dehnen Sie nach der CR-Kräftigung für 20–30 Sekunden intensiv passiv-statisch und leicht dynamisch nach. Wechseln Sie anschließend das Bein.

- Wiederholen Sie die Übung 2–3-mal auf jeder Seite.

26 Grätsche kniend am Boden (CR-Methode)

- keine Geräte nötig
- Kampfsport, Leichtathletik
- Hüftgelenksmobilisation und passive Grätschfähigkeit

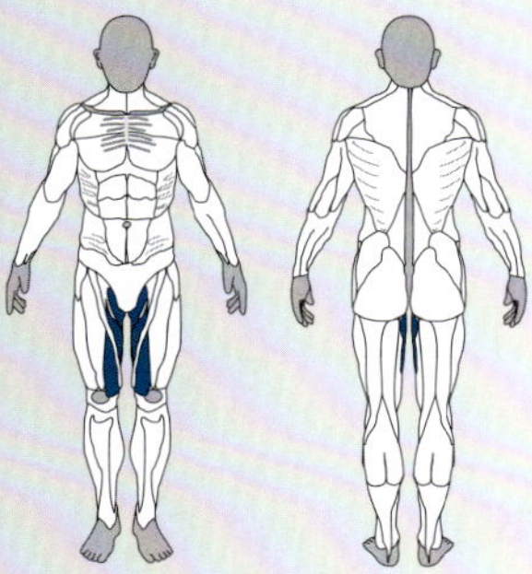

Dehnung (Agonist):
Beinanzieher,
Hüftgelenk

Ausführung

Knien Sie sich in einen Unterarmstütz auf den Boden und grätschen Sie die Beine so weit, bis Sie eine Dehnung in der Oberschenkelinnenseite (Adduktoren) spüren. Halten Sie in dieser Position Ihren Bauch in Spannung, damit Sie nicht nach unten ins Hohlkreuz einbrechen. Bleiben Sie für 10–20 Sekunden in dieser Dehnung und schieben Sie dabei das Becken abwechselnd leicht nach vorne und leicht nach hinten. Wenn Sie es nach hinten schieben, werden Sie einen zunehmenden Dehnreiz wahrnehmen, der bis tief in das Becken hinein zu spüren ist.

CR (**C**ontract Agonist): Drücken Sie nun im CR-Modul mit beiden Beinen fest in den Boden hinein und spannen Sie die Adduktoren für 5–8 Sekunden an. Lassen Sie anschließend für 2–3 Sekunden locker (**R**elax) und versuchen Sie nun, die Grätschposition zu erweitern.

In dieser Stellung kann das Hüftgelenk auch wunderbar mobilisiert werden. Öffnen Sie den Bein-Rumpf-Winkel, indem Sie versuchen, sich mit dem Oberkörper möglichst weit vorne auf dem Boden abzulegen. Die Füße bleiben jedoch auf dem Boden liegen und dürfen nicht abheben. In dieser Position können Sie die Beine leicht öffnen und schließen, wodurch das Hüftgelenk passiv mobilisiert wird.

- Wiederholen Sie die Gesamtübung ca. 2–3-mal.

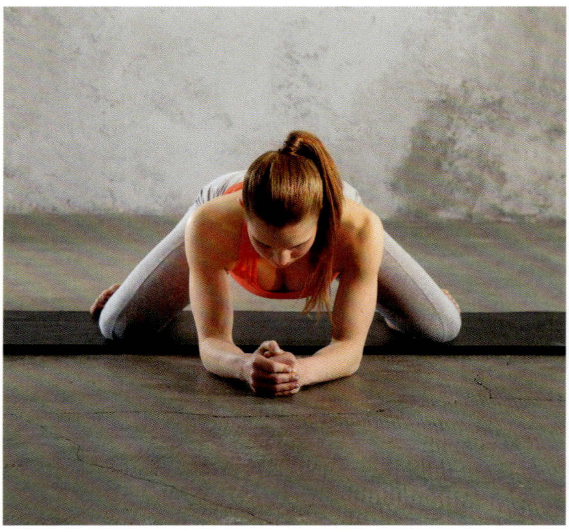

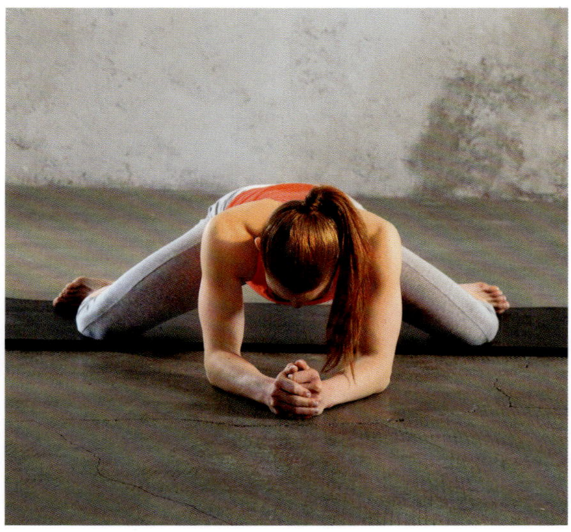

27 Grätschsitz am Boden (CRAC-Methode)

- Gegenstand zum Festhalten (Slingtrainer, Stange, Seil o. Ä.)
- Gerätturnen, Ballett, Kampfsport
- aktive und passive Grätschfähigkeit

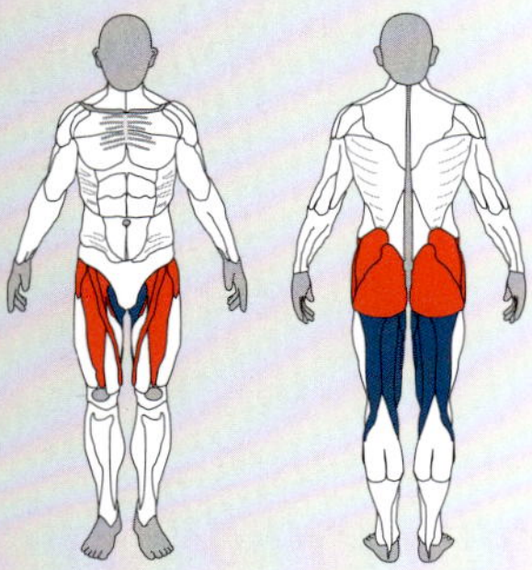

Kräftigung (Antagonist): Gesäßmuskulatur, gerader Beinstrecker, Hüftbeuger

Dehnung (Agonist): Beinanzieher, Beinbeuger

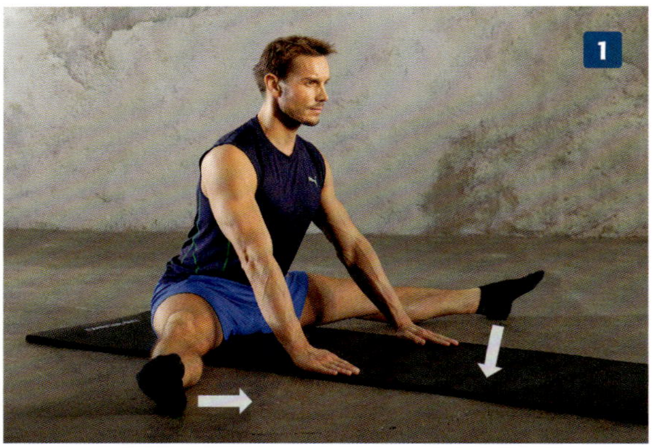

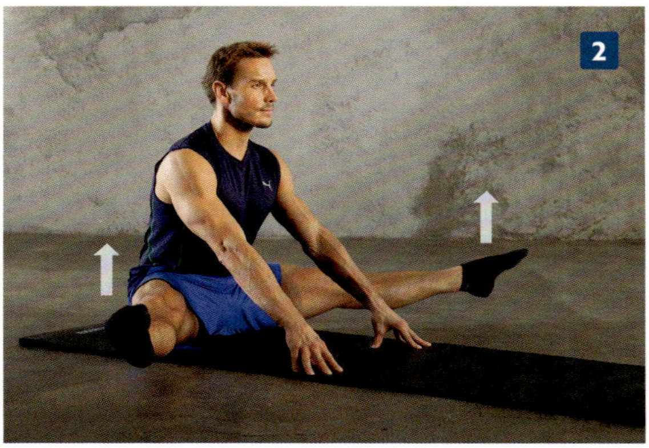

Ausführung

Setzen Sie sich im Grätschsitz auf den Boden und öffnen Sie die Beine so weit, bis Sie eine leichte Dehnung in der Oberschenkelinnenseite (Adduktoren) spüren. Platzieren Sie sich vor einen stabilen Gegenstand, an dem Sie sich festhalten bzw. im weiteren Verlauf mit dem Oberkörper vorziehen können. Eventuell macht es Sinn, sich vor eine Sprossenwand zu positionieren. Sie können sich auch an einem Seil oder Sling festhalten. Bleiben Sie in der Grätsche am Boden für ca. 10–20 Sekunden und halten Sie Ihren Rücken gerade.

CR (**C**ontract Agonist): **1** Spannen Sie anschließend die Adduktoren fest an. Falls Sie sich vor einer Wand o. Ä. befinden, drücken Sie für 5–8 Sekunden gegen diese. Um mehr Spannung aufzubauen, können Sie Ihre Hände auch neben den Knien auf dem Boden abstützen und mit den Beinen fest gegen diese drücken. Lassen Sie für 2–3 Sekunden locker (**R**elax).

AC (**A**ntagonist **C**ontract): **2** Versuchen Sie nun, die Beine im Grätschsitz vom Boden abzuheben und den Grätsch-Winkel aus eigener Kraft zu erweitern. Halten Sie diese Spannung für 5–8 Sekunden und legen Sie dann die Beine wieder ab.

3 Ziehen Sie sich mit geradem Oberkörper nach vorne in Richtung Boden. Dehnen Sie hierbei für 20–30 Sekunden intensiv nach.

- Wiederholen Sie die Übung 2–3-mal.

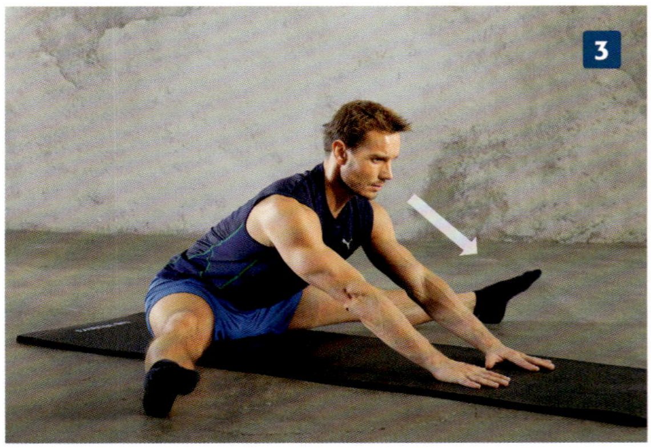

28 Halbes Grätschen im Kniestand (AC-CR-Methode)

- keine Geräte nötig
- Kampfsport
- aktive und passive Grätschfähigkeit

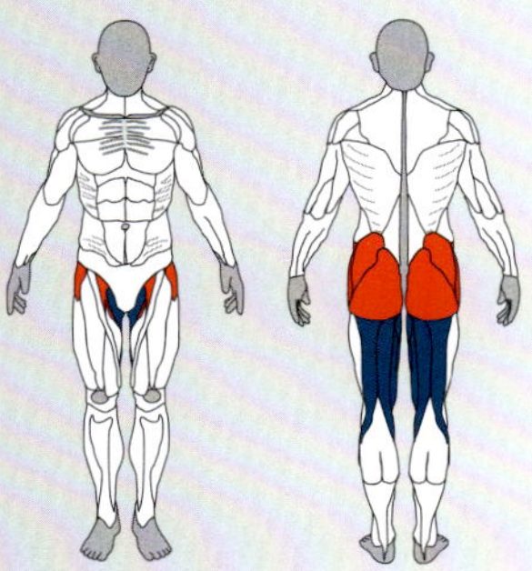

Kräftigung (Antagonist):
Gesäßmuskulatur,
Hüftbeuger

Dehnung (Agonist):
Beinanzieher,
Beinbeuger

Ausführung

Knien Sie sich im Vierfüßlerstand auf den Boden und stellen Sie das rechte Bein gestreckt im rechten Winkel zum Oberkörper nach außen. Öffnen Sie die Beine, indem Sie das zur Seite gestreckte Bein immer weiter nach außen grätschen, bis Sie eine deutliche Dehnung in der Oberschenkelinnenseite (Adduktoren) spüren. Um das Knie zu schonen, drehen Sie das Bein etwas nach oben. Halten Sie diese Position für 10–20 Sekunden und bewegen Sie dabei Ihr Becken leicht dynamisch vor und zurück.

AC (**A**ntagonist **C**ontract) und CR (**C**ontract Agonist):
1 Sie beginnen nun mit einer Abwandlung der neuromuskulären Dehntechniken. Verlagern Sie dazu das Körpergewicht auf das linke Bein und heben Sie das rechte gestreckt so weit wie möglich nach außen-oben an. Das Bein sollte dabei nicht nach hinten ausweichen, sondern stets im 90-Grad-Winkel zum Rumpf gehalten werden. Sie spannen dadurch zunächst im AC-Modul den Gegenspieler (Gesäßmuskulatur) fest an.
Halten Sie diese Position bis zu 30 Sekunden oder führen Sie 10–15 langsam-dynamische Beinhebebewegungen durch.

2 Anschließend legen Sie das Bein wieder auf dem Boden ab, erweitern die Grätsche bis zu einem deutlichen Dehnschmerz und drücken dann im CR-Modul beide Beine fest zusammen bzw. in den Boden hinein.

Lassen Sie danach die Muskulatur locker (**R**elax) und dehnen Sie für 20–30 Sekunden tiefer in die Grätsche hinein.

- Wiederholen Sie die Übung 2–3-mal auf jeder Seite.

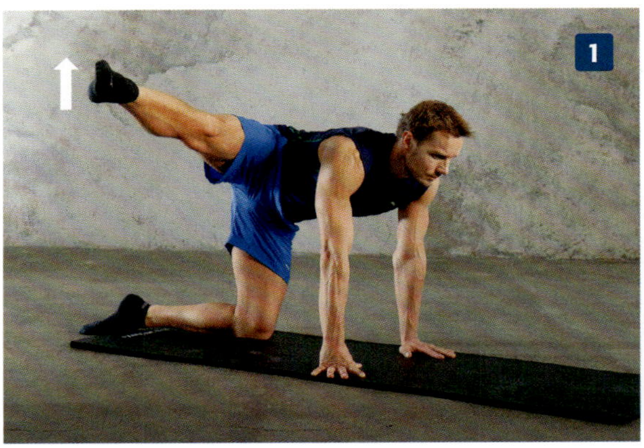

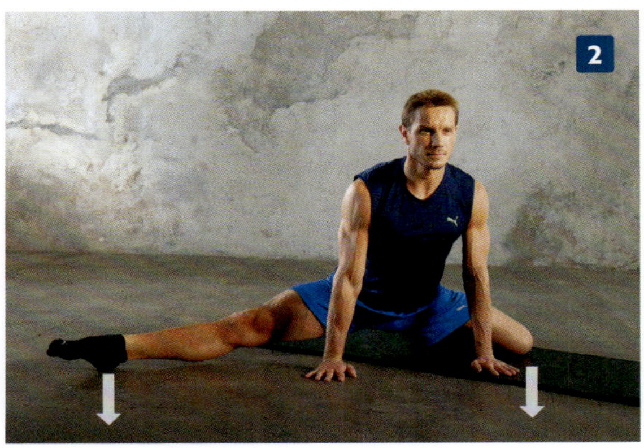

29 Grätschen im Liegen am Boden mit intermittierender CR-Belastung

- Slingtrainer, Theraband®, Zugband oder Tube
- Geräturnen, Ballett
- passive Grätschfähigkeit

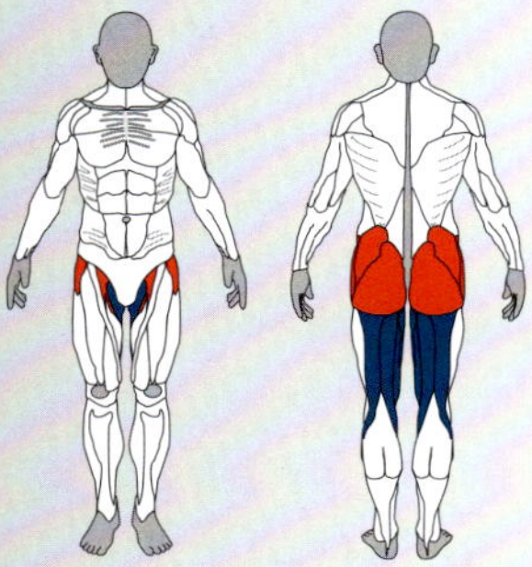

Kräftigung (Antagonist):
Großer Gesäßmuskel,
Hüftbeuger,
(auch) Beinanzieher

Dehnung (Agonist):
Beinanzieher,
Beinbeuger

Ausführung

Legen Sie sich rücklings auf den Boden. Achten Sie auf eine stabile Körperspannung und darauf, dass die Lendenwirbelsäule flach auf dem Boden aufliegt. Befestigen Sie die Schlaufen eines Slingtrainers, Tubes oder ein stabiles Thera- oder Zugband® an Ihren Füßen. Greifen Sie die Bänder links und rechts außen, bleiben Sie entspannt am Boden liegen und strecken Sie die Beine nach oben aus. Die Beine sollten sich etwa 90 Grad zum Bauch befinden. Grätschen Sie jetzt beide Beine nach außen, bis Sie einen leichten Dehnschmerz wahrnehmen. Ziehen Sie nun an den Bändern und erweitern Sie den Grätsch-Winkel, bis der Dehnschmerz deutlich zunimmt. Bleiben Sie für ca. 10–20 Sekunden in dieser Position.

CR (**C**ontract Agonist): **1** Drücken Sie nun die Beine 5–8 Sekunden gegen den Widerstand der Bänder fest nach innen, als ob Sie die Beine schließen wollten. **R**elax: Lassen Sie danach für 2–3 Sekunden locker.

AC (**A**ntagonist **C**ontract): **2** Versuchen Sie nun aus eigener Körperkraft, den Grätsch-Winkel so weit wie möglich zu öffnen. Ihr Gesäß spannt sich dabei fest an und Sie ziehen unterstützend an den Bändern tiefer in die Dehnung hinein.

Lassen Sie danach locker und dehnen Sie nochmals 20–30 Sekunden passiv nach.

- Wiederholen Sie diese Übungsfolge 2–3-mal unmittelbar nacheinander.

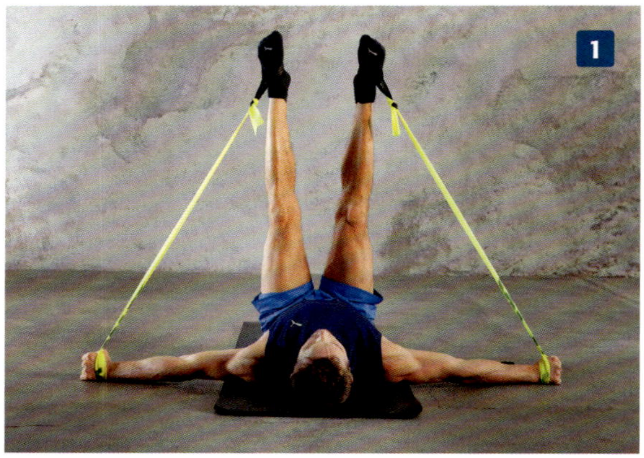

1

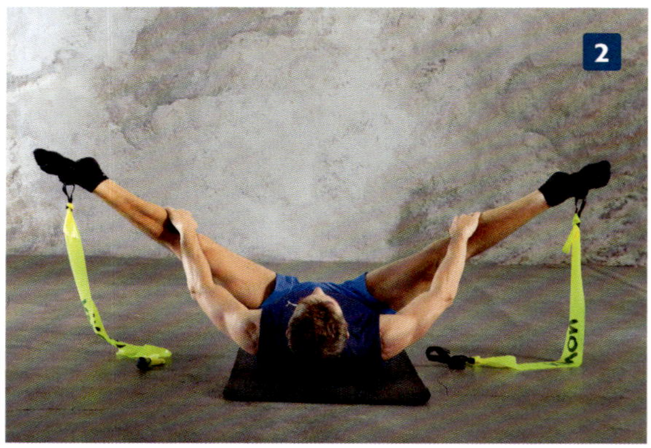

2

30 Gesäß- und Wirbelsäulendehnung im Liegen

- keine Geräte nötig
- Gerätturnen, Leichtathletik, Kampfsport
- Entspannung von Wirbelsäule und Gesäßmuskulatur

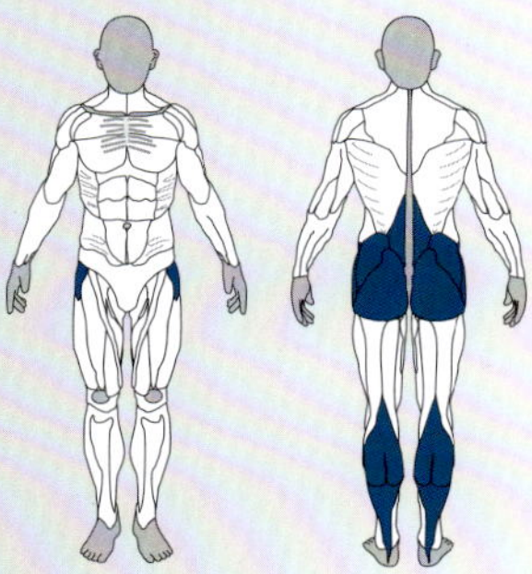

Dehnung:
Gesäßmuskulatur,
Rückenstrecker,
Wadenmuskulatur

Ausführung

Diese Übung besteht insgesamt aus drei Übungen, die nacheinander für jeweils ca. 20–30 Sekunden passivstatisch gehalten werden sollten. Sie sollten innerhalb dieser Zeitspanne leicht nachdehnen und die Dehnung verstärken. Auch ein pumpendes, sanft dynamisches Dehnen ist hier erlaubt.

1 Legen Sie sich rücklings auf den Boden und kippen Sie beide Beine gestreckt zum Oberkörper heran. Umgreifen Sie die Waden oder Sprunggelenke und ziehen Sie beide Beine so weit zum Körper heran, wie es Ihre Beweglichkeit zulässt. Die Knie dürfen dabei etwas angewinkelt sein, das Becken darf vom Boden abheben und in die Bewegungsrichtung mit rotieren. Sie können sich als Ziel setzen, mit den Füßen den Boden hinter dem Kopf zu berühren.

2 Rollen Sie langsam wieder zurück und legen Sie das rechte Bein gestreckt auf dem Boden ab. Das linke Bein wird gestreckt seitwärts nach rechts-außen in Richtung Boden geführt. Die Arme liegen gestreckt außen, der rechte Arm kann wahlweise über das linke Bein greifen und durch Druck nach unten die Dehnung verstärken. Die beiden Schultern bleiben auf dem Boden fixiert. Wechseln Sie danach auf die andere Seite.

3 Stellen Sie die Füße auf und legen Sie Ihr rechtes Bein angewinkelt über den linken Oberschenkel. Greifen Sie mit beiden Händen von außen auf das linke Schienbein und ziehen Sie die Beine nahe an den Körper heran, bis Sie eine Dehnung im rechten Gesäßmuskel spüren. Wechseln Sie danach auf die andere Seite.

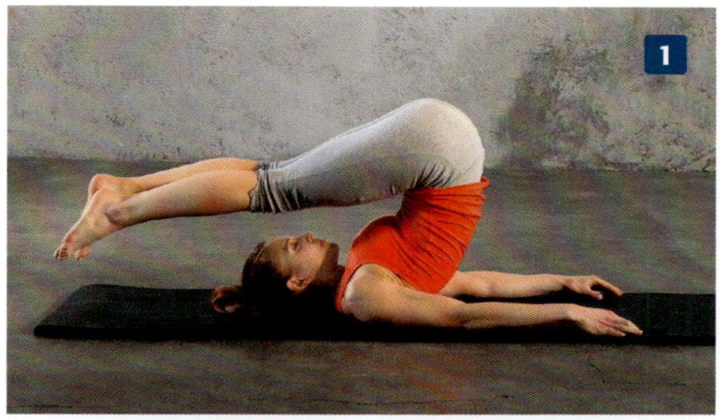

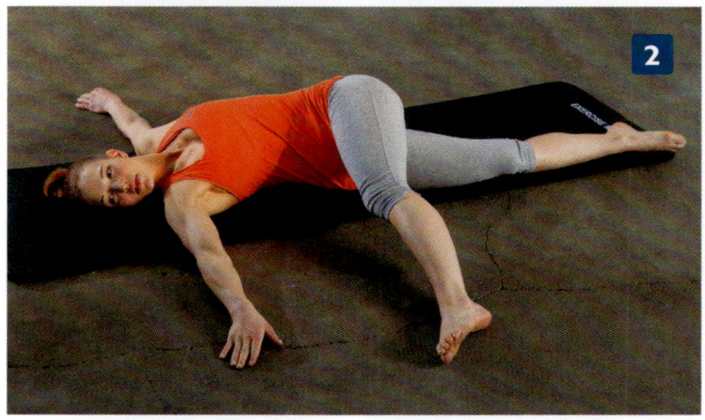

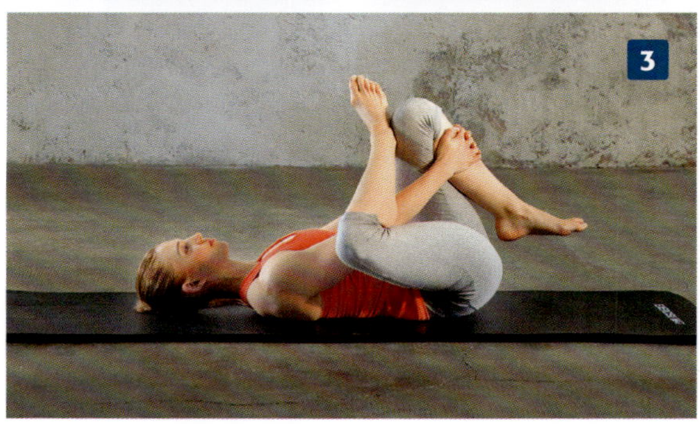

Zusatzübungen

- keine Geräte nötig
- allgemeine Dehnungsübungen als Ergänzung

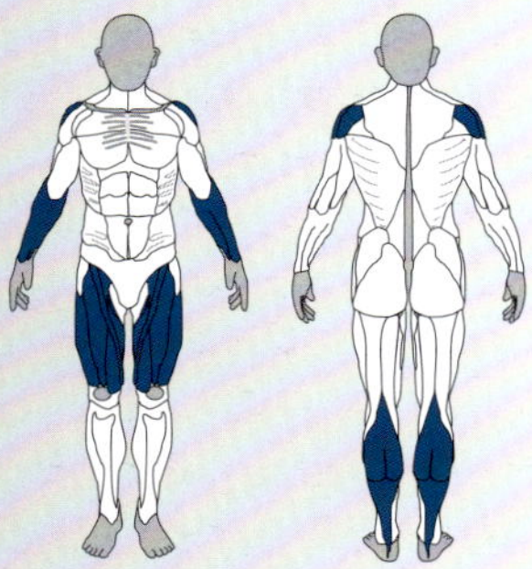

Dehnung:
Unterarme
Beinstrecker
Schultermuskulatur
Wadenmuskulatur

Hier finden Sie einige Zusatzübungen für Körperregionen, die in den zuvor vorgestellten Übungen noch nicht behandelt wurden. Diese können bzw. sollten hin und wieder als Ergänzung vor oder nach dem Training eingebaut werden.

Die Dehnung der Unterarme und Schultern macht vor allem vor und nach langen Kraftübungen Sinn, bei denen Sie eine schwere Hantel oder sich selbst halten müssen. Führen Sie diese Übung vor oder nach dem Training ca. 10–15 Sekunden lang durch. Auch das Dehnen des Beinstreckers inklusive des Hüftbeugers ist besonders wichtig, um Verkürzungen vorzubeugen. Wadendehnungen sind sinnvoll, wenn es um die Vorbereitung auf Sprungbelastungen geht. Hier sollten Sie leicht dynamisch für ca. 10 Sekunden dehnen.

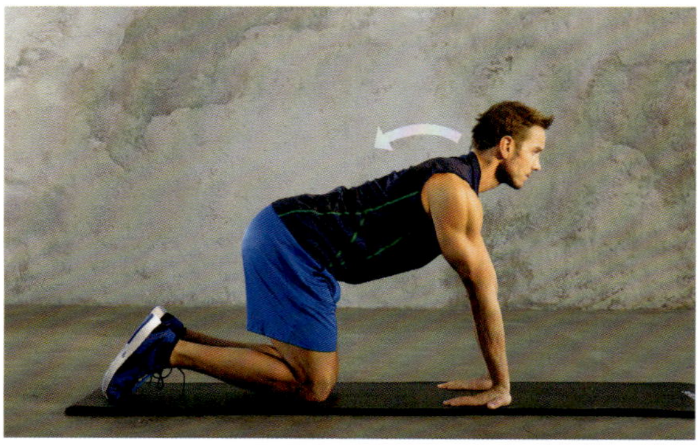

Dehnung der Unterarme

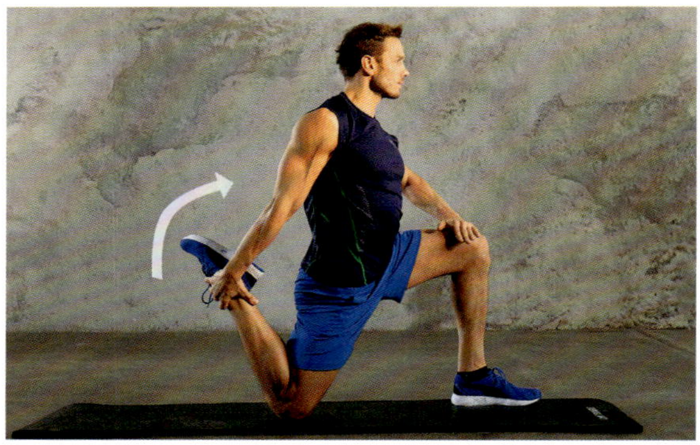

Dehnung des Beinstreckers

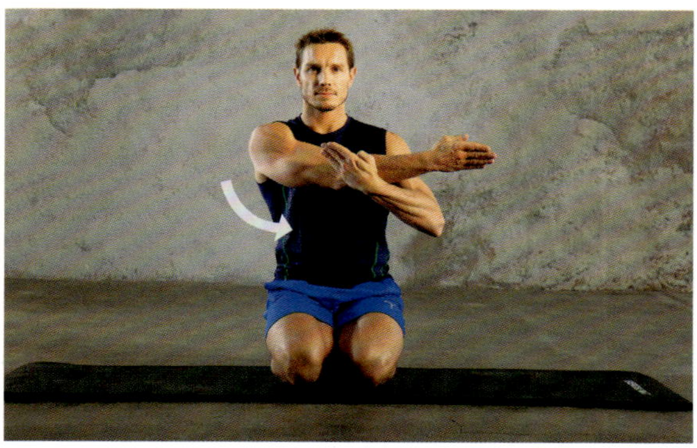

Dehnung der Schulter

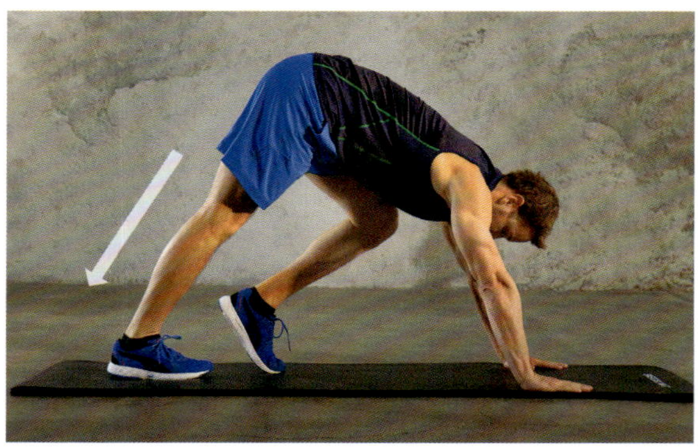

Dehnung der Waden

III. Kraft

Im dritten Kapitel des Übungskatalogs werden verschiedene Kraftübungen vorgestellt, die zum größten Teil einen ganzheitlichen Charakter besitzen und koordinative Ansprüche an Sie als Nutzer stellen. Wie Sie bereits wissen, stehen Kraftfähigkeiten in enger Korrelation zur Koordination und Beweglichkeit.

Zwei Säulen bilden die Grundlage

Die Übungen in diesem Kapitel basieren auf zwei wesentlichen Säulen – dem Gewichtheben und typischen Kraftübungen aus dem Turnen.

Aus dem Gewichtheben werden die Grundlagenübungen vorgestellt, die die Basis für jeden Athleten darstellen. Durch das Training mit freien Gewichten werden nämlich viel mehr Muskeln aktiviert als vergleichsweise beim Training an Kraftmaschinen. Die Körpermitte spielt dabei eine wichtige Rolle, da besonders die Wirbelsäule stetig stabilisiert werden muss. Zudem entwickelt sich der Körper beim Training mit freien Gewichten ganzheitlich und koordinativ und auch das Bewusstsein für Bewegung wird optimal aufgebaut.

Besonders die Kniebeuge, das Kreuzheben oder das Stoßen bilden elementare Ganzkörperkraft aus, die auf alle anderen Sportarten oder alltäglichen Bewegungen transferiert werden kann.

Neben dem Gewichtheben stellen Übungen aus dem Gerätturnen die zweite große Säule in diesem Kapitel dar. Bei diesen Übungen kommt es vor allem darauf an, den Körper von den Finger- bis in die Zehenspitzen wahrzunehmen und unter Spannung zu halten. Lassen Sie sich einfach einmal darauf ein und achten Sie beim Training auf Ästhetik, Spannung und Präzision. Besonders bei liegenden Übungen auf dem Boden oder hängenden am Reck oder an den Ringen kann durch das absolute Durchstrecken der Knie und Fußgelenke noch einmal die Intensität und Effektivität der Übung erhöht werden.

Kraft und Dehnung in Kombination

Turnerische Kraftentwicklungen werden jedoch auch teilweise mit Beweglichkeitsübungen bzw. Dehnungen kombiniert. Das Gerätturnen zeichnet sich nämlich durch weite Bewegungsradien und schnelle und maximale Krafteinsätze aus. Alleine schon deshalb spielt die Kombination von Kraft im Agonisten und Beweglichkeit im Antagonisten hier eine besondere Rolle. Aus diesem Grund macht es Sinn, nach der Kräftigung eines bestimmten Muskels oder einer Körperregion sofort eine Dehnungsübung für den Gegenspieler nachzuschalten. Wie Sie bereits wissen, verbirgt sich hinter der AC-Technik ein ähnliches Prinzip. Je mehr sich ein Muskel kontrahiert bzw. je intensiver die Kräftigungsübung ausfällt, umso lockerer muss der zu dehnende Muskel lassen. Nimmt man nach einer Kräftigung also sofort eine Dehnposition für die Gegenspielermuskulatur ein, kann man den gehemmten Muskelreflex, der den Muskel in Spannung hält, ausnutzen und die Dehnung verbessern.

Dieses Vorgehen macht vor allem bei großen Muskelgruppen und Übungen Sinn, die in ähnlicher Kraft-Beweglichkeits-Kombination auch bei richtigen Elementen im Turnen an den Geräten vorkommen (Spagatsprünge, Beinschwung, Kippen etc.). Diese werden Sie vor allem in folgenden Übungen finden:

- Kräftigung Beinstrecker/Hüftbeuger + Dehnung Beinbeuger
- Kräftigung kleine und mittlere Gesäßmuskulatur + Dehnung Beinanzieher (Adduktoren)
- Kräftigung oberer Rücken + Dehnung Brustmuskulatur

Hinweis: Um die Intensität bei einfachen Übungen zu erhöhen, können Sie diese immer mit Fuß- oder Handgewichtsmanschetten oder Zugbändern ergänzen! Außerdem können Sie bei Gewichtsübungen immer zwischen Lang- und Kurzhanteln oder gegebenenfalls Kettlebells bzw. anderen Gewichten variieren.

31 Kniebeuge

- **Langhantel, Kurzhanteln, Kettlebell o. Ä.**
- **Powerlifting**
- **Grundlagenübung Bein-Rücken-Muskelkette, Gesamtkörperstabilität, Beweglichkeit Achillsessehnen**

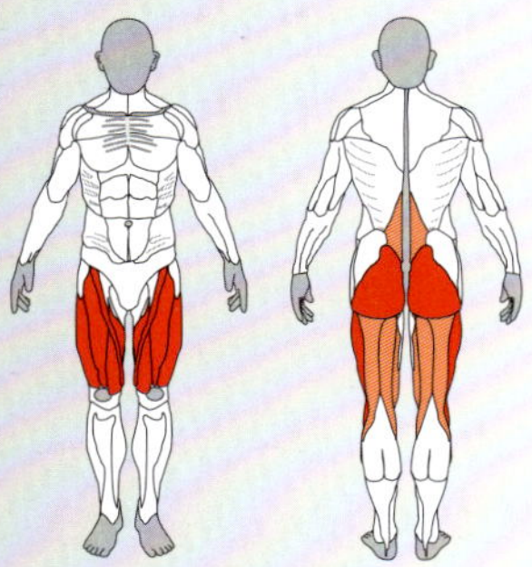

Primär:
Beinstrecker,
großer Gesäßmuskel

Sekundär:
Rückenstrecker,
Beinbeuger

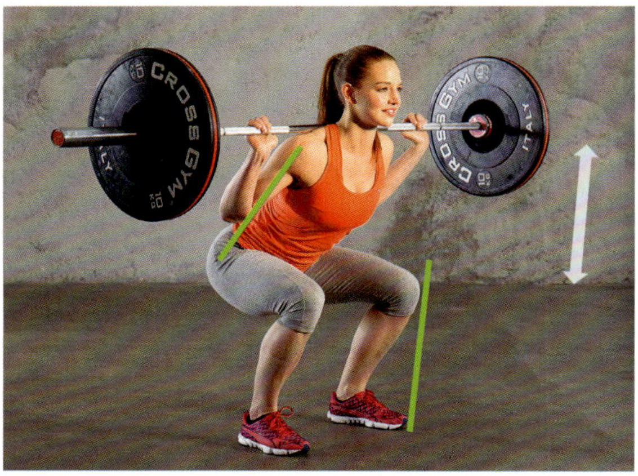

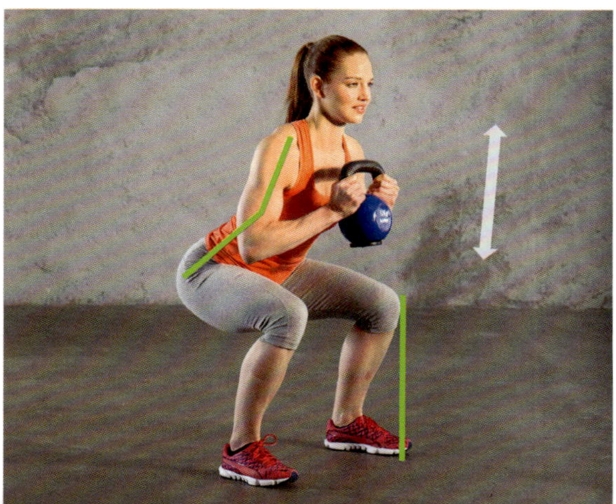

Ausführung

Die klassische Kniebeuge ist eine scheinbar einfache Übung. Trotzdem erfordert es einige Voraussetzungen, um die Bewegung korrekt durchführen zu können. So ist vor allem eine gewisse Flexibilität in den Fußgelenken und im Rumpf nötig, damit keine Ausweichbewegungen entstehen. Der Squat, so wie die beidbeinige Kniebeuge im englischen Sprachraum bezeichnet wird, ist die wichtigste Basisübung für die unteren Extremitäten und sollte in keinem Beintraining fehlen.

Je nach Zielsetzung wählen Sie entweder ein schweres Gewicht, mit dem Sie ca. 8–15 Wiederholungen schaffen. Dies eignet sich vor allem für den Muskelaufbau. Geht es allein um den Aufbau von Kraft, dann erhöhen Sie das Gewicht, sodass Sie etwa 3–5 Wiederholungen schaffen. Hierfür sollten Sie jedoch schon über eine gute Bewegungserfahrung verfügen. Anfänger sollten jedoch leichter trainieren und sich anfangs an Gewichten orientieren, mit denen sie 20–30 Wiederholungen für Kraftausdauer schaffen. Eine Langhantelstange stellt die klassische Methode dar. Sie können aber auch zwei Kurzhanteln oder ein oder zwei Kettlebells in einer Vorhalte (Frontsquat) benutzen (unteres Bild).

Nehmen Sie das Gewicht auf und platzieren Sie die Langhantel auf Ihrem oberen Rücken, etwas unterhalb der Schultern, oder legen Sie sie alternativ vorne auf dem Brustkorb ab. Der Stand ist etwa schulterbreit oder etwas breiter. Der Körperschwerpunkt ruht auf der gesamten Fußsohle mit Tendenz auf den Fersen.

Beugen Sie nun Ihre Knie etwa bis 80 Grad oder auch bis ganz nach unten. Formen Sie dabei ein leichtes Hohlkreuz und spannen Sie den Bauch an. Achten Sie bei der Beugung darauf, dass das Gewicht stets linear abgesenkt und mittig gehalten wird. Die Knie sollten immer in einer Linie zu den Zehenspitzen gerichtet sein. Strecken Sie die Beine anschließend kraftvoll durch und bewegen Sie den Körper wieder hoch.

32 Kniebeuge mit Gewicht über Kopf

- **Langhantel, Kurzhanteln, Kettlebell etc.**
- **Powerlifting**
- **Grundlagenübung Bein-Rücken-Muskelkette, Gesamtkörperstabilität, Beweglichkeit Achillsessehnen**

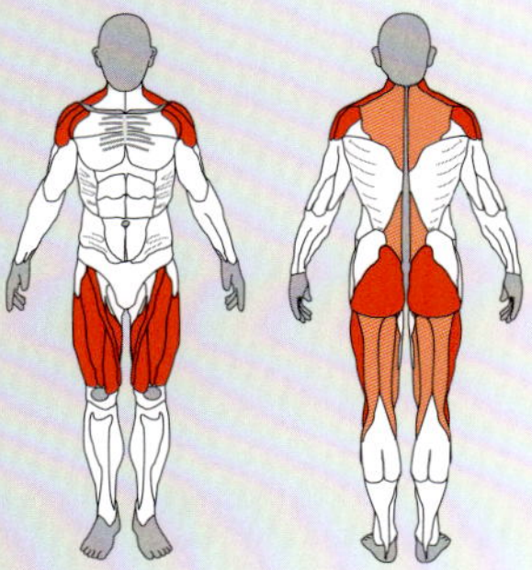

Primär:
Beinstrecker,
großer Gesäßmuskel,
Schultermuskulatur,
oberer Kapuzenmuskelanteil

Sekundär:
Kapuzenmuskel,
Rückenstrecker,
Beinbeuger

Ausführung

Die Bewegungsausführung gleicht in etwa der in Übung 31 beschriebenen beidbeinigen Kniebeuge. Jedoch stellt die Ausführung mit einem über Kopf gehobenen Gewicht eine größere Herausforderung an Ihr Gleichgewicht sowie an Ihren Oberkörper und oberen Rücken dar.

Nehmen Sie eine Langhantel (oberes Bild), zwei Kurzhanteln oder ein bzw. zwei Kettlebells (unteres Bild). Heben Sie diese gestreckt über den Kopf, spannen Sie den Rumpf an und achten auf einen stabilen, etwa schulterbreiten Stand. Beugen Sie nun die Beine und senken Sie den Körper nach unten bis auf etwa 80 Grad Kniebeugung oder tiefer ab. Das Gewicht sollte dabei stets gerade nach oben angehoben werden. Sie werden bei zunehmender Absenkung merken, dass das Gewicht immer stärker auf die Oberkörper- und Rückenmuskeln wirkt. Spannen Sie diese fest an und arbeiten Sie gegen die Schwerkraft nach hinten-oben. Strecken Sie anschließend die Beine wieder und heben Sie den Körper nach oben an.

Kraftausdauer: 3 Sätze à 20–30 Wiederholungen,
Muskelaufbau: 4–6 Sätze à 8–12 Wiederholungen,
Kraftaufbau: 6–8 Sätze à 3–5 Wiederholungen.

Tipp: Falls Sie Ihr Gleichgewicht nicht halten können, erhöhen Sie die Fersen um 3–5 cm, indem Sie auf ein Brett oder eine Hantelscheibe steigen.

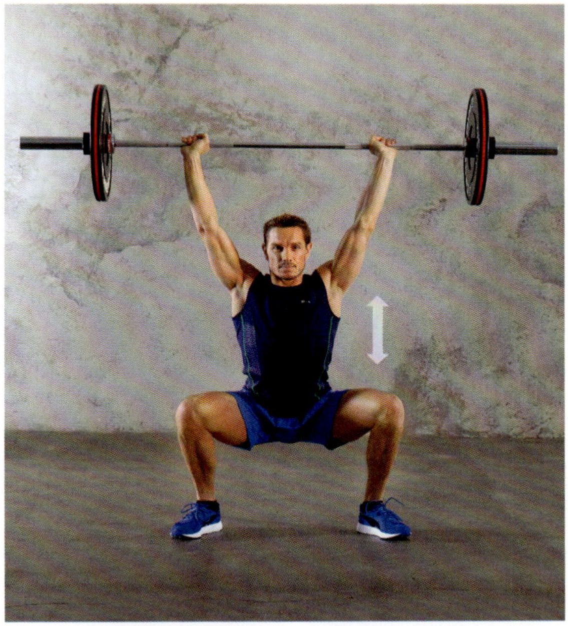

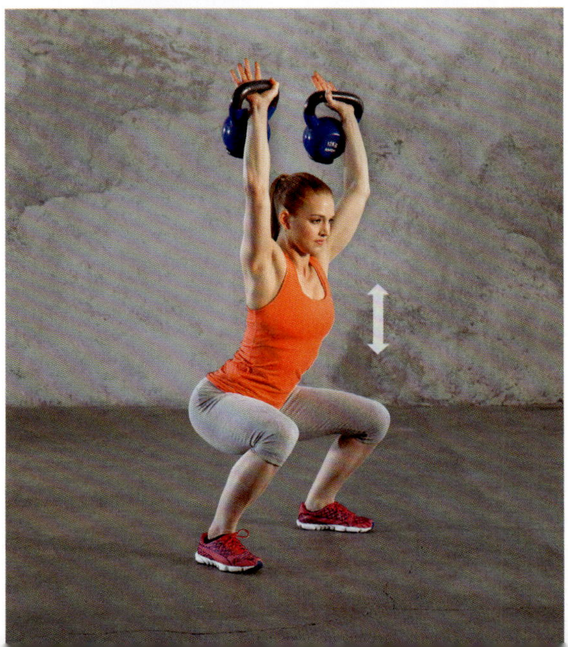

33 Aufgerichtetes Rudern

- Langhantel, Kurzhanteln, Kettlebells, Zugbänder etc.
- Gewichtheben
- Schulter-Bizeps-Muskelkette

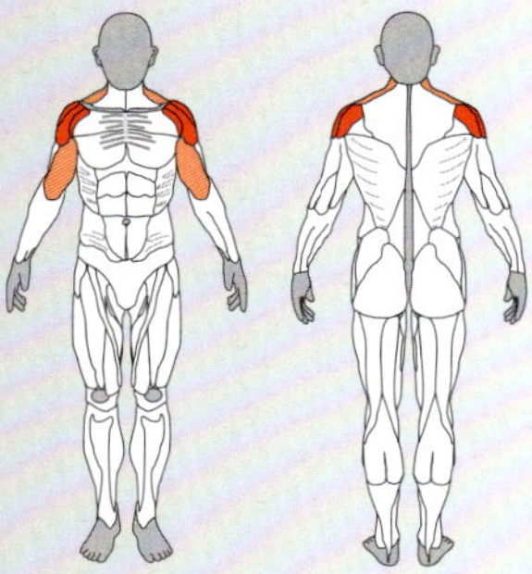

Primär:
Schultermuskulatur

Sekundär:
Armbeuger (Bizeps), oberer Kapuzenmuskelanteil

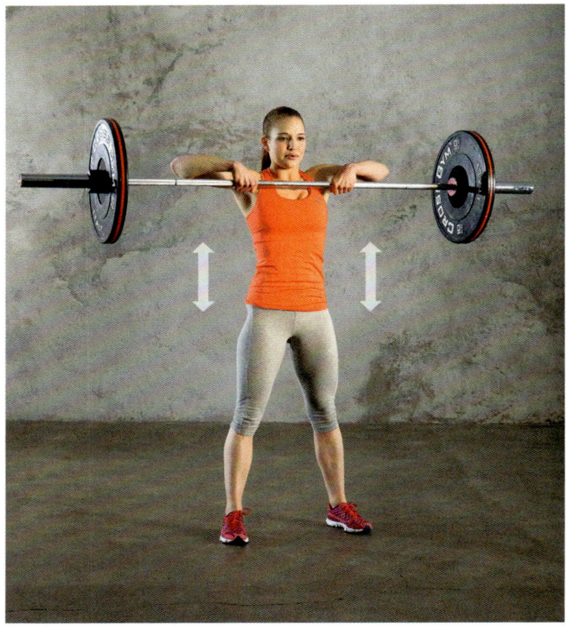

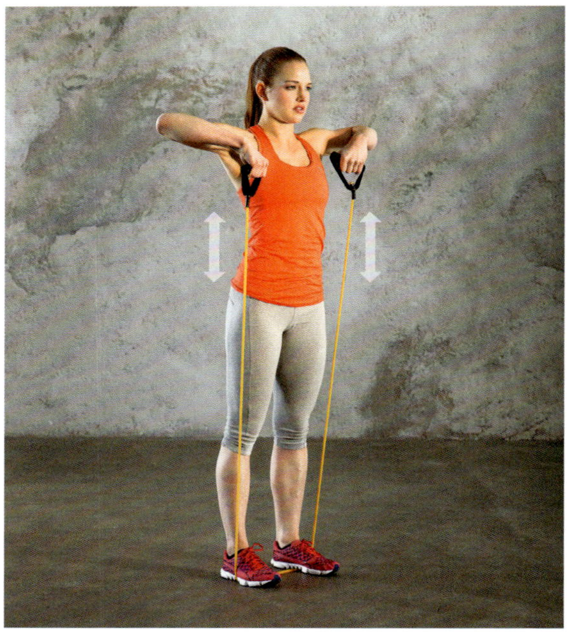

Ausführung

Diese Übung ist eine wichtige und komplexe zweigelenkige Bewegung, die als Vorbereitung auf das Gewichtheben im Allgemeinen besonders wichtig ist.

Verwenden Sie eine Langhantel (oberes Bild), Kurzhanteln, Kettlebells oder Zugbänder (starkes Theraband®, Tubes etc., unteres Bild). Je nach Zielsetzung sollte das Gewicht so gewählt werden, dass Sie etwa 8–12 Wiederholungen für Kraft und Hypertrophie und etwa 20–30 Wiederholungen für Kraftausdauer schaffen. Im maximalen Bereich sollten Sie nur 3–5 Wiederholungen schaffen können.

Nehmen Sie das Gewicht mit gestreckten Armen auf und spannen Sie dabei den Körper fest an. Beugen Sie nun Ihre Arme und heben Sie das Gewicht bis kurz vor dem Kinn an. Die Ellenbogen ziehen dabei weit nach außen-oben und markieren stets den höchsten Punkt der Bewegung. Ziehen Sie am Ende des Anhebens die Schultern weit nach hinten-oben an und machen Sie ein leichtes Hohlkreuz, um die gesamte Bewegungsamplitude auszunutzen.

Senken Sie das Gewicht im Anschluss wieder kontrolliert nach unten in die Ausgangsstellung ab.

Kraftausdauer: 3 Sätze à 20–30 Wiederholungen,
Muskelaufbau: 4–6 Sätze à 8–12 Wiederholungen,
Kraftaufbau: 6–8 Sätze à 3–5 Wiederholungen.

34 Vorgebeugtes Rudern

- Langhantel, Kurzhanteln, Kettlebells etc.
- Gewichtheben
- Gesamte Rückenmuskelkette, dorsale Rumpfstabilität

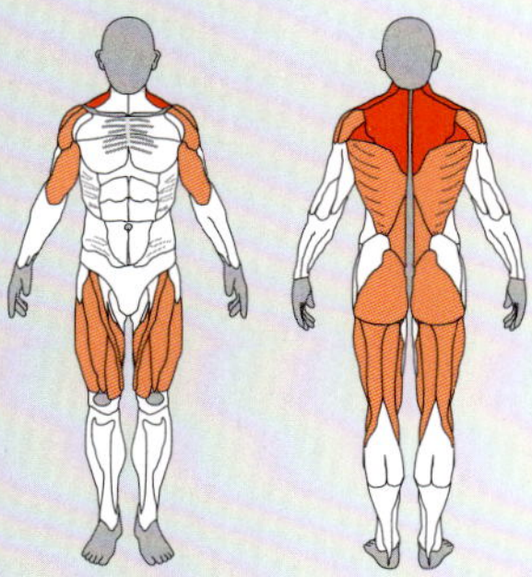

Primär:
Kapuzenmuskel,
Rautenmuskel,
hinterer Schulteranteil

Sekundär:
Armbeuger (Bizeps),
Rückenstrecker,
Armanzieher (Latissimus),
mittlerer Schulteranteil,
großer Gesäßmuskel,
Beinbeuger, Beinstrecker

Ausführung

Diese Übung ist hervorragend für das Training des gesamten Rückens, sowohl für den oberen als auch für den unteren, geeignet. Verwenden Sie eine Langhantel (oberes Bild), Kurzhanteln (unteres Bild), Kettlebells oder ein ähnliches Gewicht, das Sie gut greifen können.

Nehmen Sie das Gewicht mit gestreckten Armen auf und beugen Sie den Körper bis nahezu in die Waagerechte vor. Um rückenschonend arbeiten zu können, sollten Sie die Knie leicht gebeugt halten und ein leichtes Hohlkreuz machen. Dadurch schaffen Sie eine Bewegungsreserve und können der Gewichtslast bei zunehmender Erschöpfung entgegenwirken und den Druck von den Bandscheiben nehmen.

Der Oberkörper bleibt während der Übung immer in dieser Stellung, während Sie die Arme beugen und das Gewicht nach oben zu Ihrem Bauchnabel anheben und im Anschluss wieder nach unten absenken.

Achten Sie bei der Übungsausführung unbedingt darauf, dass das Gewicht immer möglichst nahe an den Beinen und am Körper entlang bewegt wird. Je weiter Sie sich vom Körperschwerpunkt entfernen, umso mehr Kraft wirkt auf die Bandscheiben und umso wichtiger sind ein starker Rücken und eine stabile Körperspannung.

Alternativ können Sie diese Übung auch mit dem Aufrichten des Oberkörpers nach jeder vollständigen Wiederholung in vorgebeugter Haltung kombinieren. Oder im Wechsel mit dem aufgerichteten Rudern (Übung 33) durchführen. Das Gewicht sollte wie immer dem Könnensstand und der Zielsetzung angepasst werden (siehe Übung 33).

Kraftausdauer: 3 Sätze à 20–30 Wiederholungen,
Muskelaufbau: 4–6 Sätze à 8–12 Wiederholungen,
Kraftaufbau: 6–8 Sätze à 3–5 Wiederholungen.

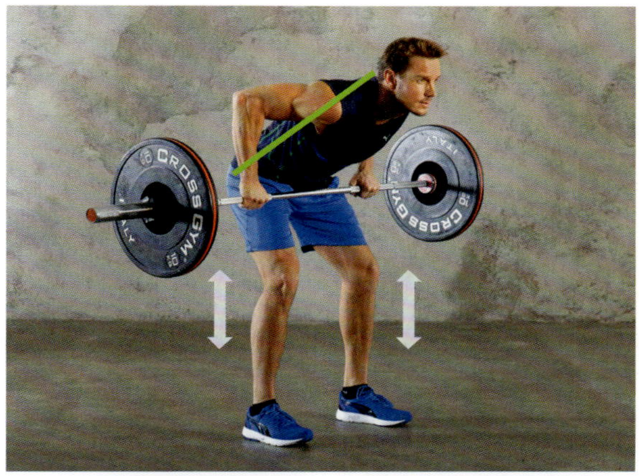

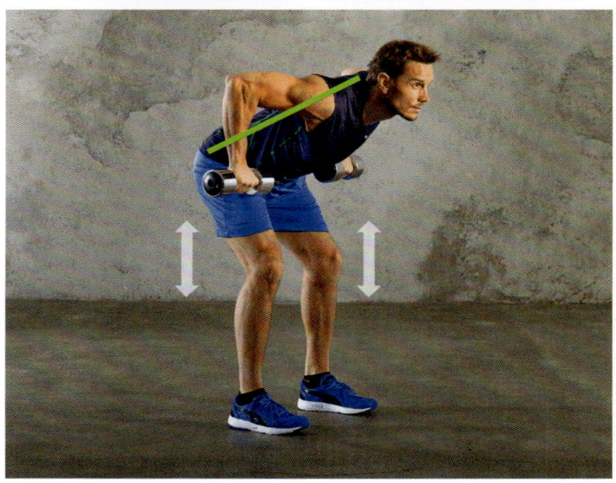

35 Hantel-Drücken

- Langhantel, Kurzhanteln, Kettlebells etc.
- Gewichtheben
- Grundlagenübung Schulter-Trizeps-Kette, gesamte Körperstabilität

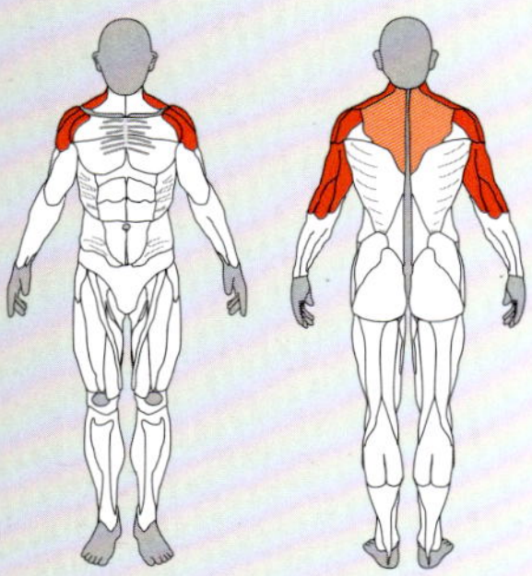

Primär:
Schultermuskulatur,
Trizeps,
oberer Kapuzenmuskelanteil

Sekundär:
Kapuzenmuskel

Ausführung

Das sogenannte Drücken war eine Wettkampfdisziplin in den Anfängen des Gewichthebens. Diese Übung ist vor allem für die Ausbildung einer starken Schulter-Trizeps-Muskelkette geeignet und stellt die Basis für viele Grundübungen im Gewichtheben dar.

1 Nehmen Sie eine Langhantel, Kurzhanteln oder Kettlebells und platzieren Sie diese mit einem festen Griff auf Ihrem Brustkorb. Eine Langhantel darf dabei ohne Probleme direkt auf dem Brustkorb aufliegen. Kurzhanteln oder Kettlebells werden etwas seitlich neben dem Kopf platziert. Achten Sie stets auf einen fest angespannten Rumpf und vermeiden Sie ein Hohlkreuz.

2 Drücken Sie nun das Gewicht durch das Strecken der Arme nach oben über den Kopf, ohne dabei mit Schwung aus den Beinen zu arbeiten. Pressen Sie bei der Aufwärtsbewegung die Fersen fest in den Boden hinein, um noch mehr Stabilität zu erhalten.

Senken Sie das Gewicht danach wieder kontrolliert auf die Brust ab.

Kraftausdauer: 3 Sätze à 20–30 Wiederholungen,
Muskelaufbau: 4–6 Sätze à 8–12 Wiederholungen,
Kraftaufbau: 6–8 Sätze à 3–5 Wiederholungen.

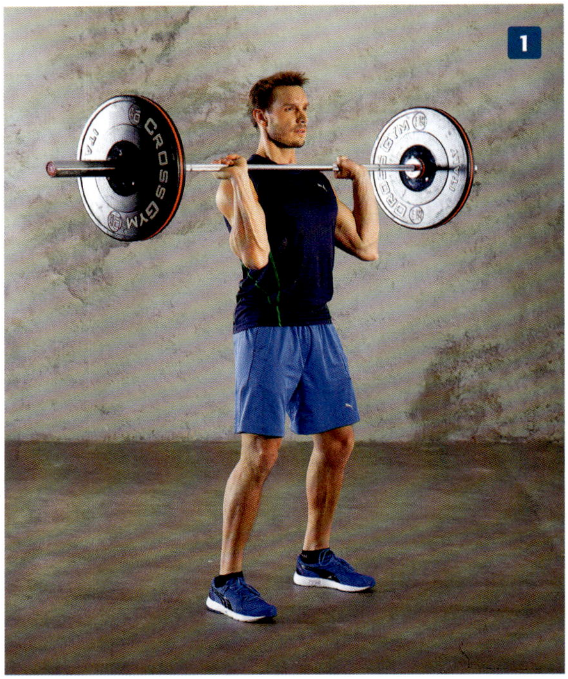

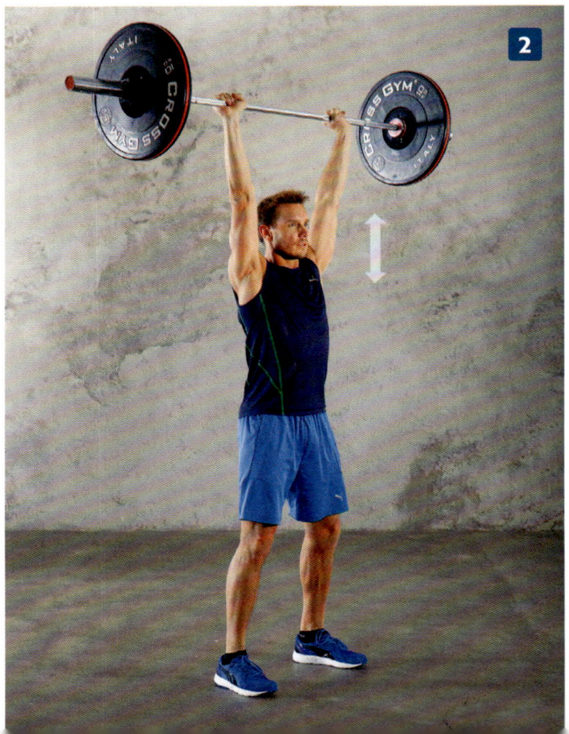

36 Kreuzheben

- Langhantel, Kurzhanteln, Kettlebells etc.
- Gewichtheben
- gesamte hintere Bein-Rücken-Muskelkette, Gesamtkörperstabilität

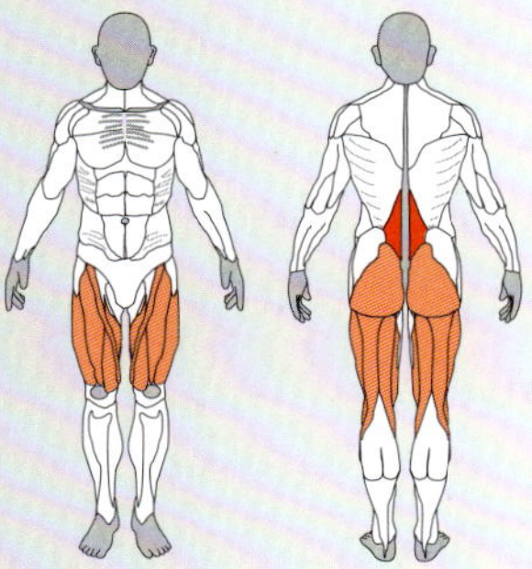

Primär:
Rückenstrecker

Sekundär:
Beinstrecker,
großer Gesäßmuskel,
Beinbeuger

Ausführung

Das Kreuzheben ist neben der Kniebeuge und dem Bankdrücken eine der klassischen Disziplinen des Kraftdreikampfes. Diese Übung bildet eine enorme Körperstabilität aus und steht Pate für elementare Kraft.

1+2 Positionieren Sie eine mittelschwere bis schwere Langhantel, Kurzhanteln oder schwere Kettlebells vor sich auf dem Boden. Senken Sie den Oberkörper zum Gewicht herab, indem Sie die Beine leicht beugen und ein leichtes Hohlkreuz als Bewegungsreserve bilden. Greifen Sie nun das Gewicht mit einem normalen Obergriff (Ristgriff) oder einem gegengleichen (Zwiegriff), um einen besseren Halt zu erzielen. Heben Sie das Gewicht nach oben an, indem Sie den Oberkörper aufrichten und am Ende sogar ganz wenig überstrecken. Das Gewicht muss dabei immer möglichst nahe am Körper bewegt werden. Vermeiden Sie unbedingt einen Rundrücken.

Beugen Sie den Körper danach wieder nach unten, bis sich das Gewicht kurz vor dem Boden befindet. Legen Sie es nicht ganz ab und wiederholen Sie die Bewegung.

Kraftausdauer: 3 Sätze à 20–30 Wiederholungen,
Muskelaufbau: 4–6 Sätze à 8–12 Wiederholungen,
Kraftaufbau: 6–8 Sätze à 3–5 Wiederholungen.

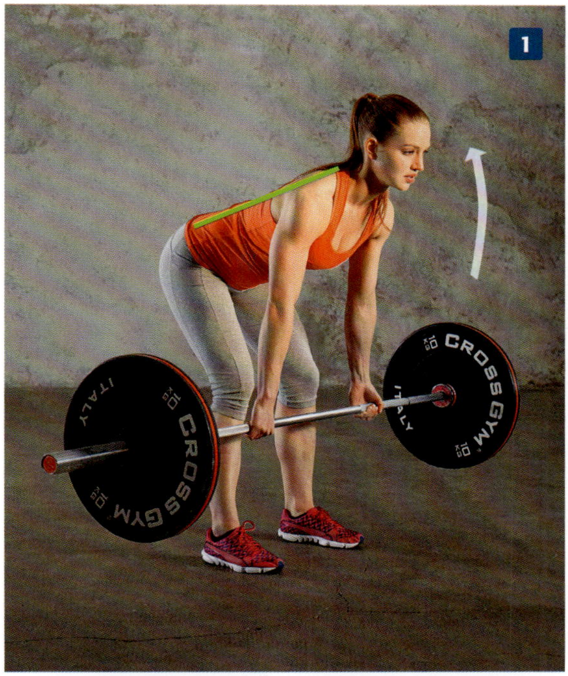

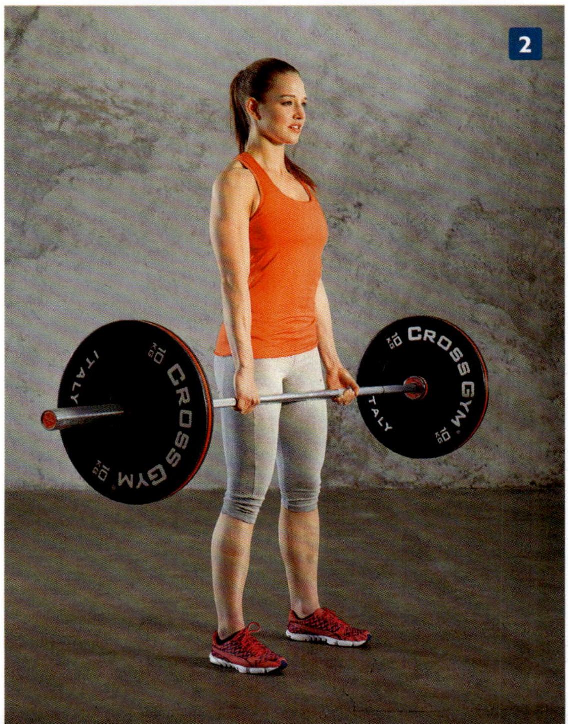

37 Umsetzen

- Langhantelstange, Kurzhanteln Kettlebells etc.
- Gewichtheben
- Ganzkörperübung mit allen Hauptbewegungsfunktionen, Ganzkörperstabilität, Explosivität, Kopplungsfähigkeit

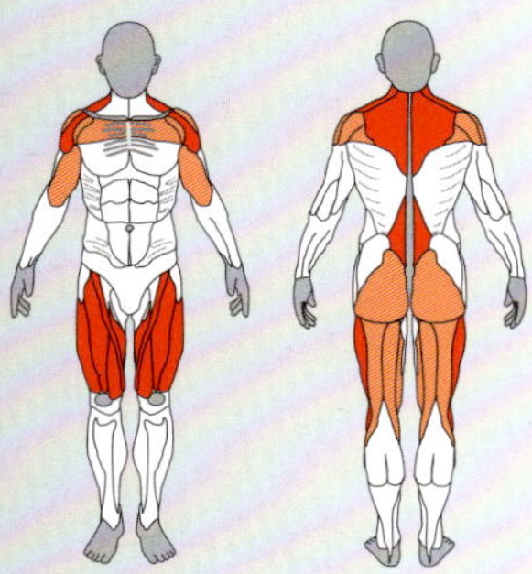

Primär:
Rückenstrecker, Beinstrecker, Kapuzenmuskel, mittlerer Schulteranteil

Sekundär:
Beinbeuger, großer Gesäßmuskel, Armbeuger (Bizeps), vorderer und hinterer Schulteranteil, Rautenmuskel, oberer Brustmuskelanteil

Ausführung

Diese Übung ist die erste Teilbewegung des Stoßens beim Gewichtheben. Sie setzt sich aus dem Kreuzheben und dem aufgerichteten Rudern zusammen und wird möglichst explosiv und schnellkräftig durchgeführt.

1–4 Positionieren Sie eine Langhantel, Kurzhanteln oder Kettlebells vor sich auf dem Boden. Beugen Sie sich mit geradem Rücken (leichtes Hohlkreuz) und angewinkelten Knien nach unten zum Gewicht, spannen Sie den Körper fest an und greifen Sie es mit etwas über schulterbreitem Abstand. Richten Sie nun den Oberkörper kraftvoll auf, lassen Sie die Arme gestreckt und gehen Sie am Ende der Bewegung schwungvoll auf die Fußballen, um den Kraftimpuls zu erhöhen. Kurz vor Beendigung der Aufwärtsbewegung werden die Ellenbogen angewinkelt und das Gewicht explosiv bis auf Kinnhöhe angehoben. Die Ellenbogen ziehen dabei bis über die Ohren. Befindet sich das Gewicht dann auf Kinnhöhe, werden die Beine etwas gebeugt und die Ellenbogen nach vorne geführt, was das eigentliche Umsetzen markiert. Wenn Sie eine Langhantel verwenden, liegt das Gewicht nun auf Ihrer Brust und eher locker in den Händen.

Nun führen Sie das Gewicht in umgekehrter Reihenfolge wieder nach unten bis kurz vor dem Boden zurück. Das Gewicht wird bei der gesamten Bewegung immer linear so nah wie möglich am Körper bewegt.

Kraftausdauer: 3 Sätze à 20–30 Wiederholungen,
Muskelaufbau: 4–6 Sätze à 8–12 Wiederholungen,
Kraftaufbau: 6–8 Sätze à 3–5 Wiederholungen.

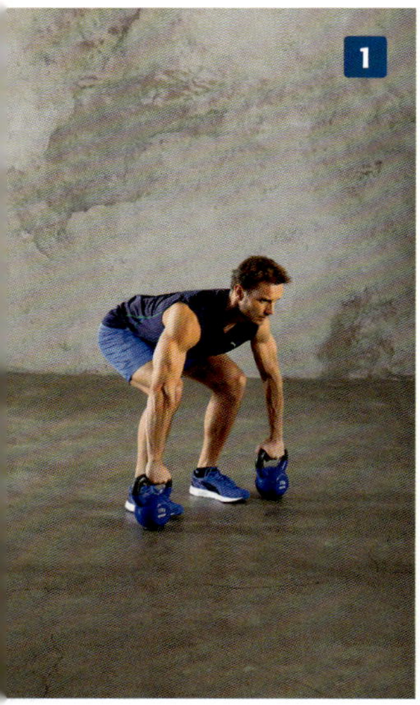

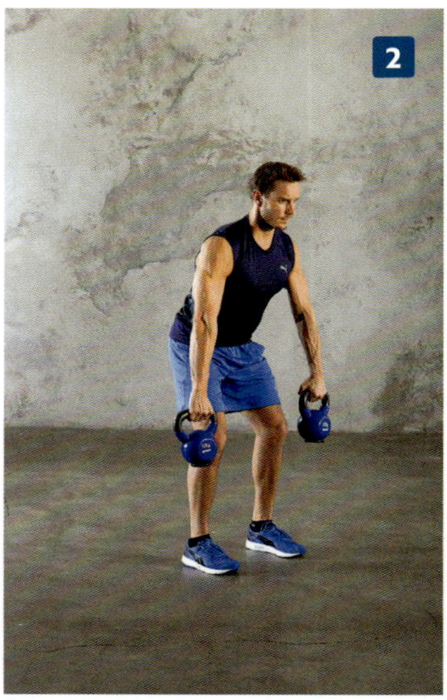

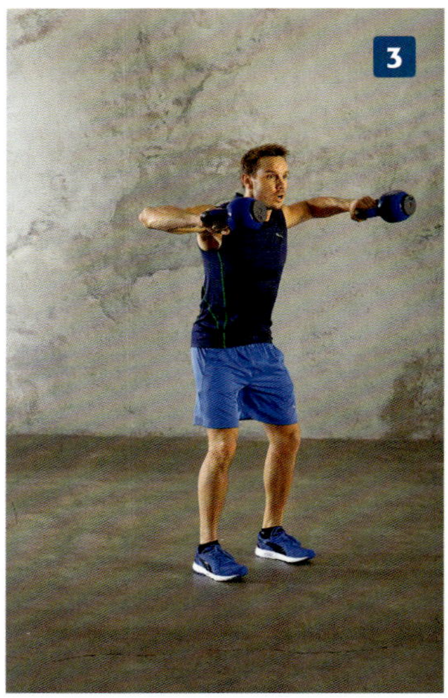

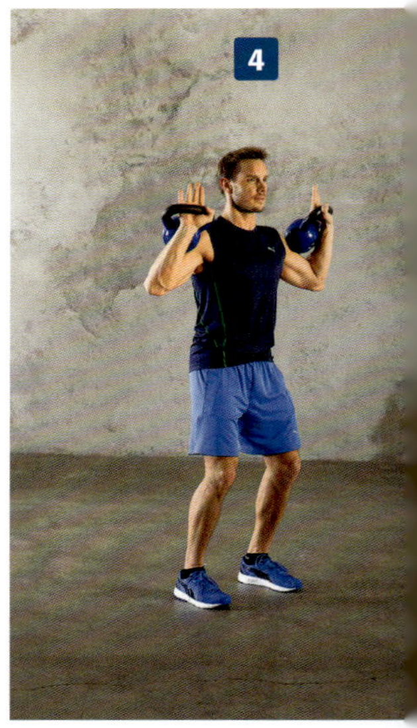

38 Umsetzen und Stoßen

- Langhantelstange, Kurzhanteln, Kettlebells etc.
- Gewichtheben
- Ganzkörperübung mit allen Hauptbewegungsfunktionen, Ganzkörperstabilität, Explosivität, Kopplungsfähigkeit

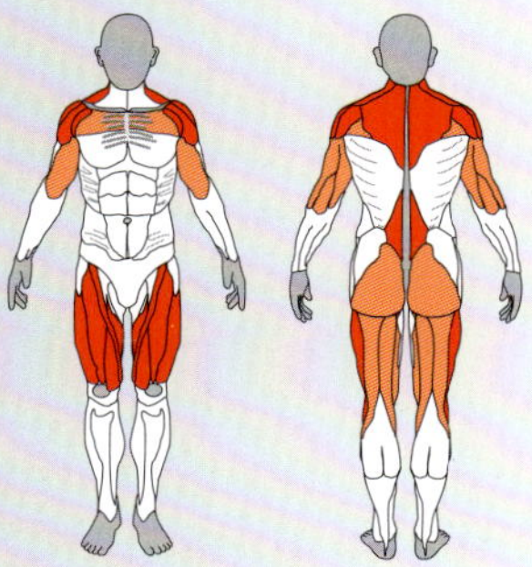

Primär:
Rückenstrecker, Beinstrecker Kapuzenmuskel, Schultermuskulatur

Sekundär:
Armstrecker (Trizeps), Beinbeuger, großer Gesäßmuskel, Armbeuger (Bizeps), Rautenmuskel, oberer Brustmuskelanteil

Ausführung

Das Umsetzen und Stoßen ist eine der effektivsten Ganzkörperübungen für elementare Kraft und Bewegungskoordination. Nahezu alle großen Muskelgruppen spielen bei dieser Übung aktiv zusammen.

1–4 Die Einleitung beginnt mit dem Umsetzen des Gewichts (Übung 37). Dabei wird das Gewicht nach dem Anheben und Umsetzen kurzzeitig auf der Brust aufgelegt. Sofort danach beugen und strecken Sie die Beine etwas, um Schwung aufzubauen. Nutzen Sie diesen Schwung aus, um die Hantel, die Kurzhanteln oder die Kettlebells explosiv nach oben über den Kopf zu stoßen. Diese Übung lebt vom koordinativen Zusammenspiel der einzelnen Teilbewegungen und wird sehr schnellkräftig und schwungvoll ausgeführt.

Nach dem Stoßen bewegen Sie das Gewicht in umgekehrter Reihenfolge wieder zurück, indem Sie erst die Arme beugen, das Gewicht auf der Brust absetzen, die Ellenbogen zu den Ohren führen, die Arme strecken, das Gewicht dadurch nach unten bewegen und erst zum Schluss den Oberkörper nach vorne-unten verlagern, die Beine beugen und das Gewicht bis kurz vor dem Boden absetzen. Von der Seite betrachtet, würde das gehobene Gewicht eine gerade Linie nach oben verfolgen und keine Bogenform beschreiben.

Kraftausdauer: 3 Sätze à 12–15 Wiederholungen,
Muskelaufbau: 4–6 Sätze à 8–10 Wiederholungen,
Kraftaufbau: 6–8 Sätze à 3–5 Wiederholungen.

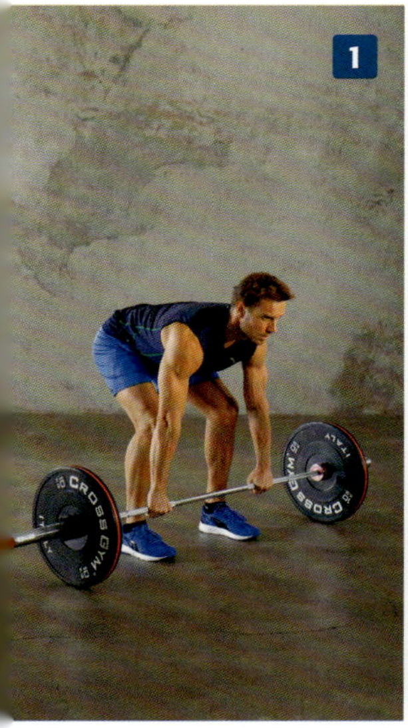

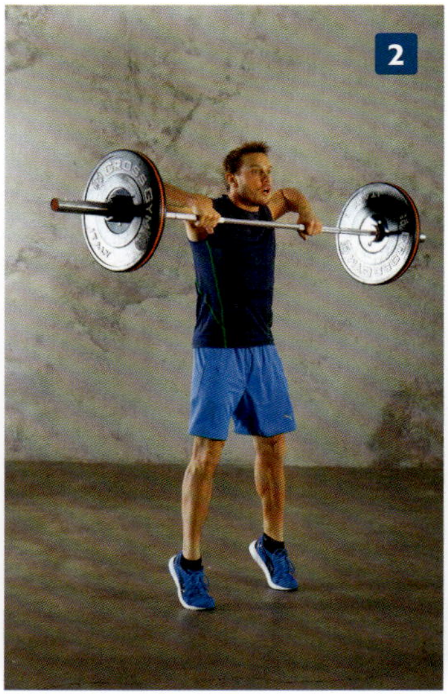

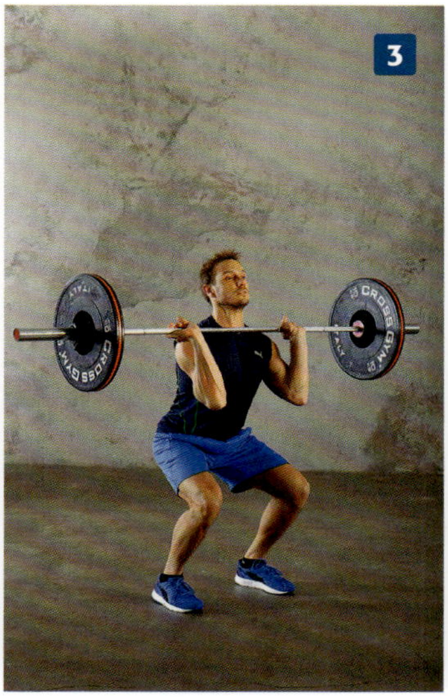

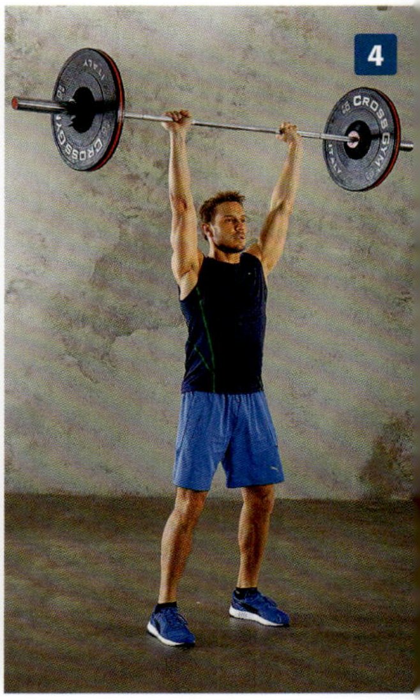

39 Bankdrücken

- Langhantelstange, Kurzhanteln
- Gewichtheben/Powerlifting
- Grundlagenübung, Brust-Trizeps-Schulterkette

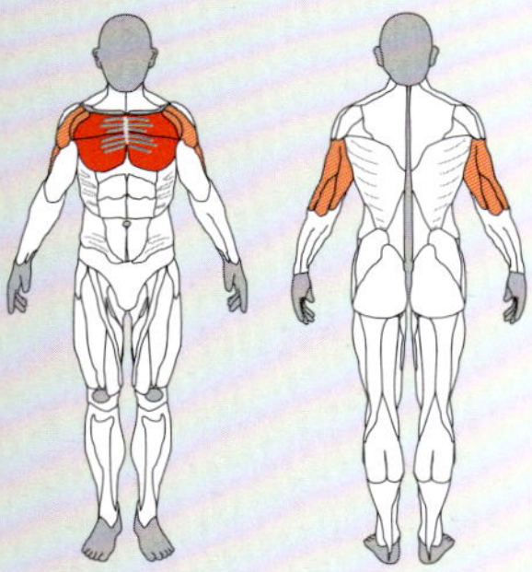

Primär:
Brustmuskulatur

Sekundär:
Vorderer und mittlerer Schulteranteil, Armstrecker (Trizeps)

Ausführung

1 Legen Sie sich auf eine Hantelbank oder eine angenehme, leichte Erhöhung (festes Polster, liegender Boxsack etc.) auf dem Boden. Greifen Sie eine Langhantel, Kurzhanteln oder Kettlebells und positionieren Sie diese mit gestreckten Armen auf Augenhöhe über Ihren Kopf. Grätschen Sie die Beine etwas über schulterbreit und drücken Sie mit den Fußballen fest in den Boden. Dadurch spannt sich Ihr Rücken an und Sie erreichen eine bessere Stabilität.

2 Senken Sie nun das Gewicht bis ganz nach unten zu Ihrem Brustkorb ab, indem Sie die Arme nach außen beugen. Während der Abwärtsbewegung sollte das Gewicht eine leichte Kurve beschreiben und in Richtung des Brustbeins bewegt werden.

Im Anschluss wird das Gewicht wieder nach oben in die Ausgangslage gedrückt. Es wird Ihnen helfen, während der Abwärtsbewegung ein- und beim Hockdrücken auszuatmen. Insgesamt sollten Sie die Aufwärtsbewegung etwas schneller und explosiver als die Abwärtsbewegung durchführen.

Verwenden Sie je nach Zielsetzung unterschiedlich schwere Gewichte.

Kraftausdauer: 3 Sätze à 20–30 Wiederholungen,
Muskelaufbau: 4–6 Sätze à 8–12 Wiederholungen,
Kraftaufbau: 6–8 Sätze à 3–5 Wiederholungen.

Hinweis: Grundsätzlich sollte der Rücken fest nach unten gedrückt werden. Ein leichtes Hohlkreuz ist nur in Ausnahmefällen bei guter Kontrolle erlaubt.

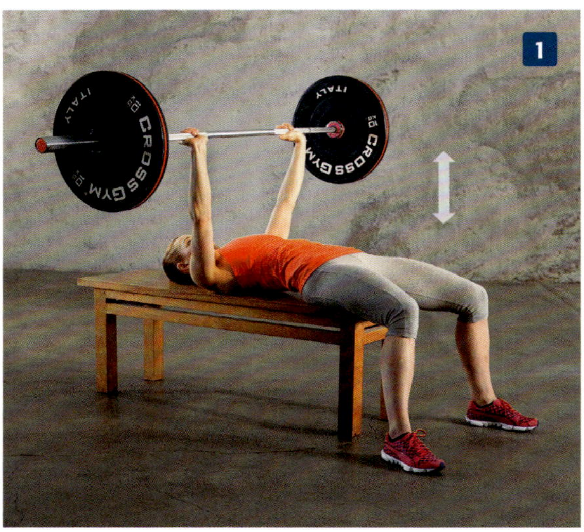

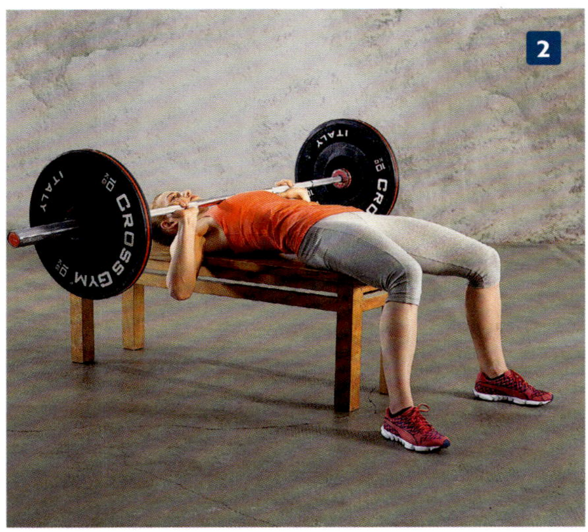

40 Schweres Hantelboxen

- Mittelschwere Kurzhanteln (Frauen etwa 3–5 kg, Männer 6–8 kg), evtl. Langhantelstange
- Kampfsport
- Schulterstabilität

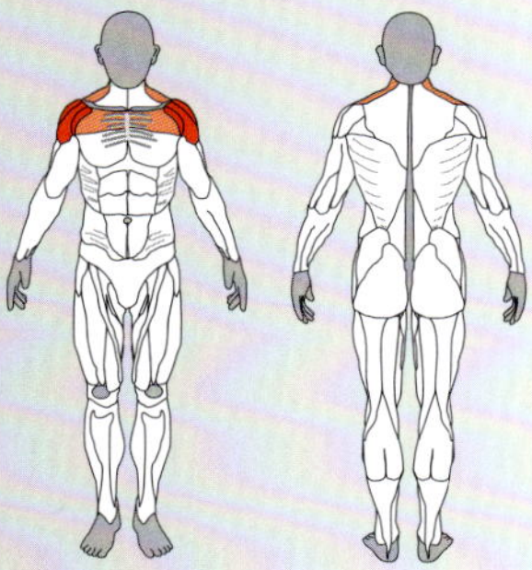

Primär:
Vorderer und mittlerer Schulteranteil

Sekundär:
Oberer Brustmuskelanteil, oberer Kapuzenmuskelanteil

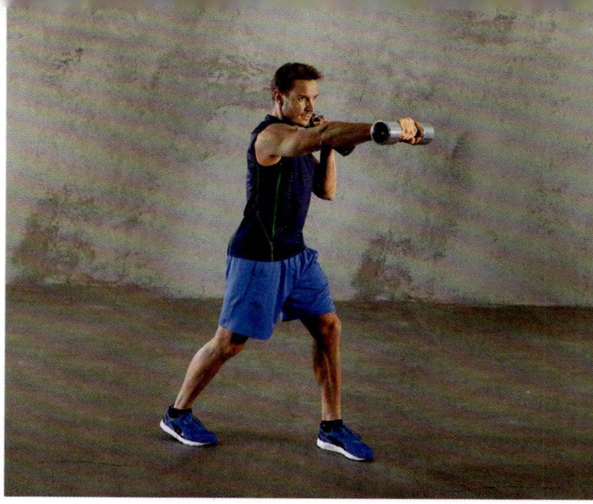

Ausführung

Halten Sie die Hanteln links und rechts neben Ihrem Kinn. Die Ellenbogen liegen seitlich am Brustkorb auf. Strecken Sie abwechselnd einen Arm gerade nach vorne (ähnlich einem Boxstoß) und drehen Sie die Hantel dabei von der Senkrechten in die Waagerechte. Die Bewegung erfolgt immer geradlinig, auch beim Zurückführen des Arms nach dem Boxstoß.
Kraftausdauer: 3 Sätze à 20–30 Wiederholungen,
Muskelaufbau: 4–6 Sätze à 8–12 Wiederholungen,
Kraftaufbau: 6–8 Sätze à 3–5 Wiederholungen.

41 Klimmzug

- Stange, Reck, Ringe, Slingtrainer etc.
- Gerätturnen, Leichtathletik, Kampfsport
- Grundübung für die gesamte Armbeuge-Zug-Muskelkette, Hangkraft

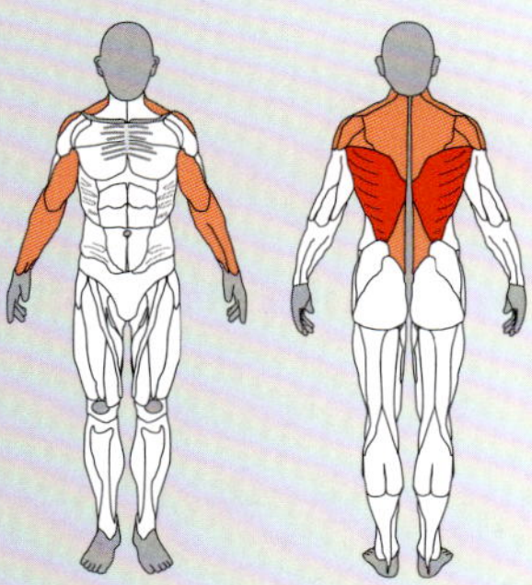

Primär:
Armanzieher (Latissimus)

Sekundär:
Armbeuger (Bizeps),
Kapuzenmuskel,
hinterer Schulteranteil,
Unterarme,
Rückenstrecker

Ausführung

Hängen Sie sich mit gestreckten Armen an eine Stange, an Ringe oder an einen hohen Slingtrainer. Ziehen Sie sich mit Spannung nach oben, bis sich das Kinn über Stangenhöhe befindet. Variieren Sie die Griffe (Rist- oder Kammgriff). Je breiter, umso schwerer. Bei Bedarf von einer Box hochdrücken oder den Fuß in ein Zugband stellen, das das Körpergewicht abnimmt.
Kraftausdauer: 3 Sätze à 10–15 Wiederholungen,
Muskelaufbau: 4–6 Sätze à 6–8 Wiederholungen,
Kraftaufbau: 6–8 Sätze à 3–5 Wiederholungen.

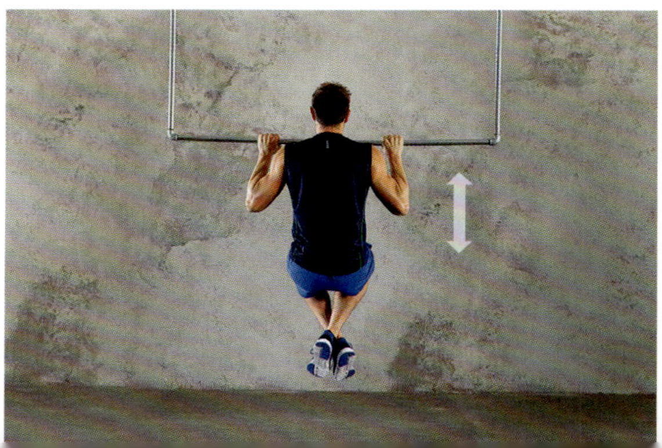

42 Klimmzug rücklings

- Stange, Ringe, Slingtrainer, Reck etc.
- Gerätturnen, Leichtathletik, Kampfsport
- Ganzkörperspannung, Zugkraft, Hangkraft

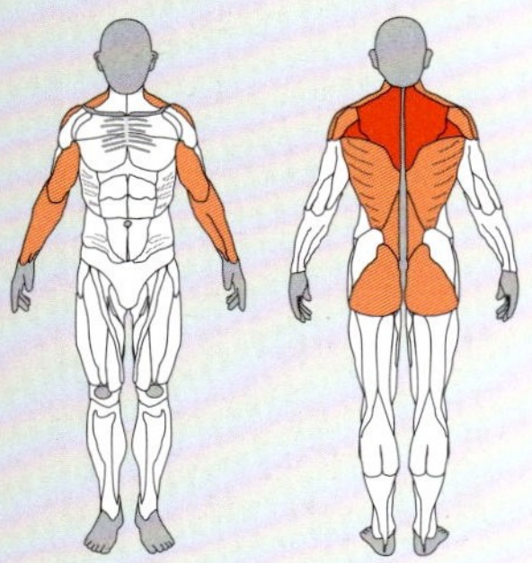

Primär:
Mittlerer Kapuzenmuskelanteil, Rautenmuskel

Sekundär:
Armanzieher (Latissimus), Armbeuger (Bizeps), hinterer Schulteranteil, oberer Kapuzenmuskelanteil, Rautenmuskel, Rückenstrecker, großer Gesäßmuskel, Unterarme

43 Knieheben und Becken einrollen im Langhang

- Stange, Ringe, Slingtrainer, Reck etc.
- Gerätturnen
- Hüftbeugekraft, Ganzkörperspannung, Hangkraft

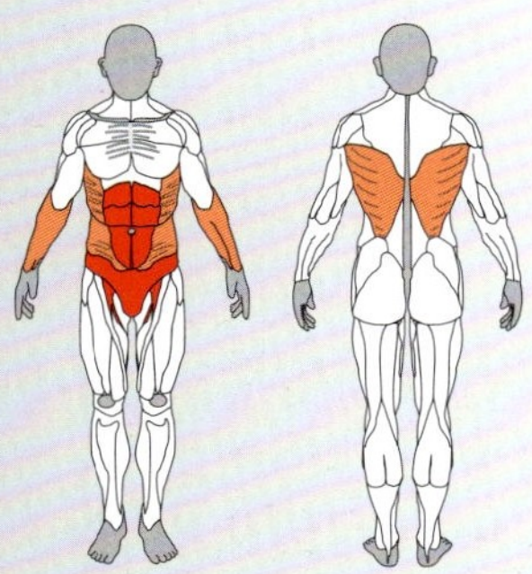

Primär:
Hüftbeuger, quer und gerade verlaufende Bauchmuskulatur

Sekundär:
Seitliche Bauchmuskulatur, Sägemuskel, Unterarme, Armanzieher (Latissimus)

Ausführung

1 Hängen Sie sich mit gestreckten Armen an eine Stange, an Ringe oder an einen Sling. Heben Sie die angewinkelten Beine an und rollen Sie das Becken ein, bis die Knie die Brust oder sogar die Schultern berühren.

Kraftausdauer: 3 Sätze à 20–30 Wiederholungen,
Muskelaufbau: 4–6 Sätze à 8–12 Wiederholungen,
Kraftaufbau: 6–8 Sätze à 3–5 Wiederholungen.

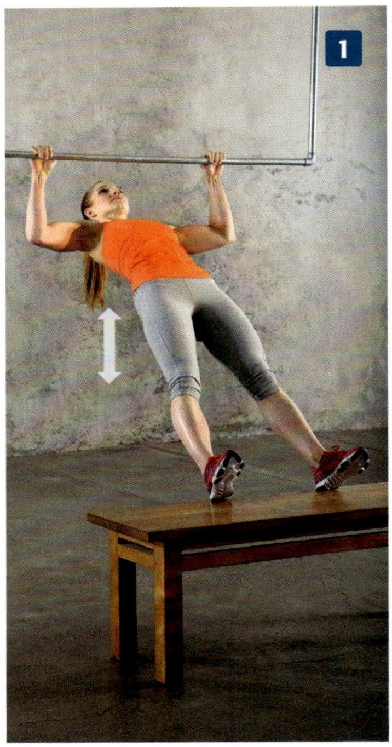

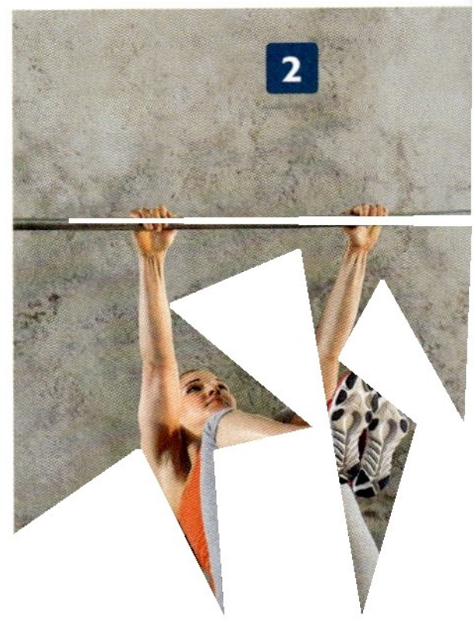

Ausführung

2 Hängen Sie sich rücklings mit gestreckten Armen waagerecht an eine Stange, Ringe oder einen Sling und ziehen Sie sich bis zum Brustkorb an der Stange hoch. Der Körper sollte dabei gestreckt sein. Wenn Sie die Beine anwinkeln, wird die Übung leichter. Variieren Sie auch den Griff (Rist- oder Kammgriff). Je breiter Sie greifen, umso schwerer wieder es.

Kraftausdauer: 3 Sätze à 20–30 Wiederholungen,
Muskelaufbau: 4–6 Sätze à 8–12 Wiederholungen,
Kraftaufbau: 6–8 Sätze à 3–5 Wiederholungen.

44 Anschweben im Langhang

- Stange, Reck etc.
- Gerätturnen
- Ganzkörperspannung, Hangkraft

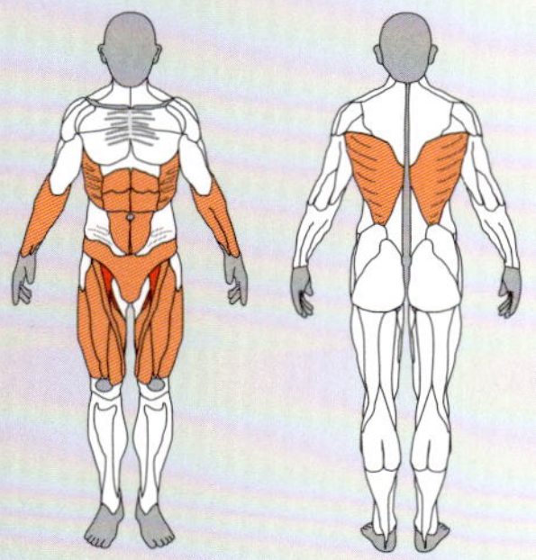

Primär:
Hüftbeuger

Sekundär:
Beinstrecker,
quer und gerade verlaufende Bauchmuskulatur,
Sägemuskel,
Armanzieher (Latissimus),
Unterarme

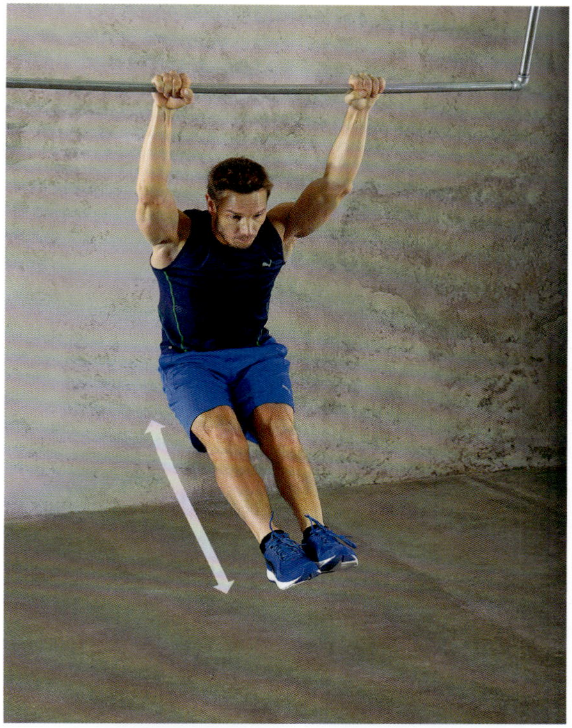

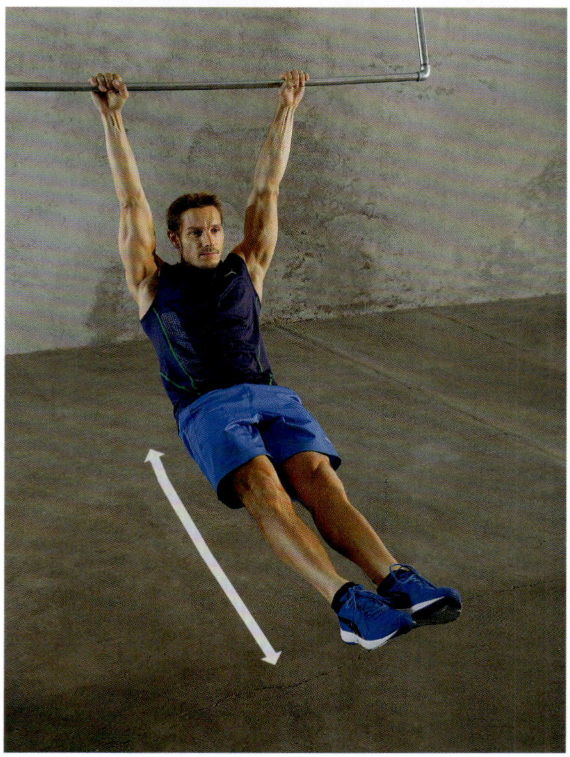

Ausführung

Greifen Sie mit geöffnetem Arm-Rumpf-Winkel (d.h., die Arme sind in Verlängerung der Wirbelsäule weit gestreckt) an eine etwa kopfhohe Stange und positionieren Sie sich ca. 20–30 cm vorlings vor der Stange. Schieben Sie nun Ihr Becken weit nach hinten und springen Sie etwas vom Boden ab. Heben Sie die Beine dabei etwa 5–10 cm vom Boden an und schweben mehrmals vor und zurück. Die Beine nicht anwinkeln, die Füße berühren nicht den Boden. Mit zunehmendem Vorschweben öffnet sich der gesamte Bein-Oberkörper-Winkel und beim Zurückschwingen schließt er sich wieder. Versuchen Sie, während der gesamten Bewegung die Fußsohlen immer parallel und im gleichen Abstand flach über dem Boden zu halten. Die Arme bleiben dabei stets gestreckt. Das Schwingen sollte eine harmonische Bewegung ergeben, bei der Sie durch gezielt getimtes Öffnen und Strecken der Gelenkswinkel den Schwung verstärken können.

Kraftausdauer: 3 Sätze à 20–30 Wiederholungen,
Muskelaufbau: 4–6 Sätze à 8–12 Wiederholungen,
Kraftaufbau: 6–8 Sätze à 3–5 Wiederholungen.

45 Gestrecktes Beinheben

- Stange, Ringe, Slingtrainer, Reck etc.
- Gerätturnen
- Hüftbeugekraft, Hüftbeugebeweglichkeit, Ganzkörperspannung, Hangkraft

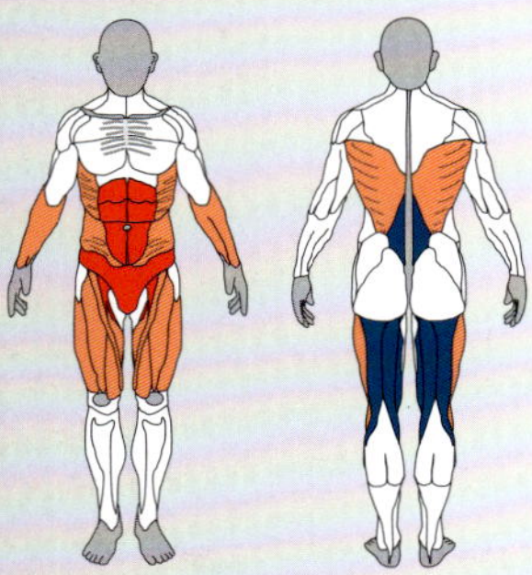

Primär:
Hüftbeuger, quer und gerade verlaufende Bauchmuskulatur

Sekundär:
Seitliche Bauchmuskulatur, Sägemuskel, Unterarme, Armanzieher (Latissimus), Beinstrecker

Beweglichkeit:
Beinbeuger, Rückenstrecker

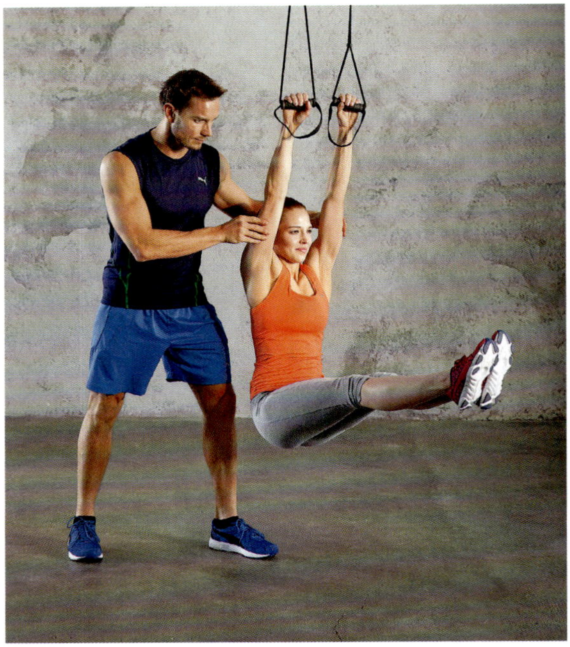

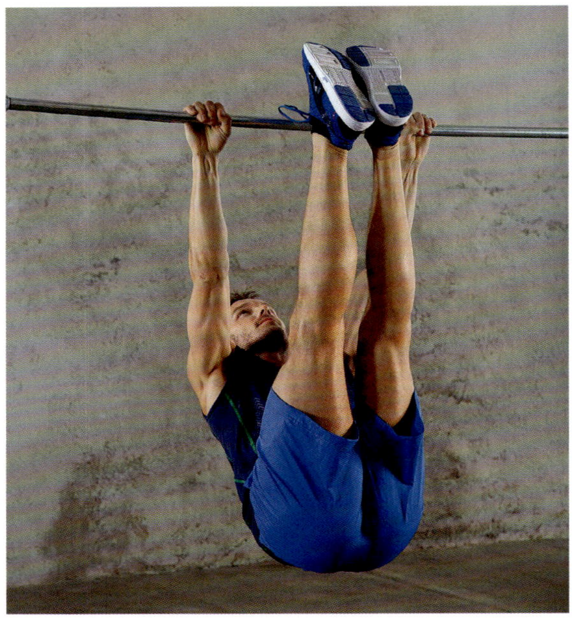

Ausführung

Diese Übung stellt für alle Leistungsturner die Basis einer Vielzahl von Elementen dar, die von einer gut ausgebildeten Hüftbeugekraft und -beweglichkeit abhängig sind.

Hängen Sie sich an eine etwa kopfhohe oder noch etwas höhere Stange, an Ringe oder an einen Slingtrainer, strecken Sie die Arme und spannen Sie die Bauchmuskeln an, indem Sie Ihr Becken zurückkippen und die Lendenwirbelsäule etwas krümmen. Heben Sie nun die Beine gestreckt so weit wie möglich nach oben an. Die Zielform sollte das Erreichen des Kipphangs sein, bei dem die Füße die Hände bzw. die Stange berühren (d.h., die Beine befinden sich in der Endposition gestreckt an der Stange). Diese Übung wird schwerer, sobald Sie mit dem Rücken nicht mehr ausweichen können ((Sprossen-)Wand), oder leichter, wenn Sie zunächst die angewinkelten Beine heben und diese erst am Ende der Bewegung strecken.

Kraftausdauer: 3 Sätze à 15–20 Wiederholungen,
Muskelaufbau: 4–6 Sätze à 8–12 Wiederholungen,
Kraftaufbau: 6–8 Sätze à 3–5 Wiederholungen.

46 Kipphang-Sturzhang beugen

- Stange, Ringe, Slingtrainer, Reck etc.
- Gerätturnen
- Hüftbeugekraft, Hüftbeugebeweglichkeit, Ganzkörperspannung, Hüftstreckkraft, Hangkraft

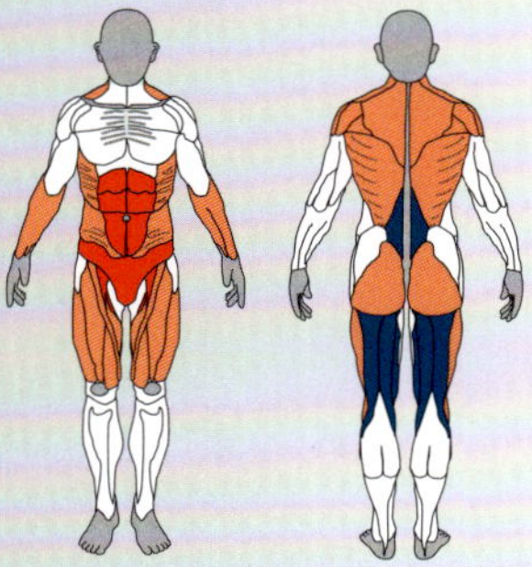

Primär:
Hüftbeuger, quer und gerade verlaufende Bauchmuskulatur

Sekundär:
Kapuzenmuskel, Rautenmuskel, hinterer Schulteranteil, großer Gesäßmuskel, seitliche Bauchmuskulatur, Sägemuskel, Unterarme, Armanzieher (Latissimus), Beinstrecker

Beweglichkeit:
Beinbeuger, Rückenstrecker

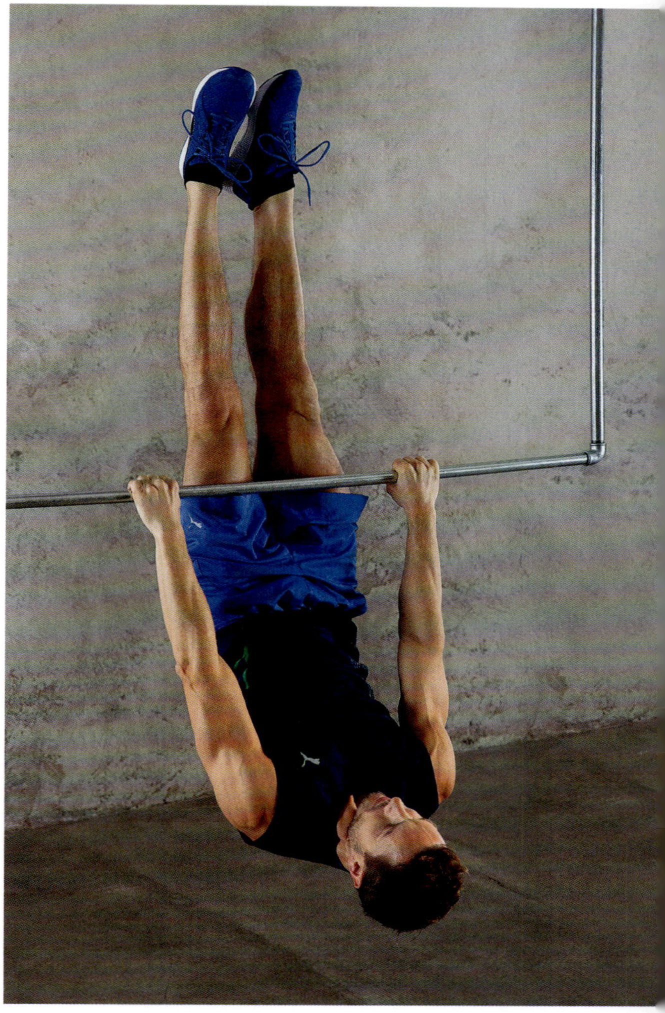

Ausführung

Hängen Sie sich mit gestreckten Armen an eine Stange, an Ringe oder an einen Slingtrainer. Heben Sie die Beine gestreckt bis zur Stange an und nehmen Sie einen Kipphang (wie in Übung 45 beschrieben) ein. Diese Position stellt die Ausgangsstellung dar.

Schließen Sie nun Ihren Arm-Rumpf-Winkel und schieben Sie Ihr Becken und die gestreckten Beine weit nach oben in den sogenannten Sturzhang (Sie hängen also mit gestrecktem Körper am Gerät, die Füße befinden sich oben und der Kopf unten). Öffnen Sie nun den Arm-Rumpf-Winkel wieder und lassen Sie Ihr Becken nach unten in den Kipphang zurückgleiten. Die Beine dabei immer gestreckt und senkrecht nach oben halten.

An einer Stange ist diese Übung schwerer, weil die Beine nicht nach hinten ausweichen können. An den Ringen wird sie dagegen leichter.

Kraftausdauer: 3 Sätze à 12–15 Wiederholungen,
Muskelaufbau: 4–6 Sätze à 8–12 Wiederholungen,
Kraftaufbau: 6–8 Sätze à 3–5 Wiederholungen
(ggf. mit Zusatzgewicht, z. B. Fußmanschette o. Ä.).

47 Gestrecktes Beinkreisen im Langhang

- Stange, Ringe, Slingtrainer, Reck etc.
- Gerätturnen
- Hüftbeugekraft, Hüftbeugebeweglichkeit, Ganzkörperspannung, Hangkraft

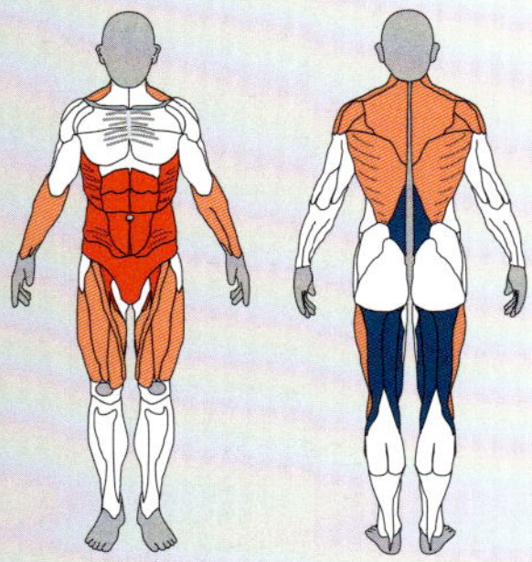

Primär:
Hüftbeuger,
quer und gerade verlaufende Bauchmuskulatur,
seitliche Bauchmuskulatur,
Sägemuskel

Sekundär:
Kapuzenmuskel,
Rautenmuskel,
hinterer Schulteranteil,
Unterarme,
Armanzieher (Latissimus),
Beinstrecker

Beweglichkeit:
Beinbeuger, Rückenstrecker

Ausführung

Hängen Sie sich, wie in Übung 45 beschrieben, mit gestreckten Armen und vorgespanntem Körper an eine Stange, an Ringe oder an einen Slingtrainer. Anstatt die Beine aber geradlinig nach oben anzuheben, führen Sie diese Bewegung kreisend von unten über rechtsaußen nach oben bis nach links-unten durch.

Achten Sie darauf, dass die Beine während der gesamten Bewegung gestreckt bleiben und der Bewegungsradius so groß wie möglich gehalten wird. Wechseln Sie im Anschluss daran die Richtung oder wiederholen Sie eine Bewegungsrichtung mehrmals, ehe Sie auf die andere Seite wechseln.

Um die Übung zu erleichtern, können Sie die Knie mit zunehmendem Anheben der Beine immer mehr anwinkeln. Achten Sie dabei aber darauf, dass nicht nur die Knie angehoben werden, sondern dass sich am höchsten Punkt auch das Becken einrollt.

Kraftausdauer: 3 Sätze à 12–15 Wiederholungen,
Muskelaufbau: 4–6 Sätze à 8–12 Wiederholungen,
Kraftaufbau: 6–8 Sätze à 3–5 Wiederholungen (ggf. mit Zusatzgewicht, z. B. Fußmanschette o. Ä.).

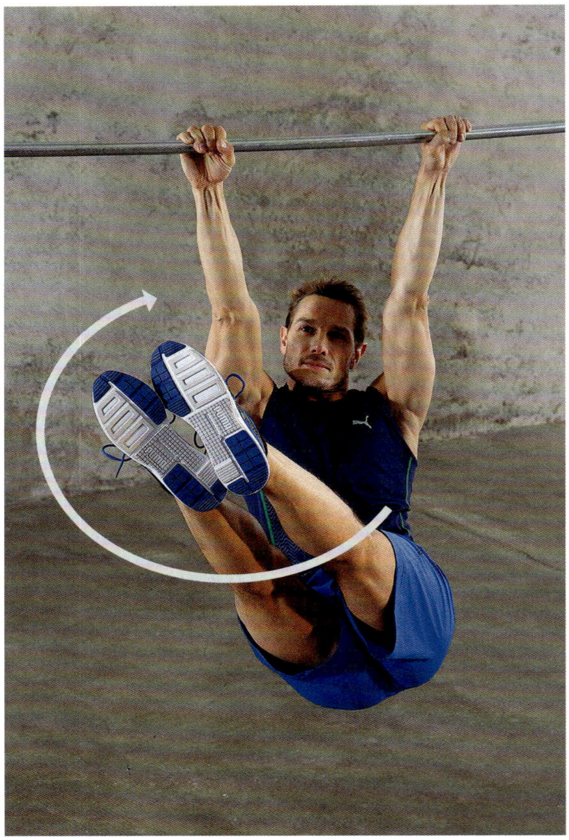

48 Fahne vorlings mit einem gestreckten Bein

- **Stange, Ringe, Slingtrainer, Reck etc.**
- **Gerätturnen**
- **Oberkörperstemmkraft, Ganzkörperspannung, Hangkraft**

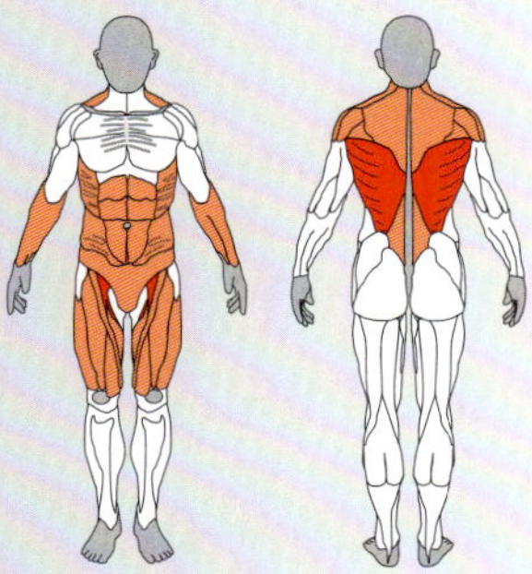

Primär:
Hüftbeuger, Armanzieher (Latissimus)

Sekundär:
Seitliche Bauchmuskulatur, Sägemuskel, quer und gerade verlaufende Bauchmuskulatur, Unterarme, Kapuzenmuskel, Rautenmuskel, hinterer Schulteranteil, Beinstrecker

Ausführung

1 Hängen Sie sich mit gestreckten Armen an eine Stange, an Ringe oder an einen Sling und nehmen Sie einen Sturzhang mit angewinkelten Knien ein. Der gesamte Körper befindet sich in dieser Ausgangsposition in Spannung. Senken Sie nun Ihr Becken etwas, sodass sich die Oberkörper-Becken-Linie waagerecht befindet. Sie werden an dieser Stelle eine erhöhte Muskelanspannung an den seitlichen Rückenmuskeln und in den Armen feststellen, da diese Muskeln den Körper in dieser waagerechten Hängeposition halten müssen.

2 Strecken Sie nun abwechselnd ein Bein gerade nach vorne aus. Durch den verlängerten Hebel wird die Intensität dieser Übung gesteigert und Sie müssen noch mehr Kraft aufbringen, um den Körper in der Waagerechten halten zu können. Optional können Sie diese Position auch mit beiden Beinen gestreckt halten. Versuchen Sie bei allen Varianten nicht mit dem Becken nach unten abzusinken.

Versuchen Sie, diese Übung so lange wie möglich zu halten, und machen Sie zwischen 3 und 6 Sätze. Pausieren Sie zwischen den Sätzen etwa 60–90 Sekunden.

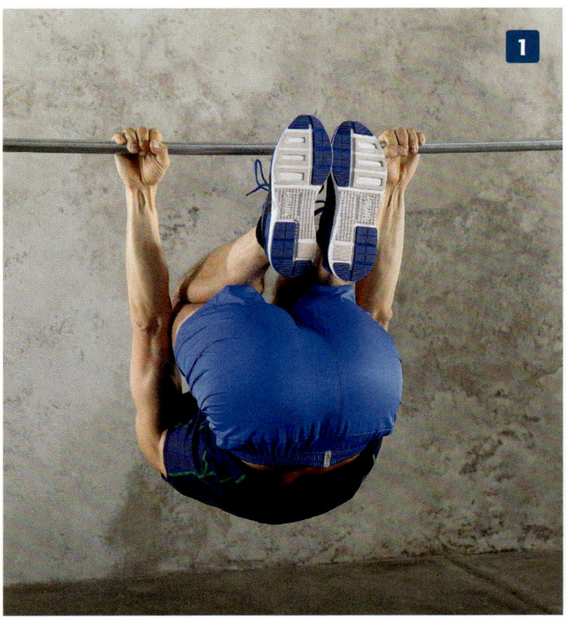

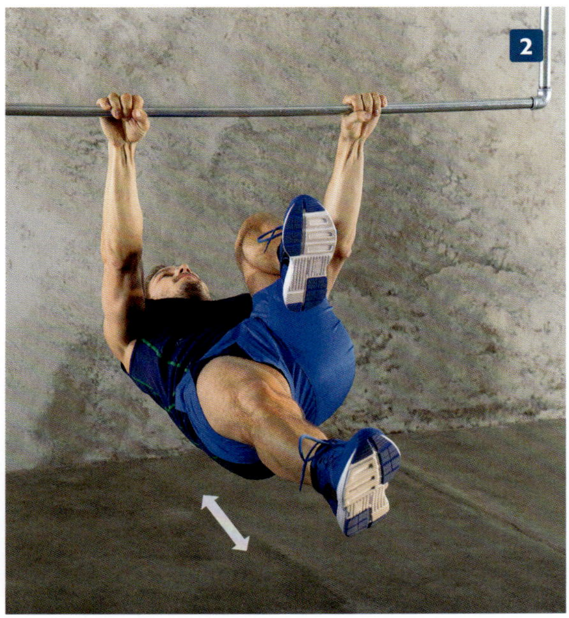

49 Stützspringen mit gestreckten Armen

- Stange, Reck, Ringe, Slingtrainer etc.
- Geräturnen
- Stemmkraft, Stützkraft, Ganzkörperspannung

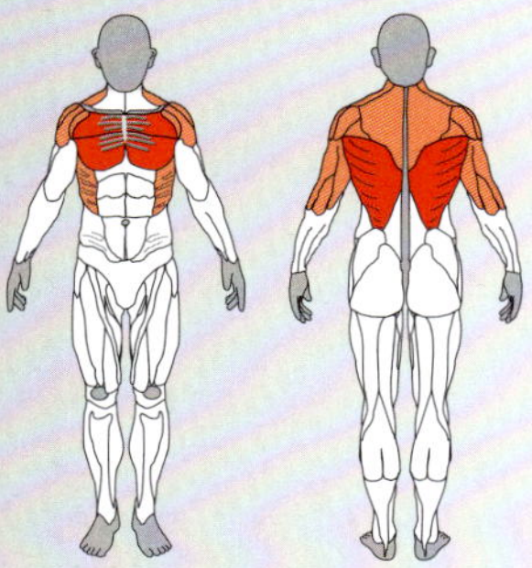

Primär:
Armanzieher (Latissimus), Brustmuskulatur

Sekundär:
Kapuzen- und Rautenmuskel, Sägemuskel, Unterarme, Schultermuskulatur, Armstrecker (Trizeps)

Ausführung

Diese Übung wird im Geräturnen vor allem im Anfängertraining durchgeführt, um sich an ein Reck zu gewöhnen und um richtig an der Stange stützen zu können. Gleichzeitig werden durch die spezielle Ausführung der Übung der Rücken und die Brustmuskulatur sehr effektiv trainiert.

1+2 Stellen Sie sich vorlings mit gestreckten Armen vor eine etwa brusthohe Stange, Ringe oder einen Sling. Am Anfang kann die Stange sogar noch etwas tiefer hängen, damit die Übung einfacher wird. Gehen Sie nun leicht in die Knie und springen Sie nach oben, während Sie sich gleichzeitig mit möglichst gestreckten Armen in den Stütz stemmen. Stellen Sie sich vor, Sie würden während des Sprungs die Stange fest an Ihre Oberschenkel heranziehen. Sobald Sie sich im Stütz befinden, achten Sie auf eine Schiffchenstellung (s. S. 129), indem Sie Ihren gesamten Rumpf fest anspannen. Die Beine bleiben zusammengedrückt und die Fußspitzen gestreckt. Darüber hinaus sollte ein aktiver Stütz eingenommen werden, indem Sie sich weit aus den Schultern herausdrücken.

Verlassen Sie nun wieder die Stange, indem Sie mit gestreckten Armen der Abwärtsbewegung so lange wie möglich entgegenwirken. Genau diese exzentrische Bewegung ist in dieser Phase besonders effektiv. Sobald Sie mit den Füßen am Boden aufkommen, beugen Sie die Beine erneut und springen wieder in den Stütz. Um die Übung zu vereinfachen, können Sie eine kleine Box oder einen Stuhl als Steighilfe verwenden (Bild **3**).

Kraftausdauer: 3 Sätze à 12–15 Wiederholungen,
Muskelaufbau: 4–6 Sätze à 8–12 Wiederholungen,
Kraftaufbau: 6–8 Sätze à 3–5 Wiederholungen.

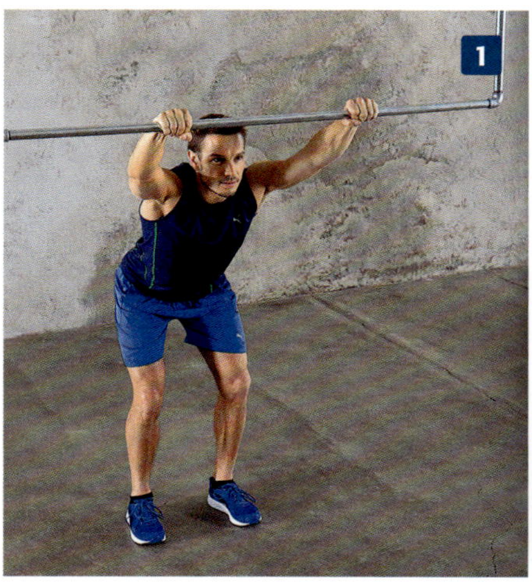

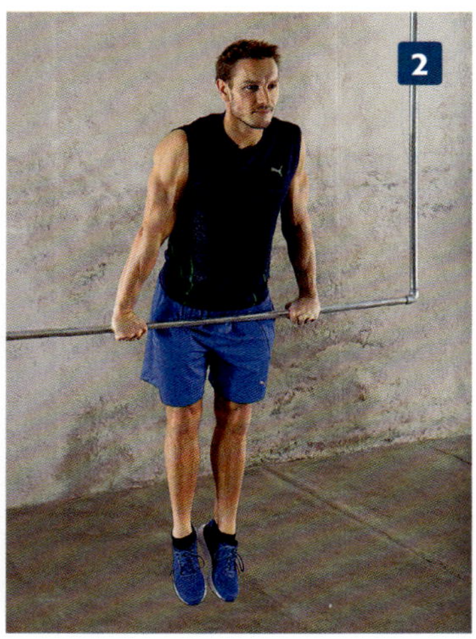

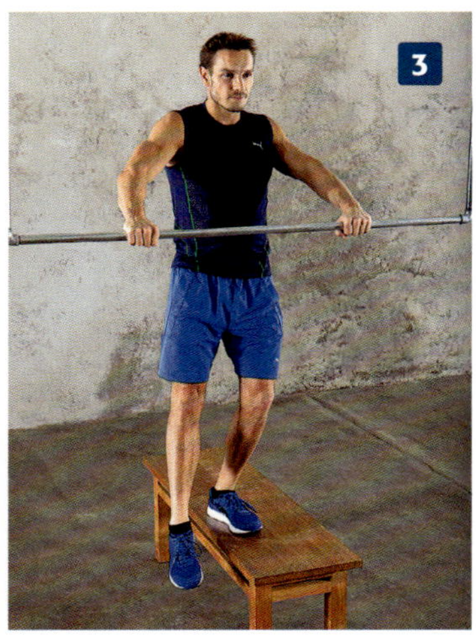

50 Durchzug in den Stütz (Muscle Up)

- Stange, Reck etc.
- Gerätturnen
- Zugkraft, Stützkraft, Ganzkörperspannung, Hangkraft

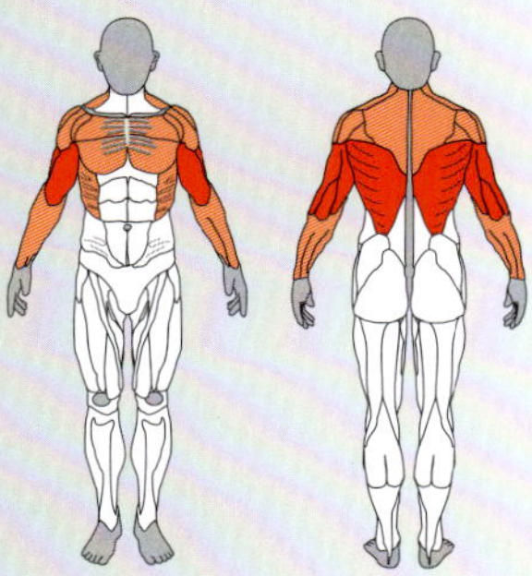

Primär:
Armbeuger (Bizeps), Armanzieher (Latissimus), Armstrecker (Trizeps)

Sekundär:
Kapuzen- und Rautenmuskel, hinterer Schulteranteil, Sägemuskel, Unterarme, Brustmuskulatur, vorderer und mittlerer Schulteranteil

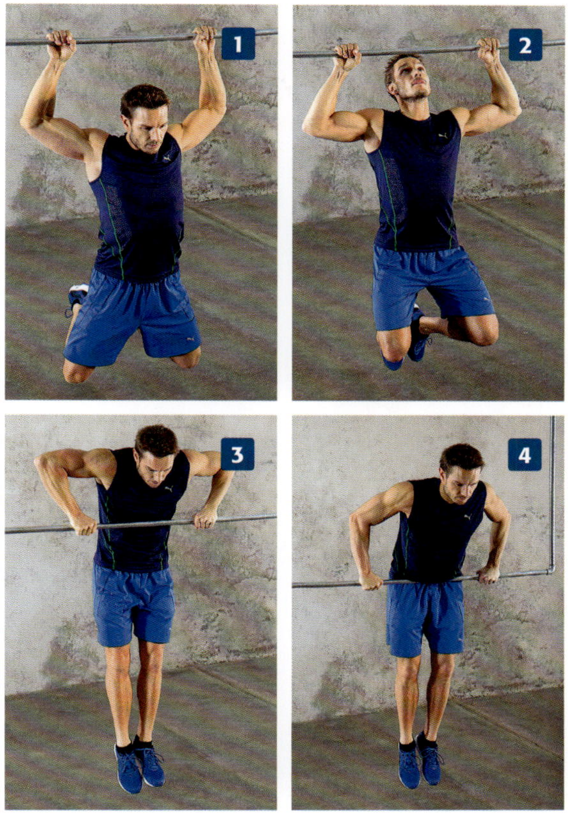

Ausführung

Ein Durchzug ist die Kombination aus Klimmzug und einem Durchdrücken in den Stütz. In der aktuellen Fitness-Szene hat sich der Anglizismus *Muscle Up* als Bezeichnung für diese Übung durchgesetzt. Da die Übung für Anfänger sehr schwer ist, sollte sie auf jeden Fall zuerst an einer festen Stange ausgeführt werden. An den Ringen oder an einem hohen Sling ist die Ausführung auch möglich, jedoch aufgrund der Mobilität dieser Geräte noch schwieriger.

1 Hängen Sie sich mit gestreckten Armen und einem Ristgriff (Handrücken zu Ihnen gerichtet) an eine Stange, die sich über Kopfhöhe befindet, sodass die Beine etwas über dem Boden schweben.

2 Drücken Sie Oberkörper und Bauch etwas nach vorne durch, um Vorspannung in der Rückenmuskelkette aufzubauen.

3 Führen Sie nun einen schnellkräftigen und weit über die Stange gezogenen Klimmzug durch, sodass sich Ihr Kinn am Ende der Bewegung möglichst weit über der Stange befindet. Sie können diese Aktion mit dem explosiven Anheben der Knie nach vorne-oben etwas unterstützen.

4 Schieben Sie nun Ihre Ellenbogen über die Stange und strecken Sie Ihre Arme durch, bis Sie sich im Stütz befinden.

Anfangs empfiehlt es sich, an einer tieferen, etwa brusthohen Stange zu beginnen und den Klimmzug mit einem Absprung vom Boden zu verstärken. Sie können aber auch eine Tritthilfe verwenden, indem Sie sich mit einem Bein von einem Kasten oder Stuhl beim Klimmzug abdrücken oder als Zughilfe ein starkes Tube oder ein ähnliches Zugband verwenden. Absolvieren Sie jeweils so viele Wiederholungen wie möglich. Machen Sie 2–6 Sätze.

51 L-Stütz an den Ringen/Sling

- Ringe, Slingtrainer etc.
- Gerätturnen
- Stützkraft, Ganzkörperspannung, Gleichgewicht

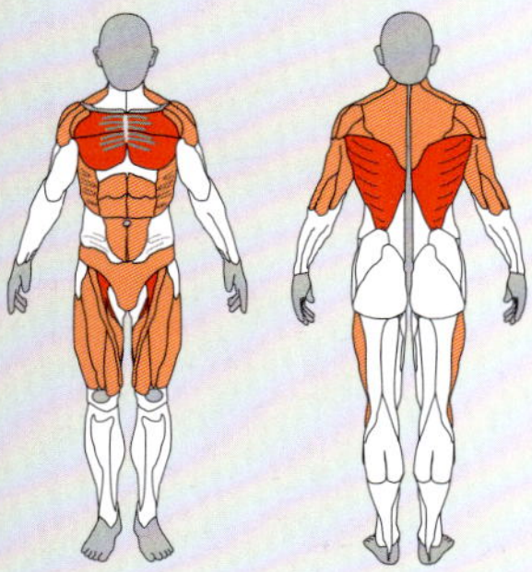

Primär:
Armanzieher (Latissimus), Brustmuskulatur, Hüftbeuger

Sekundär:
Kapuzen- und Rautenmuskel, Sägemuskel, gerade Bauchmuskulatur, quer verlaufende Bauchmuskulatur, Beinstrecker, Schultermuskulatur, Armstrecker (Trizeps)

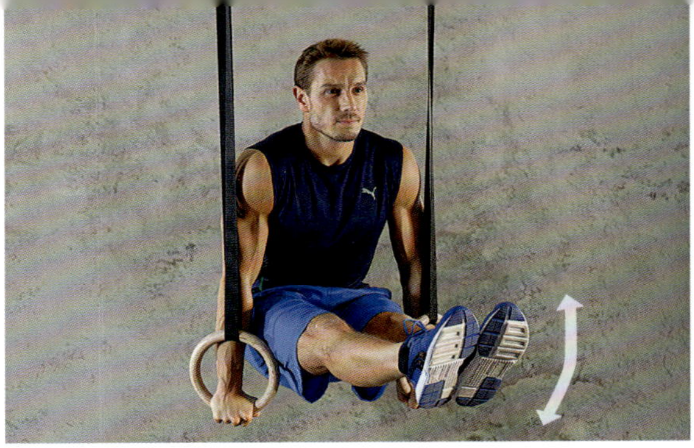

Ausführung

Nehmen Sie eine Stützposition an den Ringen oder an einem Sling ein, sodass sich Ihre Füße knapp über dem Boden befinden. Drücken Sie die Griffe fest an Ihren Körper heran und heben Sie die Beine gestreckt nach vorne bis in die Waagerechte an. Halten Sie diese Position 2–3 Sekunden und senken Sie die Beine wieder zurück in den Stütz. Anfänger sollten diese Übung zunächst mit angewinkelten Knien durchführen. Kraftausdauer: 3 Sätze à 12–15 Wiederholungen, Muskelaufbau: 4–6 Sätze à 8–12 Wiederholungen, Kraftaufbau: 6–8 Sätze à 3–5 Wiederholungen (ggf. mit Zusatzgewichten an den Füßen).

52 Liegestütz an den Ringen/Sling

- Ringe, Slingtrainer etc.
- Gerätturnen
- Stützkraft, Ganzkörperspannung, Gleichgewicht

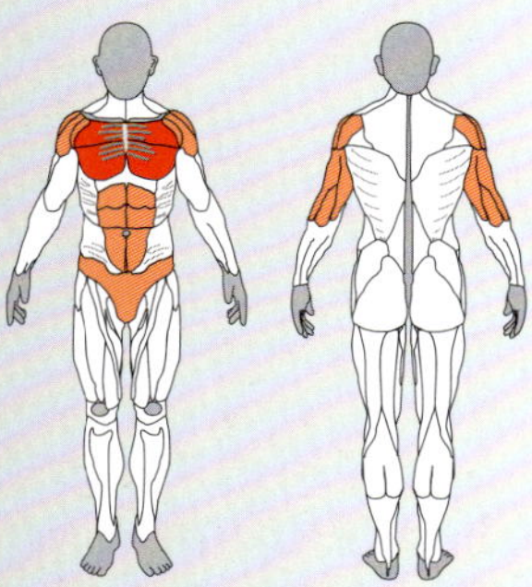

Primär:
Brustmuskulatur

Sekundär:
Schultermuskulatur, Armstrecker (Trizeps), gerade und quer verlaufende Bauchmuskulatur

Ausführung

Nehmen Sie eine Liegestützposition an etwa kniehohen Ringen oder einem Sling ein. Halten Sie den Körper in Spannung und führen Sie einen klassischen Liegestütz durch. Drücken Sie Ihre Ellenbogen beim Beugen etwas nach außen, damit das Seil nicht an den Armen schleift. Alternativ können Sie auch mit den Händen am Boden stützen und die Füße in die Ringe bzw. Schlaufen stecken. Kraftausdauer: 3 Sätze à 15–20 Wiederholungen, Muskelaufbau: 4–6 Sätze à 8–12 Wiederholungen, Kraftaufbau: 6–8 Sätze à 3–5 Wiederholungen.

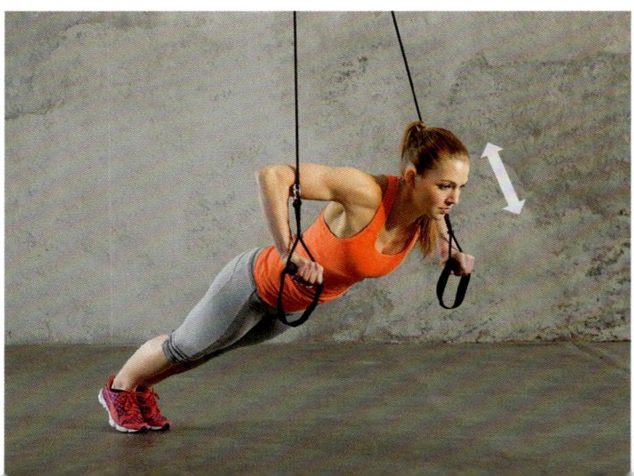

53 Butterfly und Arm-Extension an Ringen/Slingtrainer

- Ringe, Slingtrainer etc.
- Gerätturnen
- Stützkraft, Ganzkörperspannung, Gleichgewicht

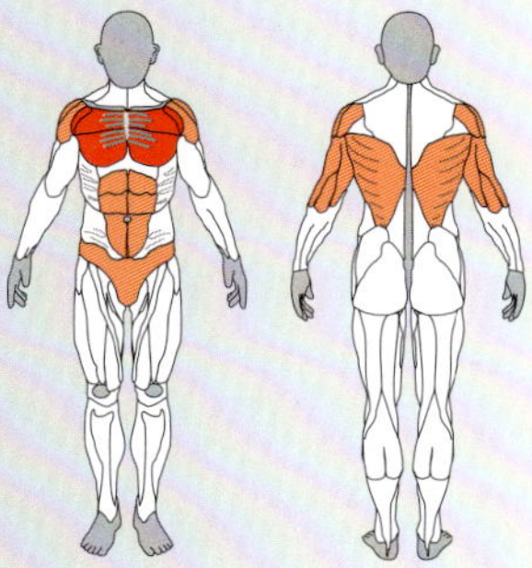

Primär:
Brustmuskulatur, vorderer Schulteranteil

Sekundär:
Mittlerer und hinterer Schulteranteil, Armstrecker (Trizeps), gerade und quer verlaufende Bauchmuskulatur

Ausführung

Diese Übung stellt eine Kombination dar, die gerne für das Grundlagentraining an den Ringen im Gerätturnen verwendet wird. Nehmen Sie eine Liegestützposition vorlings an den Ringen oder an einem Sling ein. Je tiefer die Ausgangslage (kniehoch), umso schwieriger wird die Übung, je höher (hüfthoch), umso leichter wird sie.

1 Halten Sie die Arme gestreckt und den Körper fest angespannt und öffnen Sie die Arme zum Butterfly nach seitwärts-außen, ähnlich wie ein Kreuz, und senken Sie dadurch Ihren Körper nach unten ab. Die Arme sollten sich dabei im rechten Winkel zum Rumpf befinden. Öffnen Sie die Arme vorsichtig so weit, bis sie sich in einer Linie befinden. Um die Ellenbogen in dieser Endposition zu schonen, sollten Sie die Arme ein klein wenig anwinkeln. Schließen Sie nun die Arme wieder, indem Sie sie in die Ausgangslage bewegen und den Körper zurückheben.

2 Führen Sie jetzt im zweiten Teil der Übung die gleiche Bewegung durch, nur dass Sie die Arme nicht zur Seite, sondern gestreckt nach vorne öffnen und wieder zurückführen (Extension vorwärts). Sie bewegen sich also in einen langen, offenen Liegestütz.

Nehmen Sie bei beiden Übungen unbedingt eine feste und weit gewölbte Schiffchenstellung (s. Übung 49) ein, damit ein Durchsacken ins Hohlkreuz vermieden wird.
Kraftausdauer: 3 Sätze à 15–20 Wiederholungen,
Muskelaufbau: 4–6 Sätze à 8–12 Wiederholungen,
Kraftaufbau: 6–8 Sätze à 3–5 Wiederholungen.

Sie können die beiden Ausführungsformen Butterfly und Extension nacheinander oder eine der beiden mehrmals einzeln ausführen. Eine weitere sehr effektive Kombinationsvariante ist die Durchführung beider Übungen innerhalb einer Bewegung. Sie beginnen beispielsweise mit dem Butterfly, senken sich nach unten ab, halten die Spannung und bewegen die Arme gestreckt über außen nach vorne in die Endstellung der Extension und wieder zurück in den Butterfly oder nach oben in die Startposition. Auch umgekehrt möglich.

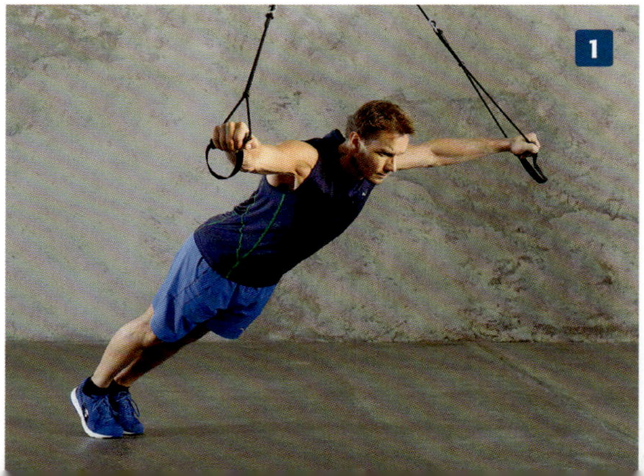

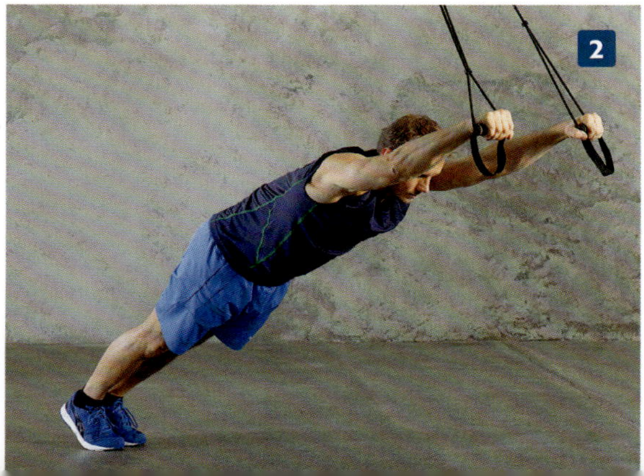

54 Handstandziehen am Bodenbarren mit Füßen in Ringen/Slingtrainer

- **Bodenbarren, Kurzhanteln, Push-Up-Bars und Ringe, Slingtrainer**
- **Gerätturnen**
- **Stemmkraft, Stützkraft, Ganzkörperspannung, Gleichgewicht**

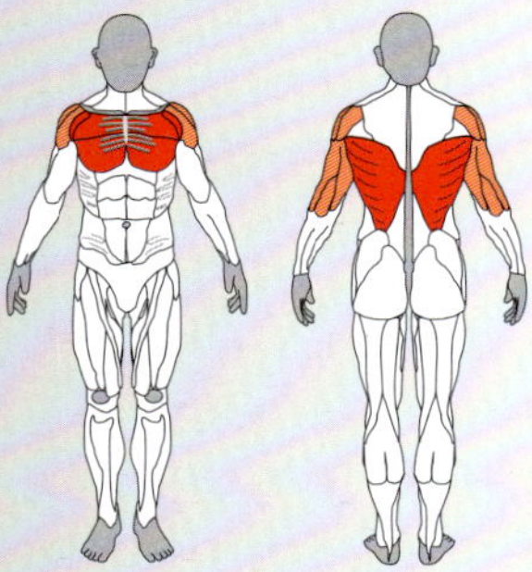

Primär:
Brustmuskulatur, vorderer Schulteranteil, Armanzieher (Latissimus)

Sekundär:
Mittlerer und hinterer Schulteranteil, Armstrecker (Trizeps)

Ausführung

Diese Übung wird im Gerätturnen vorwiegend als Vorbereitung und Kraftaufbau für Handstände eingesetzt, die ohne Schwung, nur mit Kraft gezogen werden (zum Beispiel Schweizer Handstand).

1 Nehmen Sie eine Liegestützposition am Boden ein und lassen Sie Ihre Füße an etwa schienbein- oder kniehoch befestigten Ringen oder Schlaufen eines Slings ruhen. Stützen Sie sich mit den Fingern weit gespreizt fest auf dem Boden ab und schieben Sie Ihre Schultern ein wenig vor die Hände.

2 Ziehen Sie nun die Beine gestreckt zum Kopf, während Sie gleichzeitig Ihre Hüfte beugen und das Becken weit nach oben anheben. Ziehen Sie die gestreckten Beine so weit wie möglich an den Körper heran und öffnen Sie am Ende der Bewegung den Arm-Rumpf-Winkel so weit, dass sich Arme und Wirbelsäule in einer Linie senkrecht zum Boden befinden. Halten Sie diese Position für 2–3 Sekunden, ehe Sie wieder zurück in die Ausgangslage gleiten.

Alternativ können Sie diese Übung auch gegrätscht durchführen, sodass Ihre Gesäßmuskeln involviert werden.

Kraftausdauer: 3 Sätze à 15–20 Wiederholungen,
Muskelaufbau: 4–6 Sätze à 8–12 Wiederholungen,
Kraftaufbau: 6–8 Sätze à 3–5 Wiederholungen.
Durch den Neigungswinkel können Sie bei dieser Übung die Intensität verändern: flach = schwer, steil = leicht.

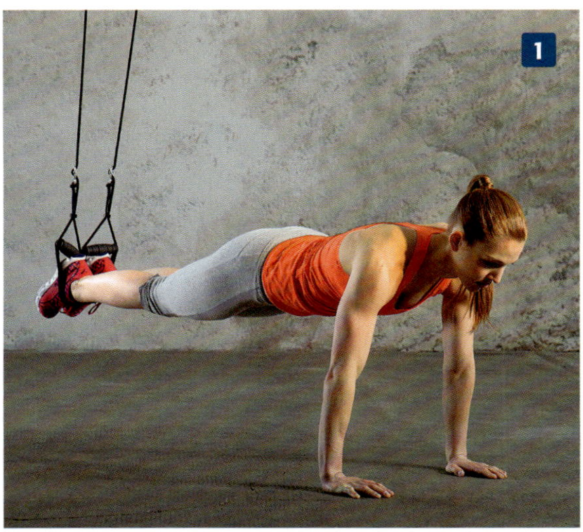

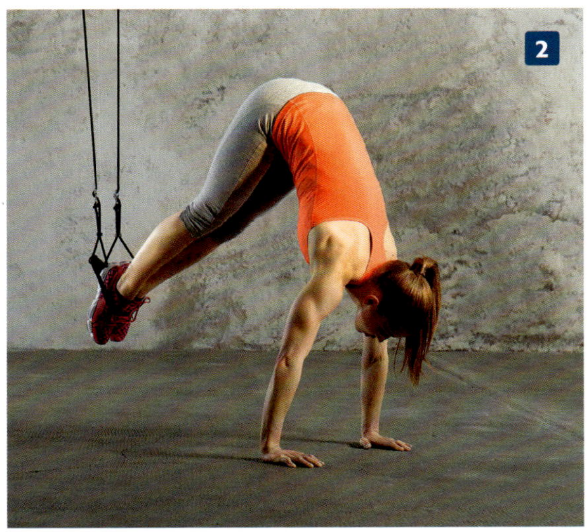

55 Reverse Arm-Extension und Butterfly an Ringen/Slingtrainer

- Ringe, Slingtrainer
- Gerätturnen
- Stützkraft, Ganzkörperspannung, Gleichgewicht

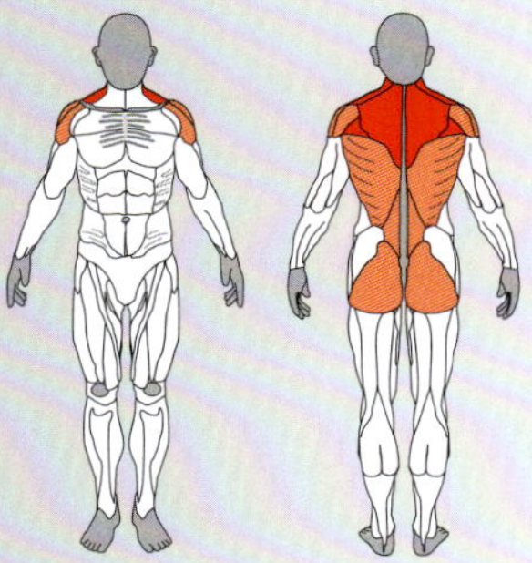

Primär:
Kapuzenmuskel,
Rautenmuskel

Sekundär:
Armanzieher (Latissimus),
mittlerer und hinterer
Schulteranteil,
Rückenstrecker,
großer Gesäßmuskel

Ausführung

Mit dieser Übung trainieren Sie genau die Gegenspielmuskulatur der in Übung 53 beschriebenen Übung. Stellen Sie sich vorlings an etwa hüfthohe Ringe oder einen Sling.

Halten Sie sich an den Griffstücken fest und gleiten Sie mit dem Körper etwa im 45-Grad-Winkel nach hinten zurück. Strecken Sie die Arme durch und halten Sie den Körper stets in Spannung. Je waagerechter Sie sich befinden, umso schwerer wird die Ausführung, je senkrechter, umso einfacher. Sie können die Position ganz einfach mit Ihrem Stand justieren, indem Sie mit den Füßen etwas nach vorne oder zurück treten.

1 Öffnen Sie nun die Arme im rechten Winkel zum Rumpf nach außen, als würden Sie ein Kreuz machen *(Reverse Butterfly)*. Senken Sie danach Ihren Körper wieder ab und schließen Sie die Arme.

2 Nun bewegen Sie im zweiten Teil der Übungskombination Ihre Arme gestreckt nach vorne-oben über den Kopf (*Reverse Extension*), bis sich die Arme mit der Wirbelsäule in einer Linie befinden.

Sie können beide Ausführungsformen innerhalb einer Übung kombinieren oder eine der beiden mehrmals nacheinander ausführen.

Kraftausdauer: 3 Sätze à 15–20 Wiederholungen,
Muskelaufbau: 4–6 Sätze à 8–12 Wiederholungen,
Kraftaufbau: 6–8 Sätze à 3–5 Wiederholungen.
Durch den Neigungswinkel können Sie bei dieser Übung die Intensität verändern: flach = schwer, steil = leicht.

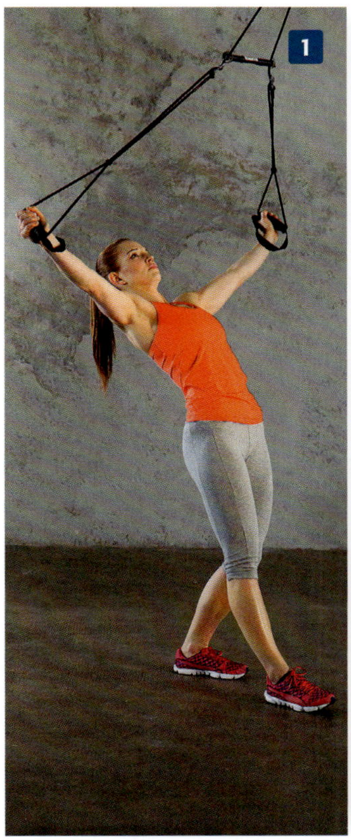

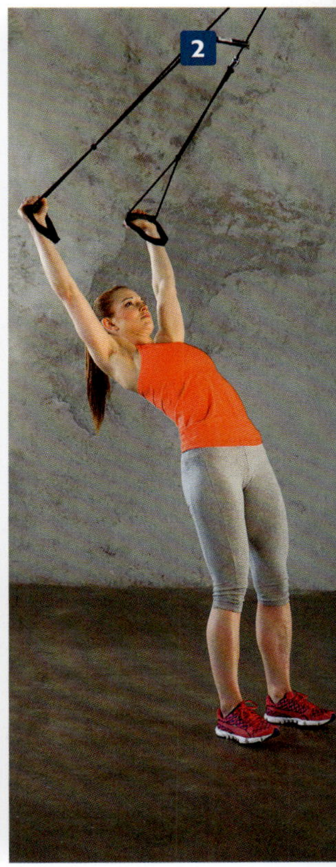

56 Pendeln im Liegestütz an Ringen/Slingtrainer

- Ringe, Slingtrainer etc.
- Gerätturnen
- Stützkraft, Ganzkörperspannung, Gleichgewicht

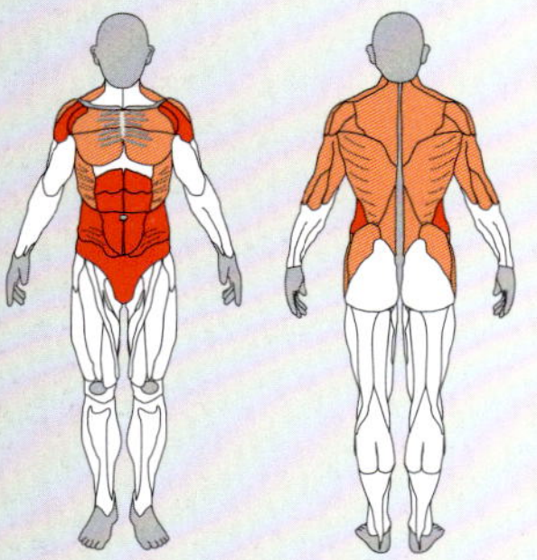

Primär:
Gerade, seitliche und quer verlaufende Bauchmuskulatur, vorderer und mittlerer Schulteranteil

Sekundär:
Armanzieher (Latissimus), Kapuzenmuskel, Armstrecker (Trizeps), Rautenmuskel, Sägemuskel, Brustmuskulatur, hinterer Schulteranteil, Rückenstrecker, kleiner und mittlerer Gesäßmuskel

Ausführung

Diese Übung ist eine Abwandlung einer typischen Vorbereitungsübung für das Erlernen sogenannter Kreisflanken im Gerätturnen, die am Pauschenpferd geturnt werden. Dabei dreht sich der Turner im Stütz um 360 Grad, während er das Gleichgewicht stets von einem Arm auf den anderen verlagern muss. Ganzkörperspannung und Stützkraft sind die wichtigsten Komponenten dieser Bewegungsform.

1 Nehmen Sie eine Liegestützposition vorlings am Boden ein und legen Sie Ihre Füße in die Schlaufen eines knöchel- oder schienbeinhoch befestigten Slings (oder Ringe). Machen Sie eine stabile Schiffchenposition (s. S. 129), spannen Sie den gesamten Rumpf fest an und pressen Sie die Beine fest aneinander.

2 Nun verlagern Sie Ihr Gewicht auf den linken Arm und pendeln mit beiden Beinen nach rechts-außen in den Liegestütz seitlings. Heben Sie am Ende dieser Viertelrotation, wenn möglich, den rechten Arm vom Boden ab und halten Sie den Seitstütz für 2–3 Sekunden, ehe Sie wieder zurück in den Liegestütz vorlings pendeln und die Rotation auf der anderen Seite durchführen. Falls Sie sich stabil genug fühlen, können Sie nach dem Seitstütz noch etwas weiter in den Liegestütz rücklings pendeln und sozusagen eine halbe Kreisflanke »turnen«.

Kraftausdauer: 3 Sätze à 15–20 Wiederholungen,
Muskelaufbau: 4–6 Sätze à 8–12 Wiederholungen,
Kraftaufbau: 6–8 Sätze à 3–5 Wiederholungen.

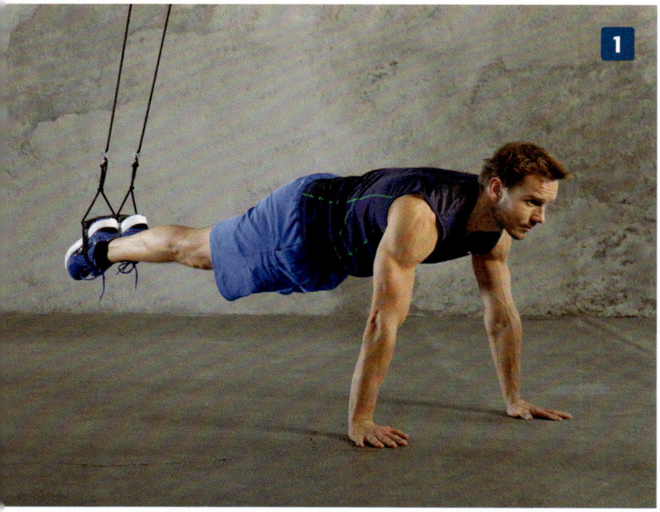
1

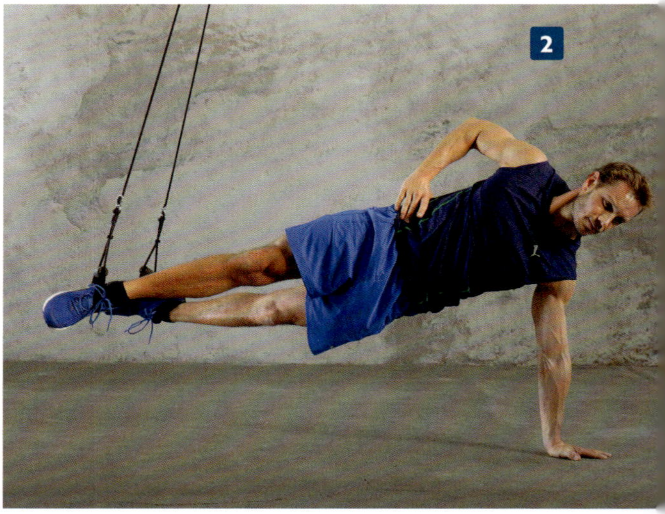
2

57 Kreuzhang-Springen an Ringen/Slingtrainer

- Ringe, Slingtrainer etc.
- Gerätturnen
- Stützkraft, Ganzkörperspannung, Gleichgewicht

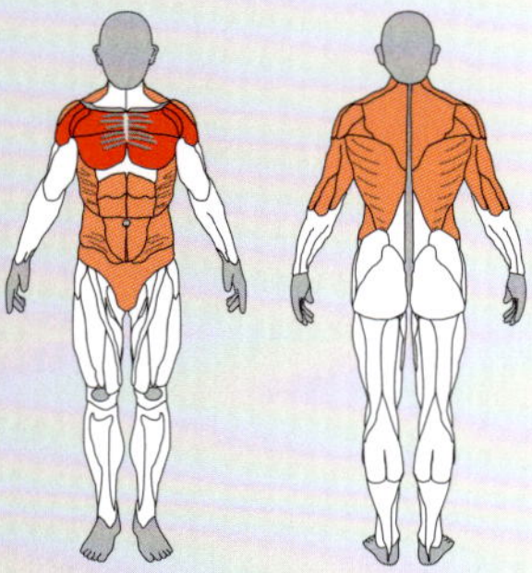

Primär:
Brustmuskulatur, vorderer und mittlerer Schulteranteil

Sekundär:
Gerade, seitliche und quer verlaufende Bauchmuskulatur, Sägemuskel, Armanzieher (Latissimus), Kapuzenmuskel, Rautenmuskel, hinterer Schulteranteil, Armstrecker (Trizeps)

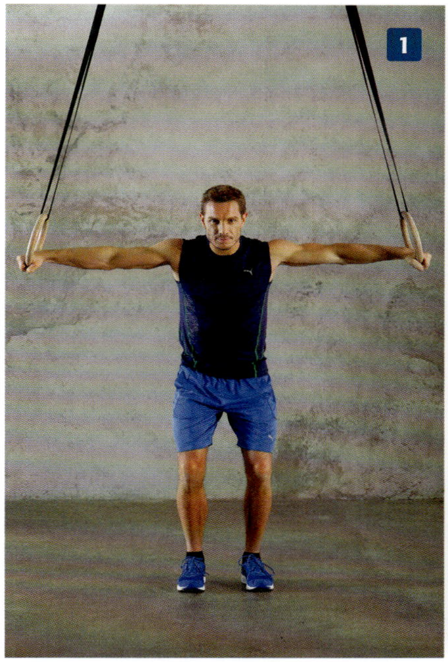

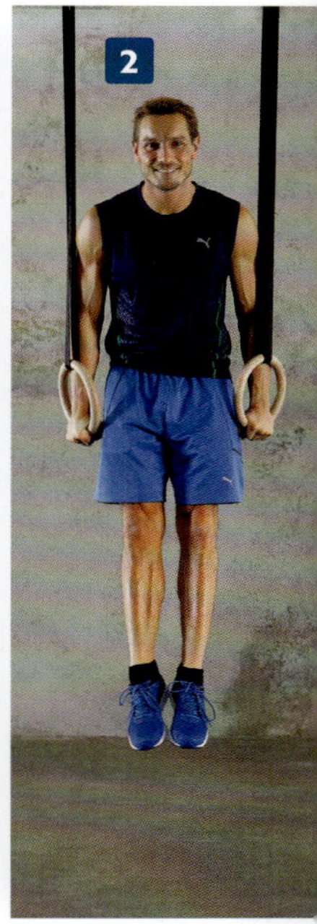

Ausführung

Der Kreuzhang ist für das Ringeturnen ein klassisches Symbol vollendeter und ästhetischer Kraft. Dieses freie Hängen mit nach außen gestreckten Armen fordert vom Körper vor allem maximale Kraft im gesamten Oberkörper und ist nur durch gezieltes Training möglich. Eine Trainingsform stellt das Springen in den Kreuzhang dar, bei dem durch ein Anspringen vom Boden die Überwindung der Schwerkraft erleichtert wird.

1+2 Stellen Sie sich zwischen zwei etwa kopf- oder schulterhoch befestigte Ringe oder die Griffe eines Slings. Strecken Sie die Arme seitlich weit nach außen, gehen Sie etwas in die Knie, um Schwung zu holen, und springen Sie kraftvoll nach oben. Während des Sprungs führen Sie die Arme gestreckt an Ihr Becken heran und stemmen sich dadurch hoch in den Stütz. Falls diese Ausführung zu schwer ist, hängen Sie die Griffe etwas tiefer nach unten.

Nun folgt der eigentliche Kreuzhang, indem Sie die Arme wieder nach außen führen und Ihren Körper nach unten absenken, jedoch so langsam wie möglich. Versuchen Sie, der Schwerkraft dabei so lange wie möglich zu trotzen. Sobald Sie auf dem Boden ankommen, machen Sie keine Pause, sondern springen Sie sofort erneut in den Stütz.

Kraftausdauer: 3 Sätze à 15–20 Wiederholungen,
Muskelaufbau: 4–6 Sätze à 8–12 Wiederholungen,
Kraftaufbau: 6–8 Sätze à 3–5 Wiederholungen.

Um die Intensität gemäß der Empfehlung zielgerichtet durchführen zu können, müssen Sie die Übung gegebenenfalls durch einen höheren Sprunganteil oder unter Zuhilfenahme einer Box vereinfachen. Sie können sie aber auch durch Zusatzgewichte erschweren.

58 Beckenheben im Liegestütz rücklings am Bodenbarren mit den Füßen in Ringen/Sling

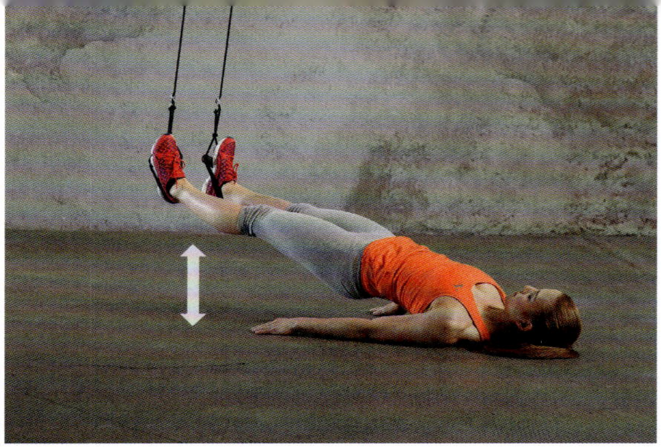

- **Kurzhanteln, Bodenbarren, Push-Up-Bars und Ringe, Slingtrainer etc.**
- **Gerätturnen**
- **Stützkraft, Ganzkörperspannung, Gleichgewicht**

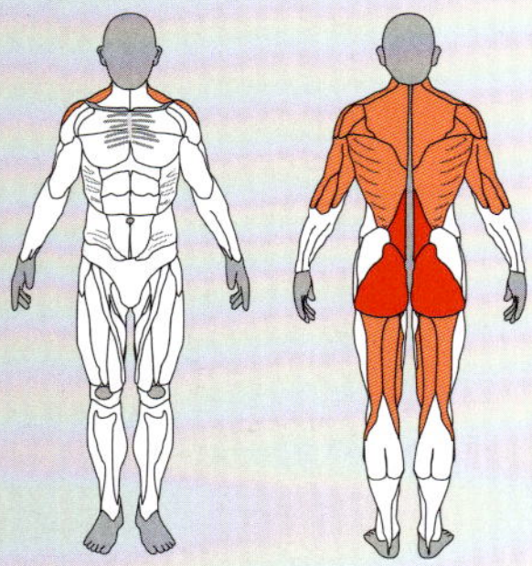

Primär:
Großer Gesäßmuskel, Rückenstrecker

Sekundär:
Kapuzenmuskel, Rautenmuskel, hinterer Schulteranteil, Armstecker (Trizeps), Armanzieher (Latissimus), Beinbeuger

Ausführung

Nehmen Sie einen Liegestütz rücklings mit den Füßen in den Schlaufen eines Slings oder in Ringen ein. Alternativ können Sie sich auch auf den oberen Rücken legen, ohne stützen zu müssen. Spannen Sie Ihren Rumpf fest an und heben und senken Sie Ihre Körpermitte auf und ab. Diese Ausführung ist auch einbeinig möglich.

Kraftausdauer: 3 Sätze à 15–20 Wiederholungen,
Muskelaufbau: 4–6 Sätze à 8–12 Wiederholungen,
Kraftaufbau: 6–8 Sätze à 3–5 Wiederholungen.

59 L-Stütz am Bodenbarren

- **Bodenbarren, Push-Up-Bars, Kurzhanteln, Kettlebells**
- **Gerätturnen**
- **Stützkraft, Ganzkörperspannung, Hüftbeugekraft, Hüftbeugebeweglichkeit**

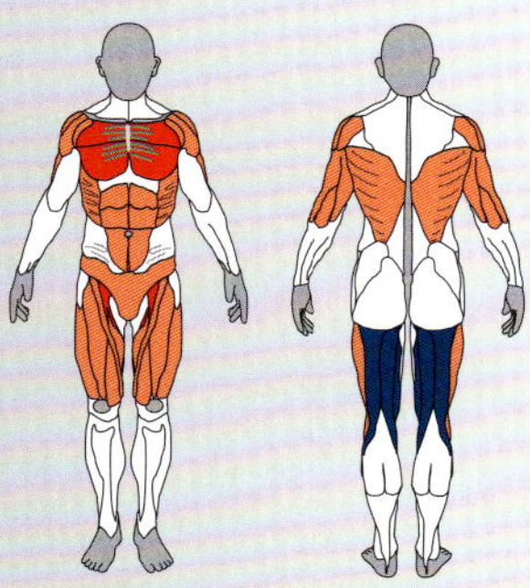

Primär:
Brustmuskulatur, vorderer Schulteranteil, Hüftbeuger

Sekundär:
Gerade und quer verlaufende Bauchmuskulatur, Armstrecker (Trizeps), Sägemuskel, Armanzieher (Latissimus), mittlerer und hinterer Schulteranteil, Beinstrecker

Beweglichkeit:
Beinbeuger

Ausführung

Setzen Sie sich im L-Sitz zwischen zwei Stützgriffen (Bodenbarren, Push-Up-Bars, Kurzhanteln, Kettlebells etc.) auf den Boden. Stützen Sie sich auf den Griffen ab. Diese sollten sich in etwa auf Höhe Ihres Beckens befinden. Heben Sie nun das Gesäß und beide Beine gestreckt vom Boden ab und versuchen Sie, die Beine so weit wie möglich nach oben anzuheben. Halten Sie diese Position, wenn möglich, 3–5 Sekunden, ehe Sie die Beine wieder ablegen. Diese Übung kann zunächst auch einbeinig oder mit angewinkelten Knien durchgeführt werden.

3–4 Sätze und jeweils so lange halten wie möglich.

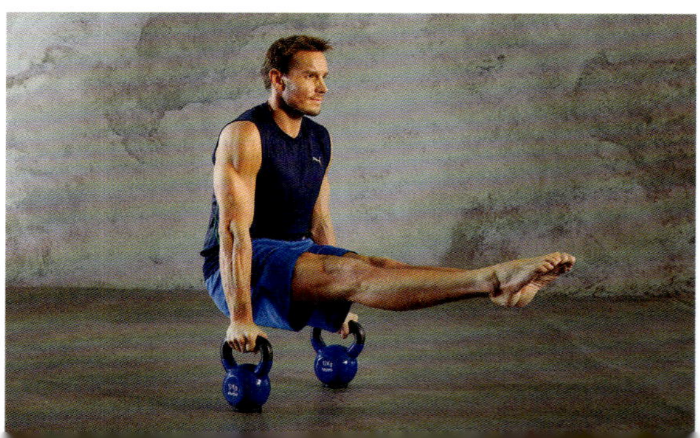

60 L-Stütz ziehen bis in den Stand am Bodenbarren

- Bodenbarren, Push-Up-Bars, Kurzhanteln, Kettlebells
- Gerätturnen
- Stützkraft, Ganzkörperspannung, Hüftbeugekraft, Hüftbeugebeweglichkeit

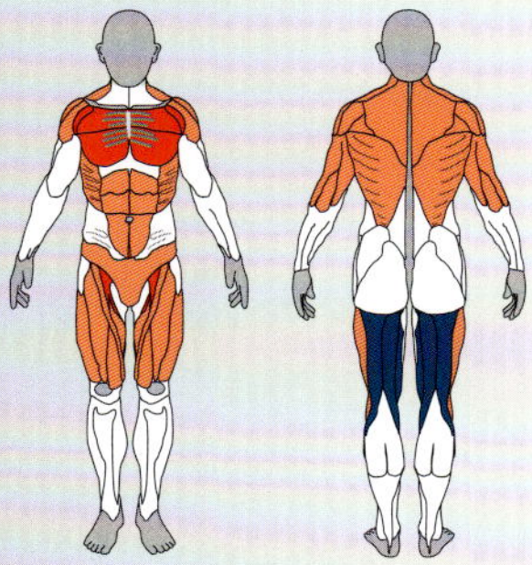

Primär:
Brustmuskulatur, vorderer Schulteranteil, Hüftbeuger

Sekundär:
Gerade und quer verlaufende Bauchmuskulatur, Armstrecker (Trizeps), Sägemuskel, Armanzieher (Latissimus), Kapuzenmuskel, Rautenmuskel, mittlerer und hinterer Schulteranteil, Beinstrecker

Beweglichkeit:
Beinbeuger

Ausführung

1 Nehmen Sie einen L-Sitz zwischen zwei Bodenstützen ein, ähnlich wie in Übung 59 beschrieben. Platzieren Sie unter den Füßen einen rutschigen Stoff (Decke, Handtuch etc.), damit Sie leicht am Boden entlanggleiten können. Stützen Sie sich fest an den Griffen ab und heben Sie Ihr Gesäß ein paar Zentimeter vom Boden ab. Die Füße bleiben dabei immer auf dem Boden.

2 Aus dieser Ausgangsposition ziehen Sie nun Ihr Becken weit nach hinten-oben, als ob Sie in einen Handstand gleiten wollten. Die Beine bleiben dabei gestreckt und die Hüfte wird so weit wie möglich gebeugt. Während dieser Aufwärtsbewegung des Beckens rutschen Ihre Füße immer näher an Ihre Hände heran.

Ziel der Übung sollte es sein, das Becken so weit nach oben anheben zu können, dass die Beine senkrecht zum Boden bis in den Stand gezogen werden können. Rutschen Sie nach dieser Endposition langsam zurück in den L-Sitz und beginnen Sie erneut.

Je höher sich die Stützauflagen befinden, umso leichter wird die Übung, je tiefer am Boden Sie stützen, umso schwerer wird es.

3–4 Sätze à 8–10 Wiederholungen.

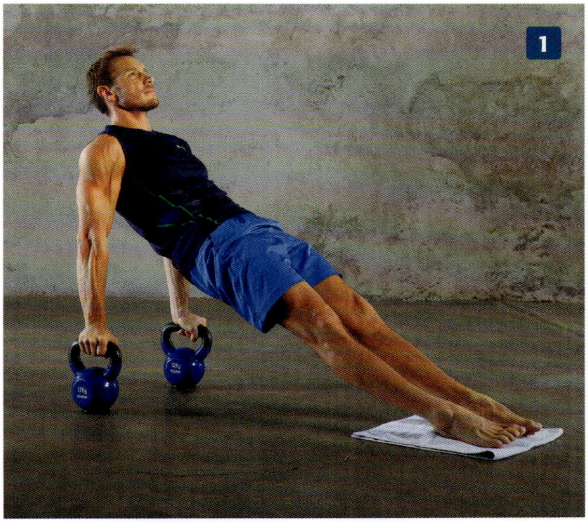

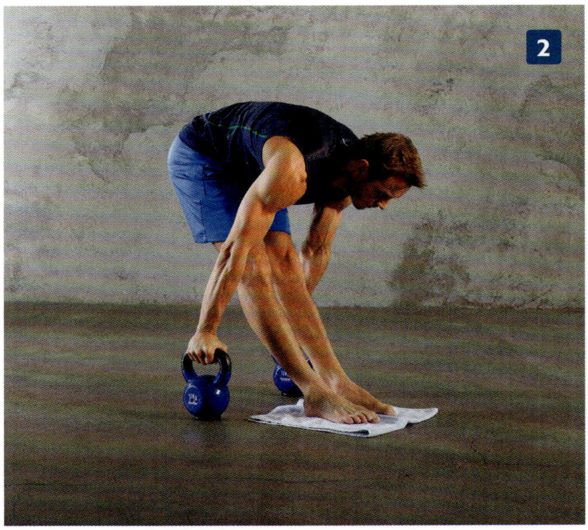

61 Handstand-Steigen an der Wand

- Bodenbarren, Push-Up-Bars, Kurzhanteln, Kettlebells
- Gerätturnen
- Stützkraft, Ganzkörperspannung, Arm-Rumpf-Winkel-Beweglichkeit

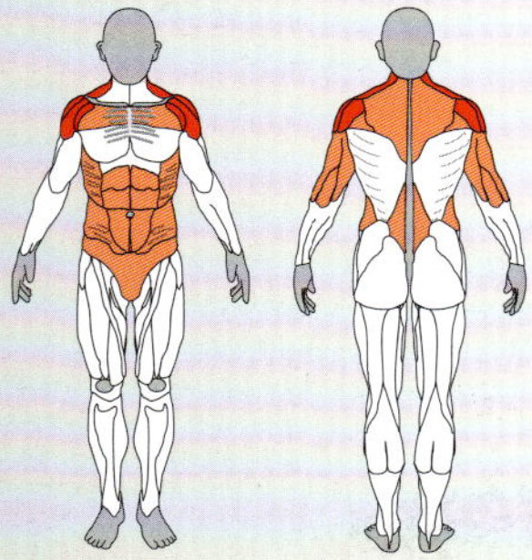

Primär:
Schultermuskulatur, oberer Kapuzenmuskelanteil

Sekundär:
Oberer Brustmuskelanteil, gesamte Rumpfmuskulatur, Armstrecker (Trizeps), Kapuzenmuskel, Rautenmuskel

Ausführung

Diese Übung eignet sich besonders gut, um sich langsam an einen Handstand heranzutasten. Das Halten in einem Handstand beansprucht sehr viele Muskelgruppen und trainiert gleichzeitig Ihr Gleichgewichtsgefühl.

Nehmen Sie einen Liegestütz vorlings mit den Füßen an einer Wand ein. Um leichter starten zu können, dürfen Sie Ihren Rücken etwas nach oben wölben. Setzen Sie nun einen Fuß an die Wand und rücken Sie mit den Händen nacheinander an die Wand heran. Gleichzeitig setzen Sie das andere Bein, etwas über dem bereits an der Wand gestützten Bein, ebenfalls an die Wand. Sie steigen auf diese Art und Weise langsam und kontrolliert immer höher, bis Sie fast im senkrechten Handstand parallel zur Wand stehen.

Sie sollten in der Endstellung mit den Händen nicht ganz an die Wand heranstützen, da Sie eventuell das Gleichgewicht verlieren und nach hinten umfallen könnten. Halten Sie aus diesem Grund einen Abstand von etwa 20–30 cm zur Wand ein.

Verharren Sie in der Endposition für ca. 10–15 Sekunden und wandern Sie danach wieder langsam an der Wand entlang zurück in den Liegestütz.

3–4 Sätze und jeweils 10–15 Sekunden in der Endstellung oben im Handstand halten.

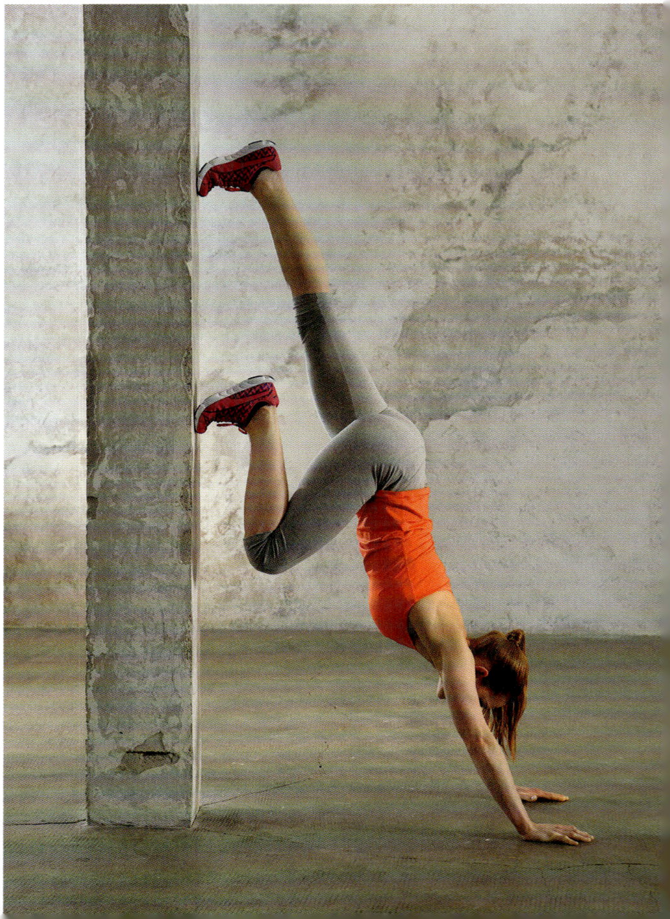

62 Schiffchen vorlings, rücklings, seitlings am Boden mit Kissen

- Kissen, Schaumstoffpad, Decke, weicher Ball
- Gerätturnen
- Stützkraft, Ganzkörperspannung, Arm-Rumpf-Winkel-Beweglichkeit

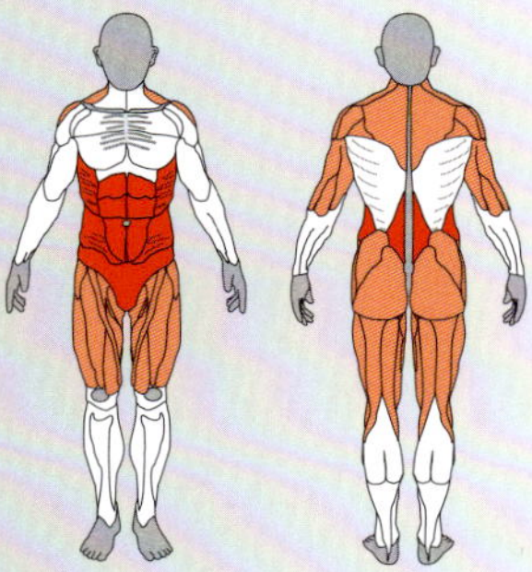

Primär:
Gesamte vordere und seitliche Bauchmuskulatur, Rückenstrecker

Sekundär:
Kleine, mittlere und große Gesäßmuskulatur, Kapuzenmuskel, hinterer Schulteranteil, Rautenmuskel, Hüftbeuger, Beinstrecker, Beinanzieher, Beinbeuger

Ausführung

Die Schiffchenstellung ist wohl die wichtigste Übung für die korrekte und gesundheitsbewusste Haltung bei allen Elementen im Gerätturnen. Durch das Zurück- bzw. Vorkippen des Beckens und das feste Anspannen der Rumpfvorder- und -rückseitenmuskulatur werden die extremen Belastungen bei Saltos oder Überschlägen kompensiert. Aus diesem Grund sollte diese spezielle Haltung auch in allen anderen Sportarten trainiert und angewendet werden, da dadurch Bewegungen ökonomisch und schonend für die Wirbelsäule durchgeführt werden können. Die Schiffchenstellung stellt eine Krümmung über den gesamten Körper dar, die je nach Lage vorlings, rücklings und seitlings ausgeführt werden kann.

1 Für das Schiffchen rücklings legen Sie sich mit nach hinten gestreckten Armen auf den Boden, drücken die Lendenwirbelsäule fest nach unten und heben Arme und Beine ca. 20–30 cm vom Boden ab. Die Lendenwirbelsäule darf den Boden dabei nicht verlassen. Andernfalls winkeln Sie die Beine etwas an.

2 Für das Schiffchen seitlings drehen Sie sich aus der Rückenlage etwas in Seitenlage und nehmen die gleiche gekrümmte Position ein. Sie liegen dabei vorwiegend auf einer Gesäßseite, während die Arme und Beine gestreckt über dem Boden schweben.

3 Beim Schiffchen vorlings legen Sie sich auf den Bauch und heben Arme und Beine ca. 10–20 cm vom Boden ab. Jede dieser drei Übungen kann statisch gehalten oder dynamisch, durch leichtes Auf-und-ab-Wippen ausgeführt werden.

3–4 Sätze à 10–15 leicht wippende Bewegungen oder 10–15 statisch halten.

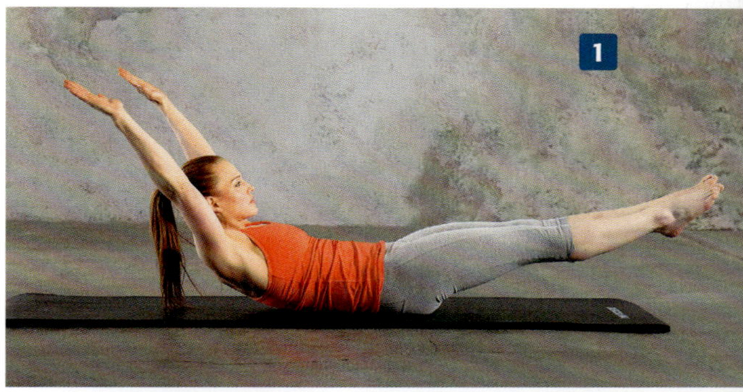

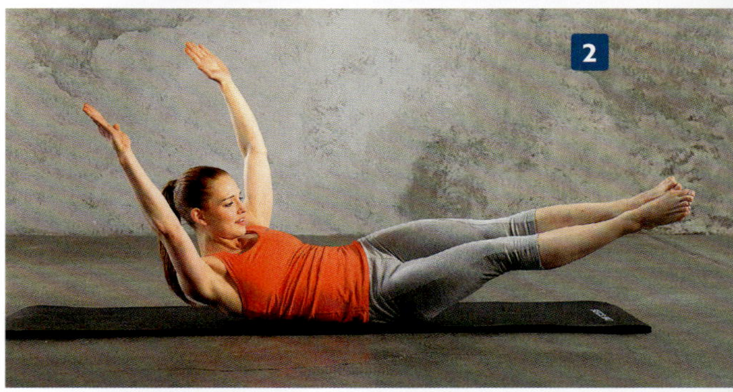

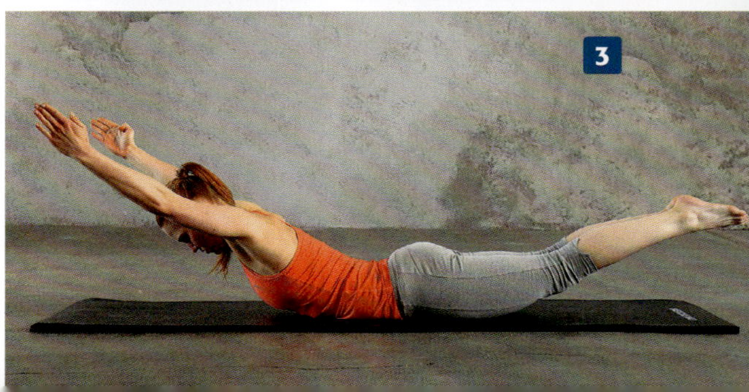

63 Schiffchen rücklings am Boden mit gestrecktem Armzug vorwärts

- Theraband®, Zugband, Tube etc.
- Geräturnen
- Stützkraft, Ganzkörperspannung, schließende Arm-Rumpf-Winkelkraft

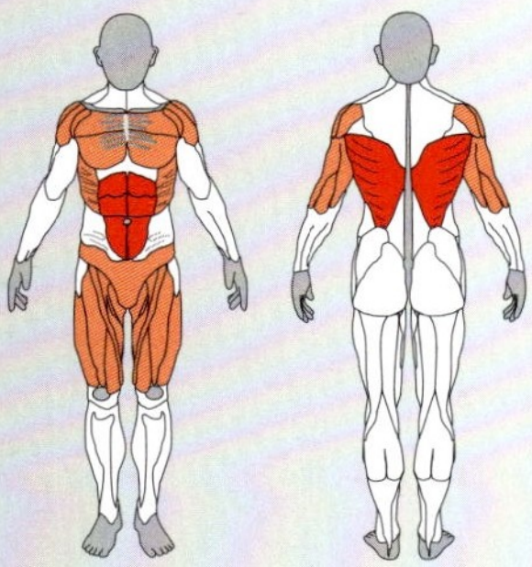

Primär:
Gerade Bauchmuskulatur, Armanzieher (Latissimus)

Sekundär:
Schultermuskulatur, Hüftbeuger, Beinstrecker, Sägemuskel, quer verlaufende Bauchmuskulatur, Brustmuskulatur, Armstrecker (Trizeps)

Ausführung

In die Schiffchenstellung rücklings können Sie auch verschiedene Zugübungen mit gestreckten Armen integrieren, um die Übung komplexer zu gestalten. Befestigen Sie hierfür ein Tube oder Theraband® mit Vorspannung hinter Ihrem Kopf und ziehen Sie die Arme zum Körper. Diese Übung kann auch vorlings und mit Aufwärts- oder Seitwärtsziehen gemacht werden. Je nachdem, ob Sie das Zuband hinter dem Kopf oder vor den Füßen befestigen bzw. welche Schiffchenstellung Sie einnehmen. Diese Kombinationen sind im Turntraining typisch, da Sie auf komplexe Art und Weise wichtige Kraftfähigkeiten und Bewegungen miteinander koordinieren.

Kraftausdauer: 3 Sätze à 15–20 Wiederholungen, Muskelaufbau: 4–6 Sätze à 8–12 Wiederholungen, Kraftaufbau: 6–8 Sätze à 3–5 Wiederholungen.

64 Schiffchen + V-Sitz

- keine Geräte nötig
- Geräturnen
- Ganzkörperspannung, aktive Hüftbeugefähigkeit

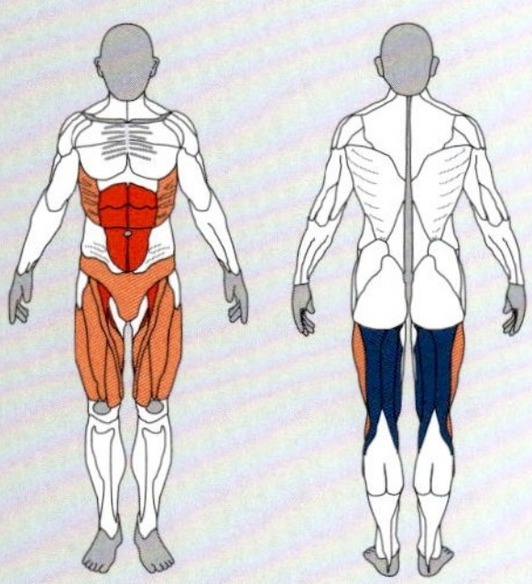

Primär:
Gerade Bauchmuskulatur, Hüftbeuger

Sekundär:
Beinstrecker, Sägemuskel, quer verlaufende Bauchmuskulatur

Beweglichkeit:
Beinbeuger

Ausführung

In dieser Übung wird das Schiffchen rücklings mit einem V-Sitz kombiniert. Nehmen Sie die Schiffchenposition ein und klappen Sie dann Ihren Körper langsam nach oben zu einem V-Sitz ein. Arbeiten Sie kontrolliert und ohne Schwung und achten Sie auf einen geraden Rücken. 3–4 Sätze à 8–15 Wiederholungen.

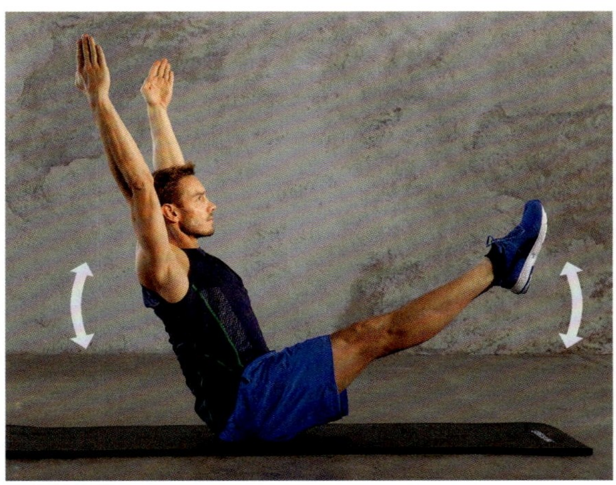

65 Schiffchen 360 Grad rücklings kreisen

- keine Geräte nötig
- Gerätturnen
- Ganzkörperspannung, Teilkörper-Kopplung

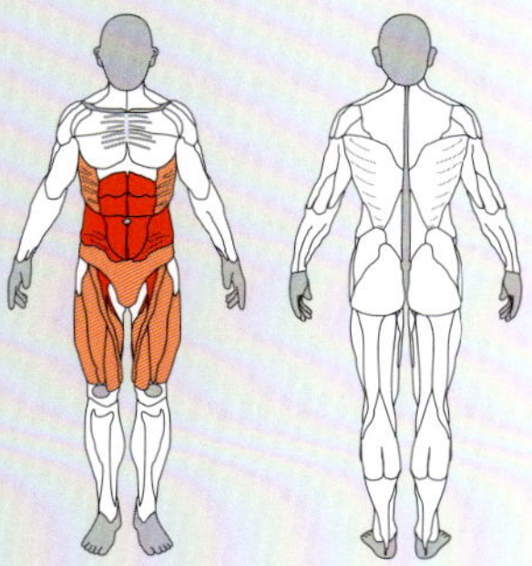

Primär:
Gerade und seitliche Bauchmuskulatur, Hüftbeuger

Sekundär:
Beinstrecker, Sägemuskel, quer verlaufende Bauchmuskulatur

Ausführung

Nehmen Sie eine Schiffchenstellung rücklings ein, halten Sie die Arme und Beine vom Boden entfernt und kreisen Sie mit dem gesamten Körper in Rückenlage durch kleine Becken-Rumpf-Rotationen seitwärts um 360 Grad (kompletter Kreis). Die Rotation wird dabei ohne Schwung, nur aus der Bewegung der Körpermitte eingeleitet.

3–4 Sätze à 6–8 Drehungen pro Seite im Wechsel. Jeweils einmal links und rechts herum.

66 Raupe (gebückt wandern in den Liegestütz vorlings)

- keine Geräte nötig
- Gerätturnen
- Stützkraft, Ganzkörperspannung, aktive und passive Hüftbeugefähigkeit

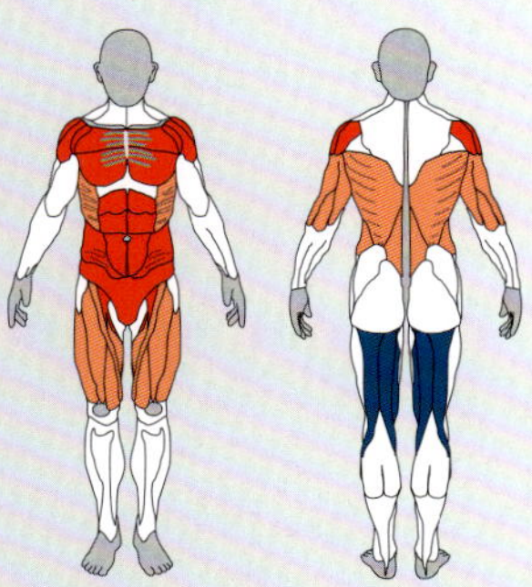

Primär:
Brustmuskulatur, Schultermuskulatur, gesamte Rumpfmuskulatur, Hüftbeuger

Sekundär:
Armstrecker (Trizeps), Beinstrecker, Sägemuskel, seitliche Bauchmuskulatur, Rückenstrecker, Armanzieher (Latissimus)

Beweglichkeit:
Beinbeuger

Ausführung

Nehmen Sie einen Liegestütz mit weit geöffnetem Arm-Rumpf-Winkel ein und wandern Sie mit den Füßen langsam und mit kleinen Tritten zu Ihren Händen. Die Beine bleiben dabei die ganze Zeit gestreckt. Danach wandern Sie wieder mit den Händen langsam nach vorne in einen offenen Liegestütz, ähnlich wie eine Raupe, die sich langsam fortbewegt. 3–4 Sätze à 8–10 komplette Raupenbewegungen vom Anfang bis zum Ende.

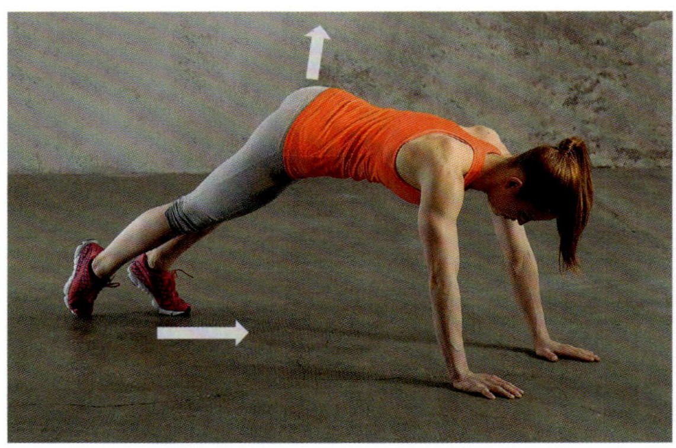

67 Anrutschen in die Bücke aus dem Liegestütz

- rutschiger Boden, Handtuch, Decke, weiche Socken
- Gerätturnen
- Stützkraft, Ganzkörperspannung, aktive und passive Hüftbeugefähigkeit

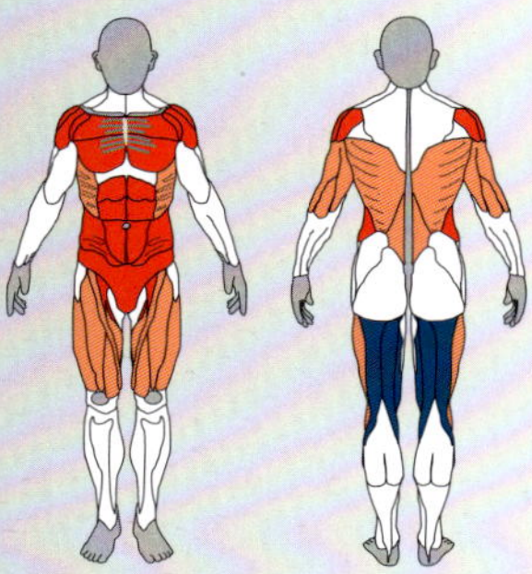

Primär:
Brustmuskulatur, Schultermuskulatur, gesamte Rumpfmuskulatur, Hüftbeuger

Sekundär:
Armstrecker (Trizeps), Rückenstrecker, Armanzieher (Latissimus), Beinstrecker

Beweglichkeit:
Beinbeuger

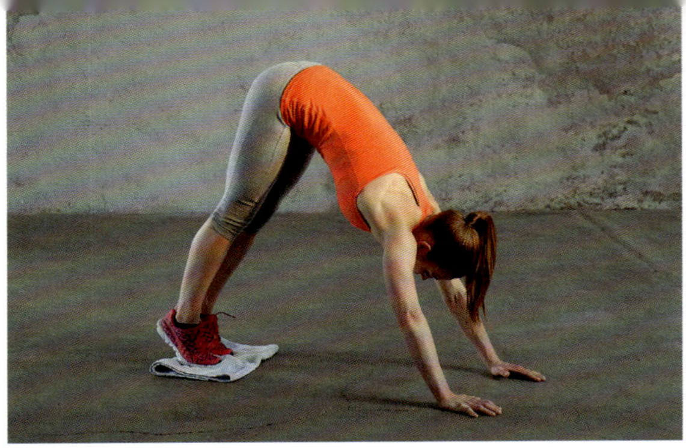

Ausführung

Diese Übung ist eine etwas schwierigere Ausführungsform der Raupe (Übung 66). Anstatt aus dem Liegestütz mit kurzen Tritten zu den Händen heranzugehen, gleiten Sie mit den Füßen heran. Legen Sie unter die Fußballen einen rutschigen Stoff oder führen Sie die Übung mit Socken auf einem glatten Boden aus. Bringen Sie Druck auf die Hände und ziehen Sie die Füße mit gestreckten Beinen zum Körper, während Sie Ihre Hüfte weit nach oben anheben. Anschließend können Sie aus dieser stehenden Rumpfbeuge wieder mit den Füßen zurück in den Liegestütz gleiten oder die Übung in der Fortbewegung durchführen, indem Sie mit den Händen nach vorne in den Liegestütz wandern und die Beine anschließend wieder nachziehen.

3–4 Sätze à 8–10 komplette Anrutschbewegungen vom Anfang bis zum Ende.

68 Gehen im Liegestütz mit gestreckten Beinen

- keine Geräte nötig
- Gerätturnen
- Stützkraft, Ganzkörperspannung

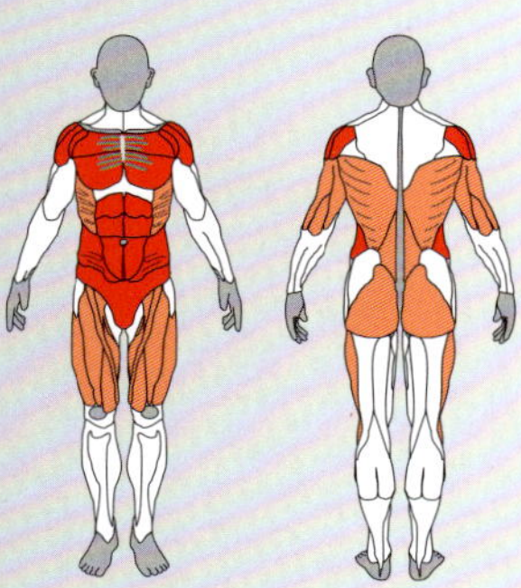

Primär:
Brustmuskulatur, Schultermuskulatur, gesamte Rumpfmuskulatur

Sekundär:
Armstrecker (Trizeps), Rückenstrecker, Armanzieher (Latissimus), Beinstrecker, Hüftbeuger, großer Gesäßmuskel

Ausführung

Nehmen Sie eine Liegestützposition ein und bewegen Sie sich in dieser Stellung vorwärts, rückwärts oder seitwärts, ohne dabei die Knie oder Ellenbogen zu beugen. Die Bewegung wird nur durch die Hände und Füße realisiert. Sie können die Beine auch passiv halten und diese auf einem rutschigen Untergrund nachgleiten lassen, während die Arme die Aktion ausführen.

3–4 »Bahnen« à 10–20 Meter oder jeweils 30–40 Sekunden pro Satz.

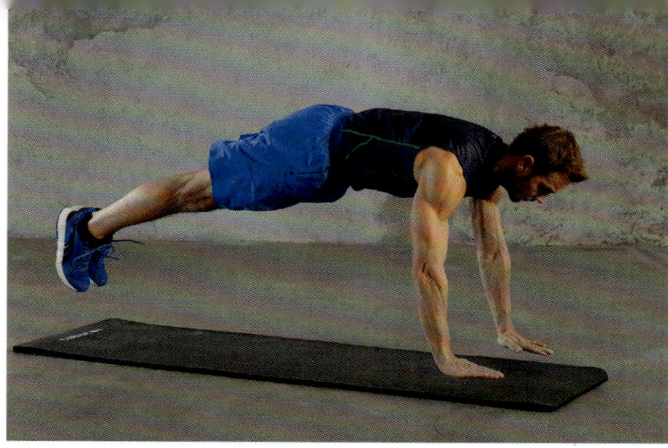

69 Springen im Liegestütz mit gestreckten Beinen vorwärts, rückwärts und seitwärts

- keine Geräte nötig
- Gerätturnen
- Stützkraft, Ganzkörperspannung, reaktive Abdruckkraft im Sprung- und Handgelenk

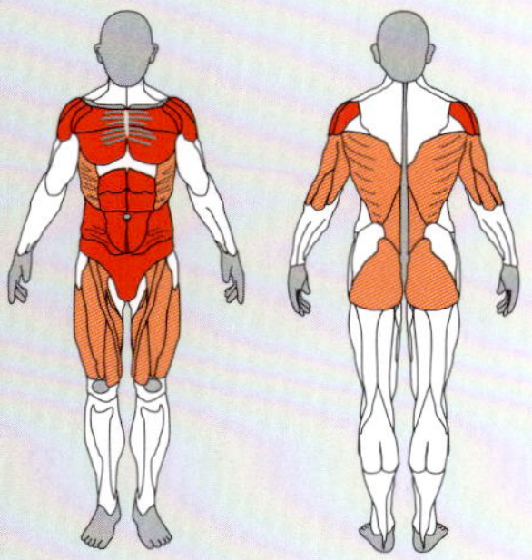

Primär:
Brustmuskulatur,
Schultermuskulatur,
gesamte Rumpfmuskulatur

Sekundär:
Armstrecker (Trizeps),
Rückenstrecker,
Armanzieher (Latissimus),
Beinstrecker,
Hüftbeuger,
großer Gesäßmuskel

Ausführung

Diese Übung stellt hohe Ansprüche an eine reaktivkräftige Abdruckfähigkeit aus den Hand- und Sprunggelenken und ist typisch für turnerisches Grundlagentraining. Nehmen Sie einen Liegestütz ein, strecken Sie die Beine und Arme durch und halten Sie den Körper in einer stabilen Schiffchenstellung. Drücken Sie sich nun gleichzeitig aus den Händen und Füßen ab und springen Sie mit dem gesamten Körper in kleinen Schritten vorwärts, seitwärts oder rückwärts. Der Sprungimpuls erfolgt nicht aus den Armen oder Knien, sondern ausschließlich aus der Kraft der Hand- und Fußgelenke.

3–4 Sätze à 10–15 Sprünge oder auf 10–20-Meter-Bahnen in der Fortbewegung.

70 Beinheben im Seitstütz

- evtl. Fußgewichte oder Zugband/Theraband®
- Gerätturnen
- Stützkraft, Ganzkörperspannung, Flankenstabilität, Gleichgewicht

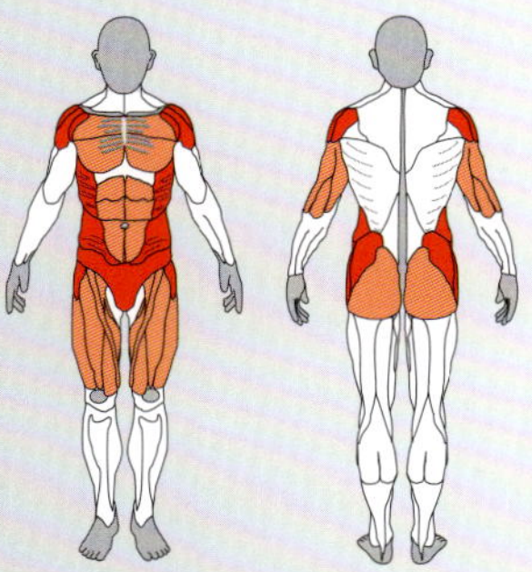

Primär:
Schultermuskulatur,
Sägemuskel,
seitliche und quer verlaufende Bauchmuskulatur,
kleiner und mittlerer Gesäßmuskel

Sekundär:
Gerade Bauchmuskulatur,
Armstrecker (Trizeps),
Brustmuskulatur,
Beinstrecker,
Hüftbeuger

Ausführung

Nehmen Sie einen Seitstütz (alternativ auch Unterarmstütz seitlings) ein und halten Sie den gesamten Körper in Spannung. Heben Sie nun das obere Bein etwa 10–20 cm vom unteren Bein an und bewegen Sie es langsam auf und ab. Grätschen Sie so weit nach oben, wie es die Beweglichkeit zulässt. Arbeiten Sie kontrolliert und ohne Schwung.

2–3 Sätze pro Seite à 10–15 Wiederholungen.

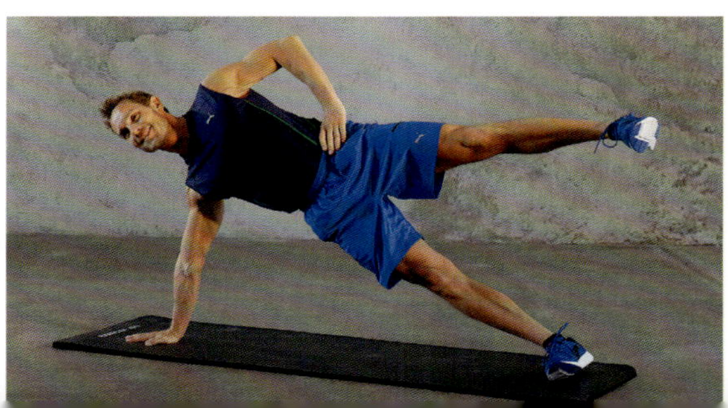

71 Beinspreizen rückwärts aus dem V-Stütz

- evtl. Fußgewichte oder Zugband/Theraband®
- Gerätturnen, Ballett
- Stützkraft, Ganzkörperspannung, Flankenstabilität, aktive Spreizfähigkeit

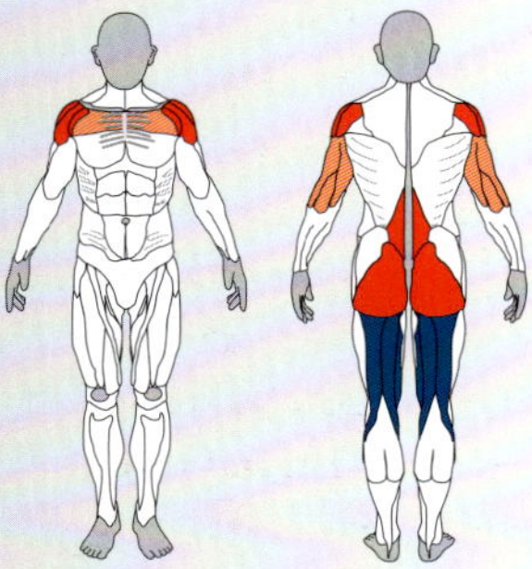

Primär:
Großer Gesäßmuskel, Rückenstrecker, Schultermuskulatur

Sekundär:
Armstrecker (Trizeps), oberer Brustanteil, Beinbeuger

Beweglichkeit:
Beinbeuger

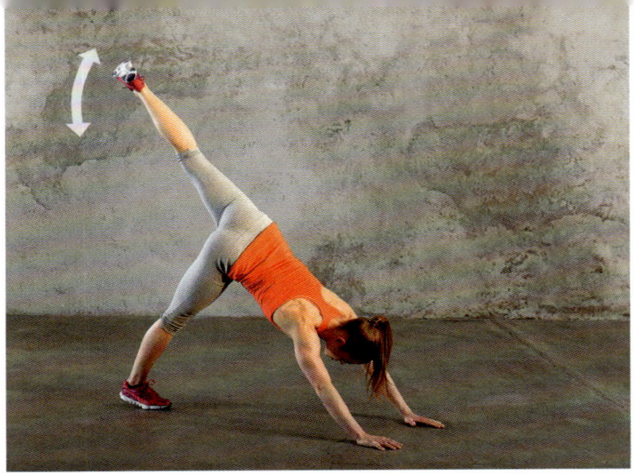

Ausführung

Nehmen Sie einen hohen V-Stütz (Liegestütz mit nach oben gebeugter Hüfte) ein. Öffnen Sie dabei Ihren Arm-Rumpf-Winkel und spannen Sie Ihren Rumpf fest an. Heben Sie ein Bein mehrmals rückwärts gestreckt so weit wie möglich nach oben an. Im Idealfall befinden sich Arme, Wirbelsäule und das angehobene Bein in der Endstellung in einer Linie zueinander.
2–3 Sätze pro Seite à 10 bis 15 Wiederholungen. Oder mit Zusatzgewicht (Fußmanschetten) 4–6 Sätze pro Seite zu 8–10 Wiederholungen.

72 Handstand vorlings gehockt an der Wand

- keine Geräte nötig
- Gerätturnen
- Stützkraft, Ganzkörperspannung, öffnende Arm-Rumpf-Winkel-Kraft

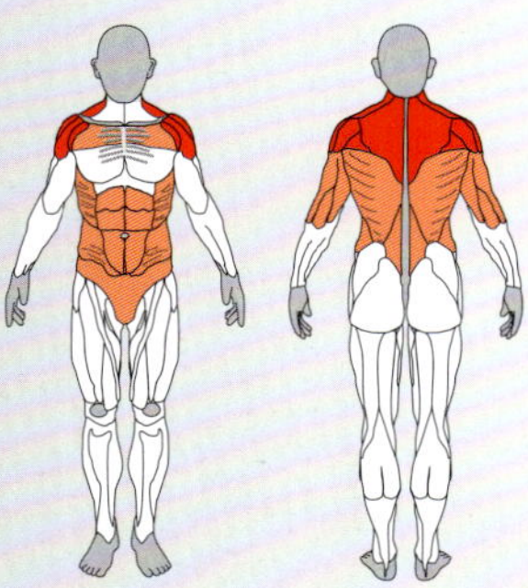

Primär:
Schultern, Kapuzenmuskel, Rautenmuskel

Sekundär:
Obere Brustmuskulatur, gesamte Rumpfmuskulatur, Armzieher (Latissimus), Armstrecker (Trizeps), Rückenstrecker

Ausführung

Wandern Sie rückwärts in einen Handstand an der Wand, wie in Übung 61 beschrieben. Stützen Sie sich mit den Händen im Abstand von etwa 20–30 cm von der Wand auf dem Boden ab und hocken Sie in dieser Stellung die Beine an den Körper an. Dadurch drückt das Gewicht nach vorne und Sie müssen mit der gesamten Rückenmuskulatur entgegenhalten. Kurz vor der Erschöpfung strecken Sie einfach die Beine wieder nach oben oder vergrößern den Abstand zur Wand.
2–3 Sätze à 10–30 Sekunden oder bis kurz vor dem »Muskelversagen« halten.

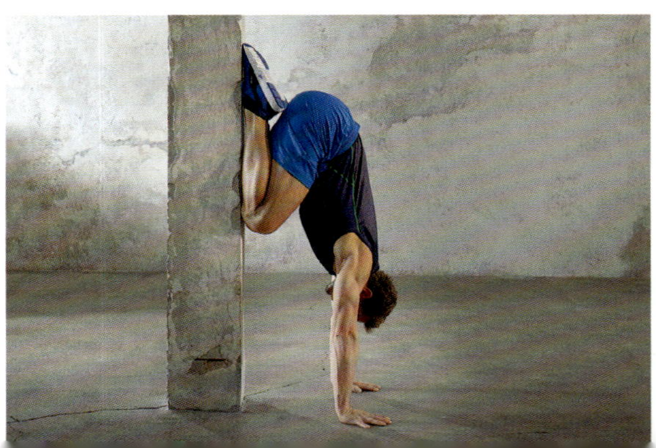

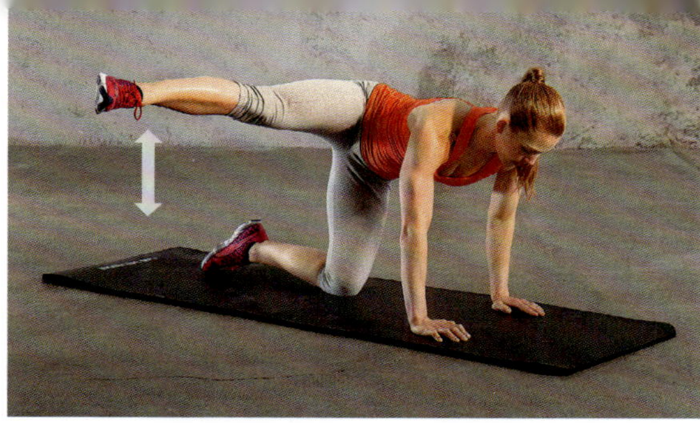

73 Kniendes Beinheben seitwärts

- evtl. Fußgewichte oder Zugband/Theraband®
- Kampfsport, Gerätturnen
- aktive Grätschfähigkeit

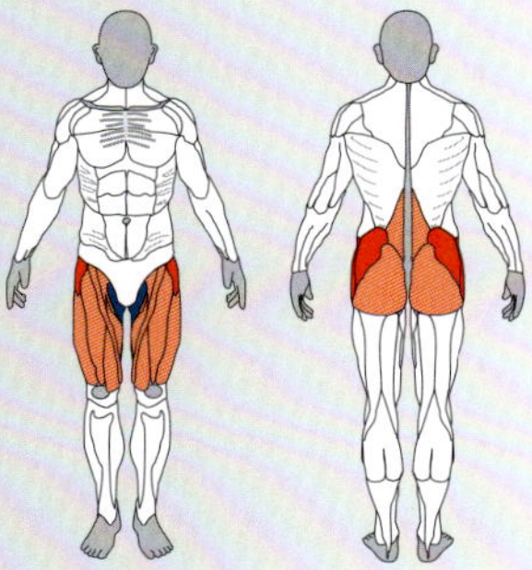

Primär:
Kleiner und mittlerer Gesäßmuskel

Sekundär:
Großer Gesäßmuskel, Rückenstrecker, Beinstrecker

Beweglichkeit:
Beinanzieher (Adduktoren)

Ausführung

Knien Sie sich in einen Vierfüßlerstand auf den Boden und strecken Sie ein Bein im 90-Grad-Winkel zum Oberkörper zur Seite (5 cm über dem Boden). Heben Sie das Bein seitwärts gestreckt so weit wie möglich nach oben. Am höchsten Punkt halten Sie die Position für ca. 2–3 Sekunden und senken Sie dann das Bein wieder in Richtung Boden, ohne den Fuß abzusetzen. Das Bein soll sich immer im rechten Winkel zum Oberkörper befinden. Schwieriger wird die Übung, indem Sie das kniende Bein während der gesamten Übung etwas vom Boden abheben, oder leichter, indem Sie das aktive Bein anwinkeln. 2–3 Sätze pro Seite à 15–20 Wiederholungen.

74 Dragonflag

- stabiler Gegenstand am Boden zum Festhalten
- Gerätturnen
- Zugkraft, Ganzkörperspannung

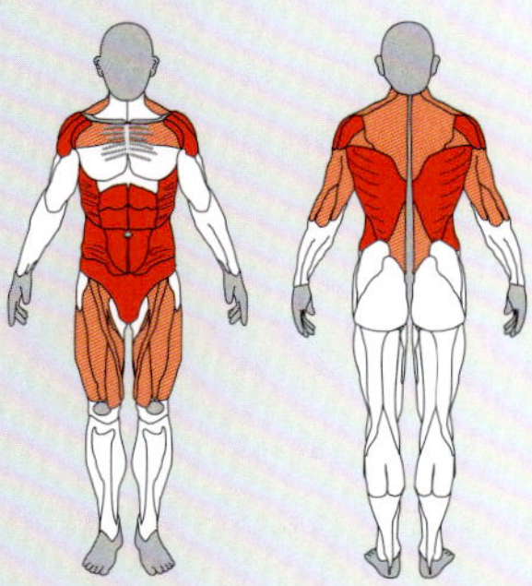

Primär:
Gesamte Rumpfmuskulatur, Armanzieher (Latissimus)

Sekundär:
Schultermuskulatur, Hüftbeuger, oberer Bauchmuskelanteil, Armbeuger (Bizeps), Beinstrecker, Rückenstrecker, Kapuzenmuskel, Rautenmuskel

Ausführung

Legen Sie sich so auf den Rücken, dass Sie sich hinter sich an einem stabilen Gegenstand (Sprossenwand, niedrige Klimmzugstange, Bank, schwerer Schrank etc.) festhalten können. Nehmen Sie eine »Kerze« ein, indem Sie die Beine senkrecht nach oben strecken und das Gesäß so weit wie möglich anheben. Senken Sie den gesamten Körper in einer festen und angespannten Haltung in Richtung Boden ab. Das Gesäß sollte nicht nach vorne einknicken, sondern die Beine und der Rumpf sollten eine Linie bilden. Anschließend heben Sie Ihren Körper wieder in die Kerze zurück.
2–3 Sätze à 5–10 Sekunden oder bis kurz vor dem »Muskelversagen« halten.

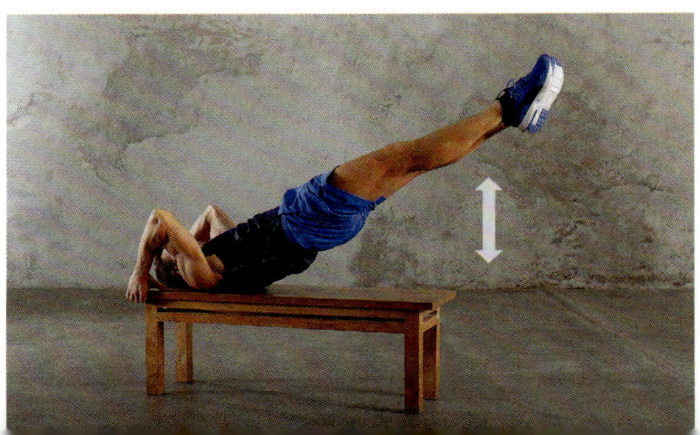

75 Sidekicks mit Zugband an der Wand

- **Zugband, Theraband®, Tubes etc.**
- **Kampfsport**
- **aktive Grätschfähigkeit, Beinstreckkraft**

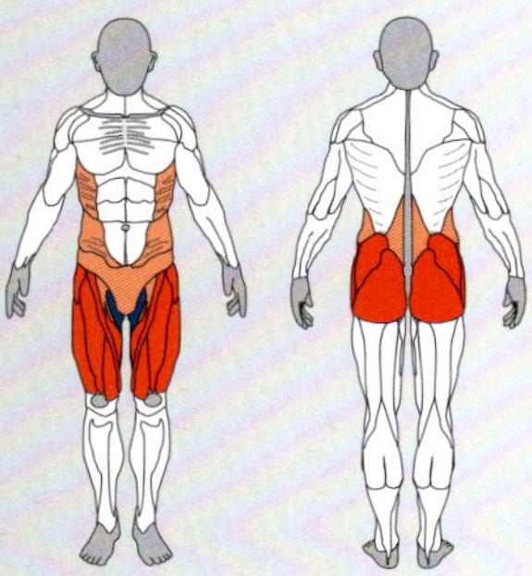

Primär:
Gesamte Gesäßmuskulatur, Beinstrecker

Sekundär:
Rückenstrecker, seitliche und quer verlaufende Bauchmuskulatur, Sägemuskel

Beweglichkeit:
Beinanzieher (Adduktoren)

Ausführung

Führen Sie Sidekicks gegen den Widerstand eines Zugbands, Tubes oder Therabands® durch. Befestigen Sie ein Ende des Bands an einem stabilen Gegenstand, etwa auf Höhe Ihrer Sprunggelenke oder Knie. Das andere Ende verkletten oder verknoten Sie am aktiven Kickbein. Nehmen Sie eine Sidekickstellung ein, indem Sie eine schulterbreite Schrittstellung einnehmen.

1 Verlagern Sie Ihr Gewicht auf das rechte Bein und heben Sie das linke angewinkelt gerade nach vorne-oben.

2 Strecken Sie dieses nun zur Seite aus und achten darauf, dass sich der Oberkörper, das Becken und das Kickbein in einer Linie befinden. Das Zugband befindet sich vor dem Standbein und sollte durch das Einnehmen der Ausgangsstellung bereits in Spannung geraten. Halten Sie sich mit einer oder gegebenenfalls mit zwei Händen an einem Partner, an der Wand oder einem anderen Gegenstand fest. Strecken Sie nun das Kickbein gegen den zunehmenden Widerstand des Zugbands seitwärts nach außen.

Bei einem Sidekick sollten Sie darauf achten, dass die Ferse in der gestreckten Endstellung etwas nach oben und die Zehenspitzen leicht nach unten zeigen. Die Trefferfläche eines Sidekicks ist die Fußaußenkante. Darüber hinaus sollten sich Ferse, Hüfte und Schulter dabei in einer Linie befinden. Knicken Sie nicht in der Hüfte ein. Beugen Sie nach dem Kick das Bein wieder langsam in die Ausgangsstellung zurück. Führen Sie mehrere Wiederholungen auf einer Seite durch, ehe Sie auf die andere wechseln.

2–3 Sätze pro Seite à 15–20 Wiederholungen. Profis können ggf. ein stärkeres Zugband oder zwei Therabänder® verwenden.

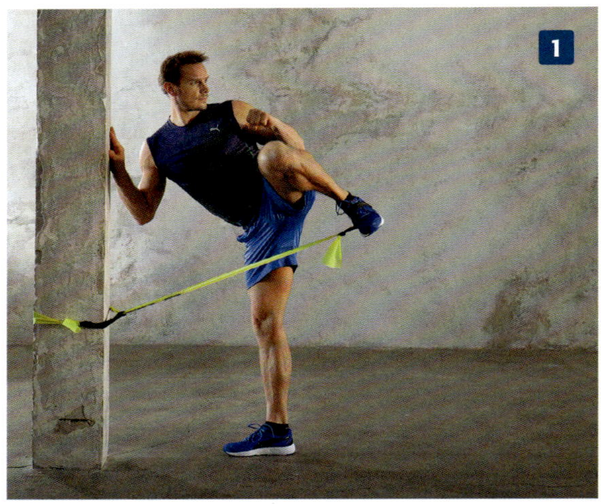

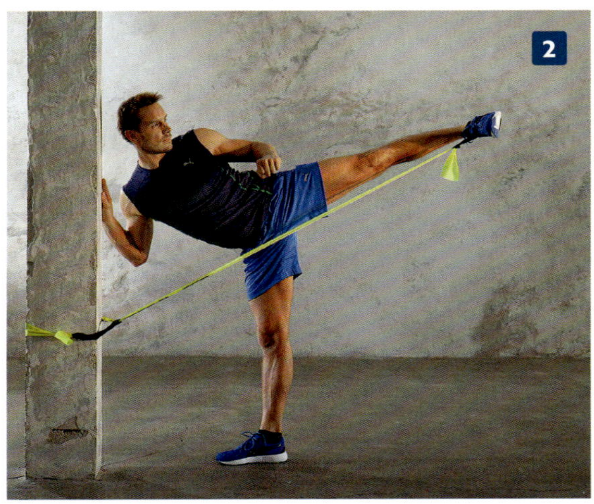

76 Roundkicks mit Zugband an der Wand

- Zugband, Theraband®, Tubes etc.
- Kampfsport
- aktive Grätschfähigkeit, Beinstreckkraft

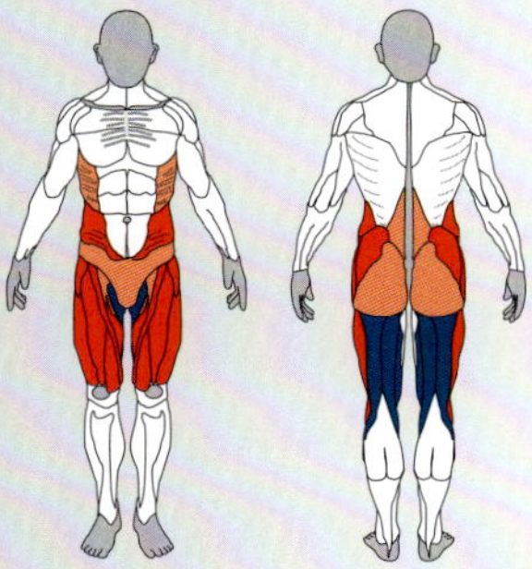

Primär:
Kleiner und mittlerer Gesäßmuskel, Beinstrecker, seitliche Bauchmuskulatur

Sekundär:
Rückenstrecker, quer verlaufende Bauchmuskulatur, Sägemuskel, großer Gesäßmuskel, Hüftbeuger

Beweglichkeit:
Beinanzieher (Adduktoren), Beinbeuger

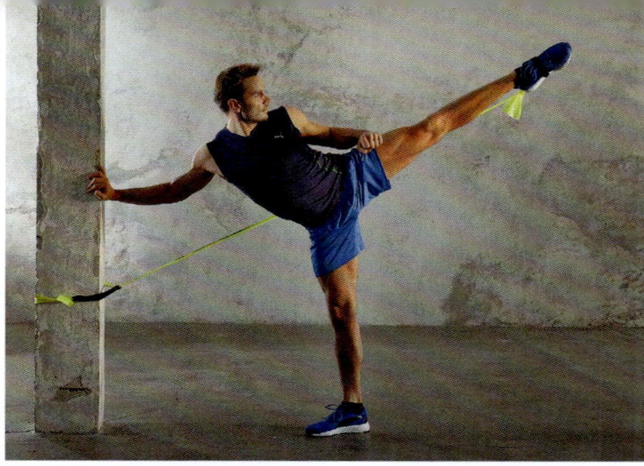

Ausführung

Diese Übung gleicht dem Sidekick (Übung 75), jedoch wird das Kickbein in der Ausgangsstellung seitwärts so hoch wie möglich angehoben und die Hüfte weit nach außen geöffnet. Das Zugband befindet sich nun hinter dem Standbein. Strecken Sie Ihr Bein nun gegen den Zugwiderstand nach außen. Halten Sie dabei das Fußgelenk gestreckt, denn die Trefferfläche eines Roundkicks ist der Fußspann. Die Ferse des Kickbeins zeigt dabei in Kickrichtung. Drehen Sie sich mit dem Körper so ein, dass Sie auch noch in der Endposition Kraft gegen das Zugband aufbringen müssen.

77 Frontkicks mit Zugband an der Wand

- Zugband, Theraband®, Tubes etc.
- Kampfsport
- aktive Spreizfähigkeit, Beinstreckkraft, frontale Ganzkörperstabilisation

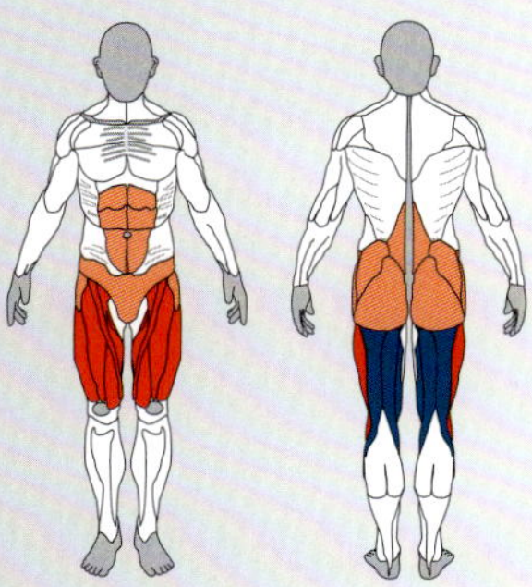

Primär:
Beinstrecker, Hüftbeuger

Sekundär:
Gesamte Gesäßmuskulatur, gerade und quer verlaufende Bauchmuskulatur, Rückenstrecker

Beweglichkeit:
Beinbeuger

Ausführung

Bei einem Frontkick nehmen Sie eine etwa schulterbreite Schrittstellung ein und fixieren das Zugband hinter dem Körper und am hinteren Bein. Heben Sie das Kickbein angewinkelt nach oben an und strecken Sie es gerade nach vorne aus.

2–3 Sätze pro Seite à 15–20 Wiederholungen. Profis können ggf. ein stärkeres Zugband oder zwei Therabänder® verwenden (auch Ü 76).

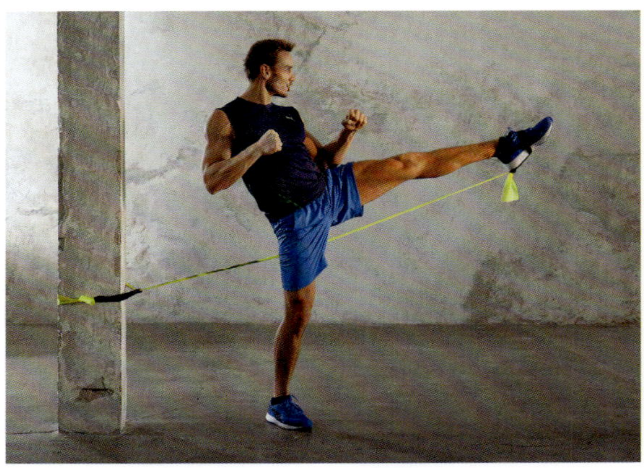

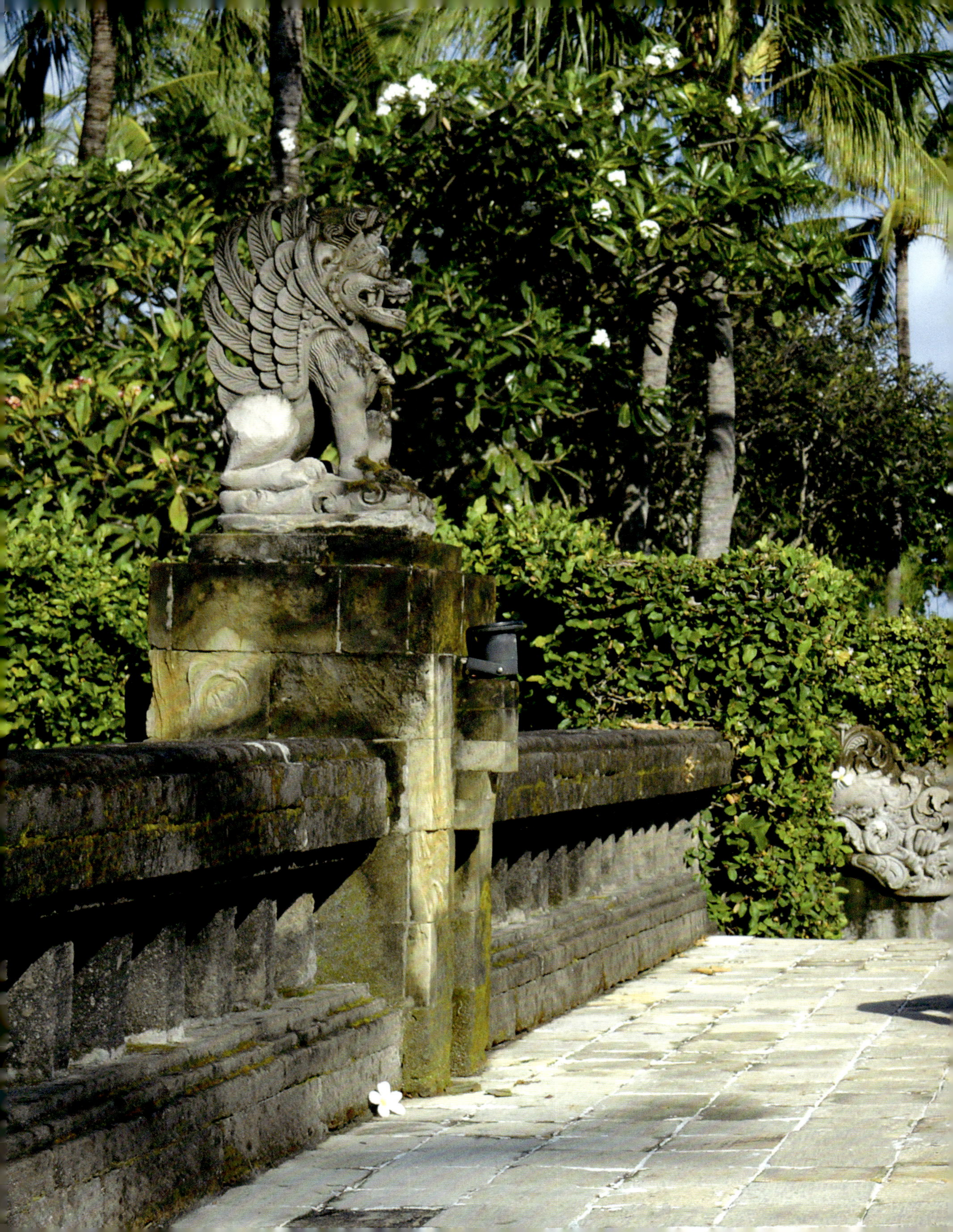

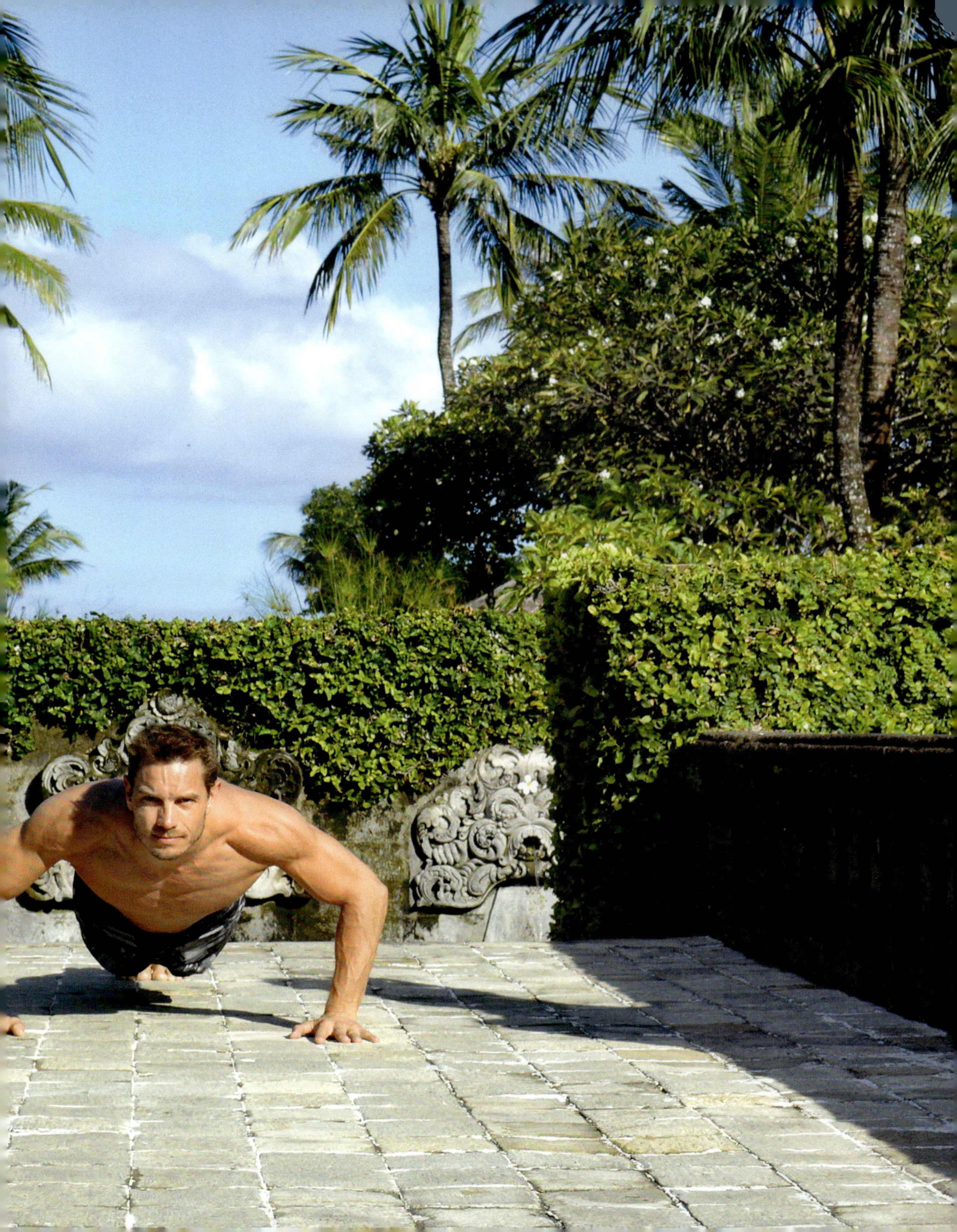

IV. Schnelligkeit

Dieses Kapitel beinhaltet Übungen, die verschiedene Erscheinungsformen der Schnelligkeit und auch Ihre Subkategorien abdecken. Schnelligkeit in der elementaren Form beinhaltet zusätzlich zu den leistungsbestimmenden Größen der Schnellkraft (Start- und Explosivkraft) koordinative Komponenten, mit denen Bewegungen oder Teilbewegungen möglichst ökonomisch mit hoher Frequenz ausgeführt werden können. Immer spielt dabei aber die möglichst schnelle Entfaltung der maximalen Kraft zur Beschleunigung eine wesentliche Rolle. Egal, ob Sie Ihren Körper aus dem Ruhemodus in den Sprint beschleunigen oder eine schwere Eisenkugel möglichst kraftvoll stoßen – Sie müssen immer schnellstmöglich Kraft erzeugen. Diese Schnellkraft muss bei azyklischen Bewegungen nur einmal maximal realisiert werden. Bei zyklischen, also sich ständig wiederholenden, Bewegungen muss sie permanent neu geschaffen werden. Je besser Ihre Muskeln als Spieler und Gegenspieler dabei zusammenarbeiten und sich zum richtigen Zeitpunkt kontrahieren und entspannen, umso höher wird Ihre Schnelligkeit. Die Schnelligkeit hängt also auch maßgeblich von der Ansteuerungsfähigkeit der Muskeln ab, die über das zentrale Nervensystem vom Gehirn ausgeht.

Darüber hinaus spielt bei schnellen Bewegungen aber auch die Reaktivkraft eine bedeutende Rolle. Bei einem Sprint beispielsweise speichert der Sehnen-Muskel-Apparat Energie, die durch Dehnung infolge der kurzen Kontaktzeit am Boden entsteht. Diese Energie beeinflusst die Schnellkraftleistung enorm und spart letztendlich Energie. Auch bei vielen kurzen Sprungbewegungen hat die Reaktivkraft eine große Bedeutung und verstärkt so den Schnellkrafteinsatz. Da die maximale Schnelligkeit jedoch nur über kurze Zeit realisiert werden kann, spielt bei maximal schnellen Bewegungen ab ca. 10 Sekunden zunehmend die Ausdauerkomponente eine Rolle. Gerade in Spiel- oder Kampfsportarten ist diese Art der Schnelligkeit – nämlich die Schnelligkeitsausdauer – ein wesentlicher Erfolgsfaktor.

Untergliederung der Übungen

Aufgrund der verschiedenen Erscheinungsformen der Schnelligkeit werden die Übungen in verschiedene Kategorien eingeteilt, auch wenn eine exakte Abgrenzung nicht immer möglich ist, da die Formen im Sport immer fließend ineinander übergehen.

Schnelligkeit: Hier werden Übungen vorgestellt, die Ihre Grundschnelligkeit bzw. elementare Schnelligkeit verbessern. Es handelt sich meist um einfachere Bewegungsmuster ohne Zusatzgewichte, bei denen es um möglichst hohe Bewegungsfrequenzen geht; diese werden auch als »Frequenzschnelligkeit« bezeichnet.

Plyometrie: Diese Übungen zeichnen sich durch reaktive Kraftleistungen aus. Dabei geht es darum, durch Muskel- und Sehnenvorspannung und eine möglichst kurze Kontaktzeit (unter 200 ms) Energie in einem Dehnungs-Verkürzungs-Zyklus zu speichern, der auf die Bewegungsausführung übertragen wird. Beispiel: Füße bei Sprüngen zu den Schienbeinen ziehen, um Vorspannung in der Achillessehne aufzubauen. Bei Bodenkontakt fest prellen und den Kontakt möglichst kurz halten.

Schnellkraft: Hierbei werden Übungen vorgestellt, bei denen Sie möglichst schnell Ihre maximale Kraft entfalten müssen. Dies geschieht entweder durch das Beschleunigen des eigenen Körpers oder eines Gerätes.

Schnelligkeitsausdauer: Bei diesen Übungen müssen Sie maximal schnelle Bewegungen möglichst lange aufrechterhalten, ohne dabei zu ermüden. Der Körper wird Laktat bilden und sich anfühlen, als würde er brennen.

Hinweis: Außer bei der Schnelligkeitsausdauer geht es bei allen anderen Schnelligkeitsübungen darum, nicht in die Ermüdung zu trainieren, um das maximale Niveau auszuschöpfen. Machen Sie aus diesem Grund niemals zu viele Wiederholungen. Sobald Sie eine Ermüdung wahrnehmen, machen Sie 1–2 Minuten Pause.

78 Skippings und Kniehebeläufe

- keine Geräte nötig
- Leichtathletik
- Frequenzschnelligkeit, Beinkoordination, Geschmeidigkeit

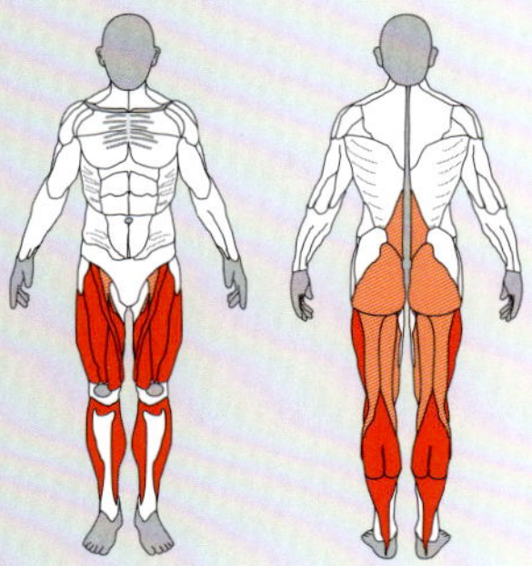

Primär:
Wadenmuskulatur,
Beinstrecker

Sekundär:
Beinbeuger.
großer Gesäßmuskel,
Hüftbeuger,
Rückenstrecker

Ausführung

Bei Skippings handelt es sich um kleine und schnelle Schritte in Fortbewegung oder auf der Stelle. Es gibt zwei Arten von Skippings, kleine sowie große, sogenannte Kniehebeläufe.

1 Bei kleinen Skippings verlassen die Füße nie den Boden. Dabei geht es hauptsächlich um eine maximal schnelle Fußgelenksarbeit, die möglichst leise und geschmeidig wie das Stechen einer Nähmaschine aussieht. Das Fußgelenk wird nur bis zum Fußballen gestreckt und das Knie gebeugt. Gleichzeitig strecken Sie das Knie des anderen Beins und beugen das Fußgelenk maximal durch, bis die Ferse den Boden berührt.

Beim Kniehebelauf, also bei den großen Skippings, werden die Knie bis in die Waagerechte angehoben. Bei beiden Ausführungsformen ist es besonders wichtig, durch die Vorspannung in den Achillessehnen die Energie auf die Bewegung zu übertragen. Besonders der Kniehebelauf profitiert von prellenden Fußballenkontakten am Boden und nicht durch sanftes Nachgeben im Gelenk gedämpft werden. Wichtig bei beiden Übungen sind die aufrechte Haltung und das natürliche Mitschwingen der Arme.

3–4 Bahnen (20–30 Meter) in der Fortbewegung.

Tipp: Beginnen Sie erst mit kleinen Skippings und wechseln Sie danach zu den großen. Führen Sie in beiden Varianten Vorwärts-, Seitwärts- und Rückwärtsskippings durch, um die Bewegungskoordination zu verbessern.

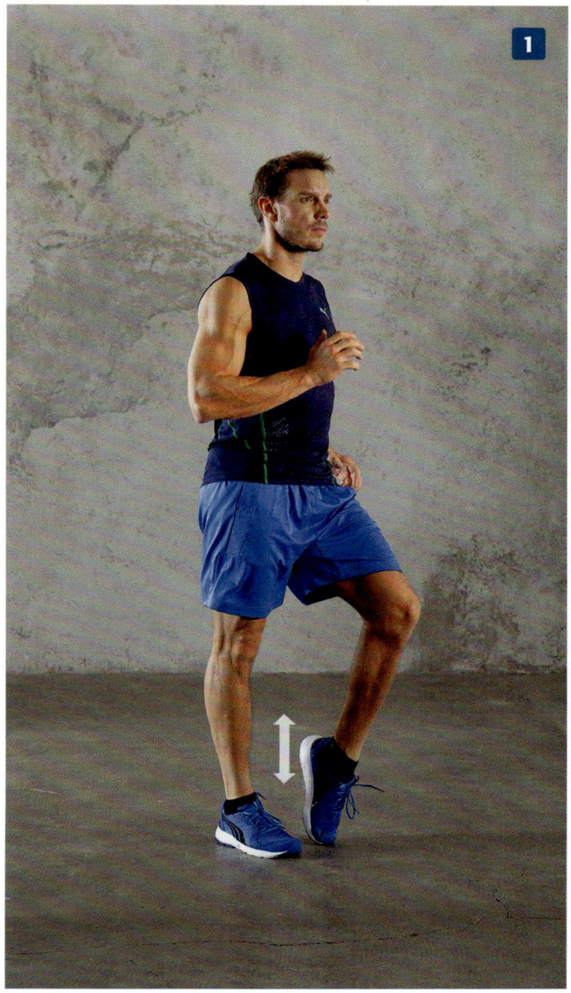

79 Kniehebelauf vorwärts und seitwärts über Hindernisse

- 20–30-cm-Hürden, die Sie aus Stangen, Seilen, Kartonagen oder ähnlichen Materialien einfach selbst bauen können
- Leichtathletik
- Beinkoordination, Frequenzschnelligkeit, Rhythmus

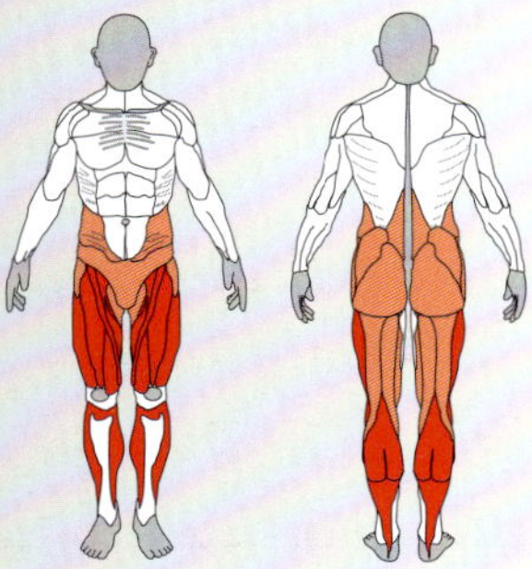

Primär:
Hüftbeuger,
Wadenmuskulatur,
Beinstrecker

Sekundär:
Gesamte Gesäßmuskulatur,
Beinbeuger,
Rückenstrecker,
seitliche Rumpfmuskulatur,
Beinanzieher (Adduktoren)

Ausführung

Stellen Sie Hürden (etwa 20–30 cm Höhe) parallel zueinander im Abstand von ca. 50–60 cm auf. Sie können bis zu 10 oder 12 Hürden hintereinander platzieren, je nach Raumangebot. Beginnen Sie, indem Sie sich vor den Hürdenparcours stellen und mit hohen Kniehebeläufen jede Hürde überlaufen. Wenn Sie diese Bewegung beherrschen, ohne dabei zu stolpern oder eine Hürde zu reißen, führen Sie die Übung seitwärts durch (rechtes Bild). Achten Sie dabei auf eine athletische Ausführung und aufrechte Körperhaltung.

Versuchen Sie, die Bewegungsfrequenz von Durchgang zu Durchgang zu erhöhen. Da es bei dieser Übung um die Schnelligkeit geht, machen Sie nach jedem zweiten oder dritten Durchlauf ca. 1–2 Minuten Pause, damit Sie muskulär nicht ermüden und immer die Maximalleistung realisieren können. 3–4 Bahnen (20–30 Meter) in der Fortbewegung, dabei pro Bahn einmal vorwärts, seitwärts und ggf. rückwärts.

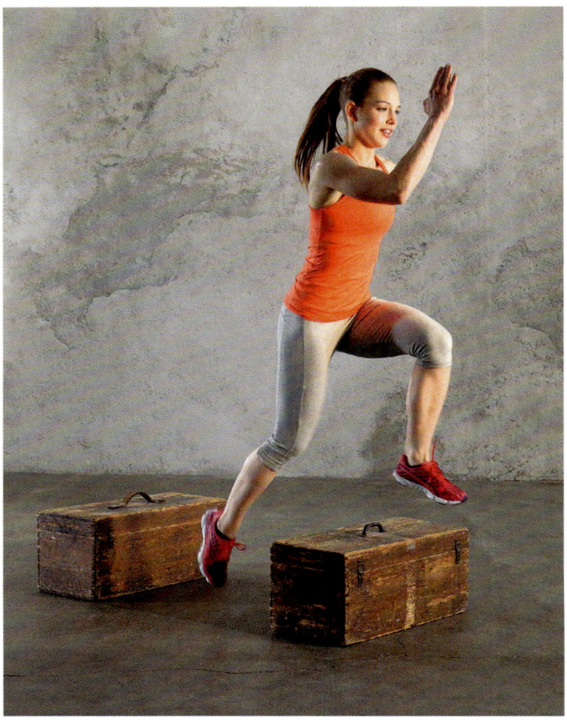

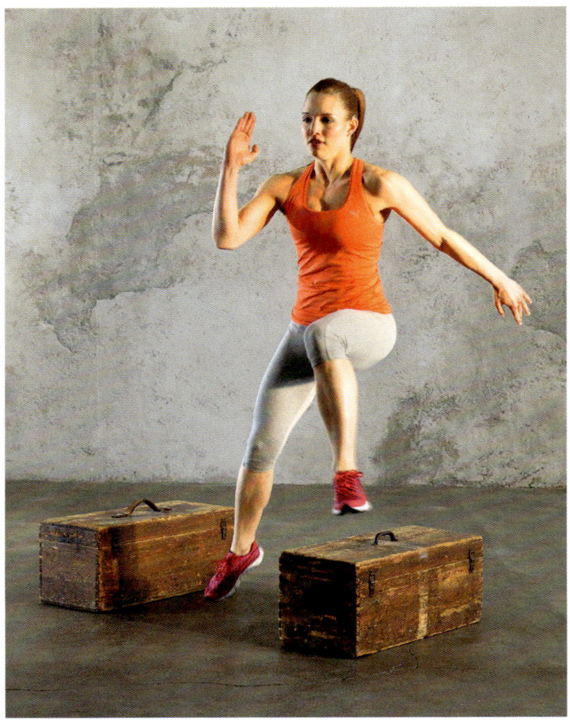

80a Achter-Pendelsprints

- zwei Markierungen
- Leichtathletik
- Start- und Stoppschnelligkeit, Beschleunigung

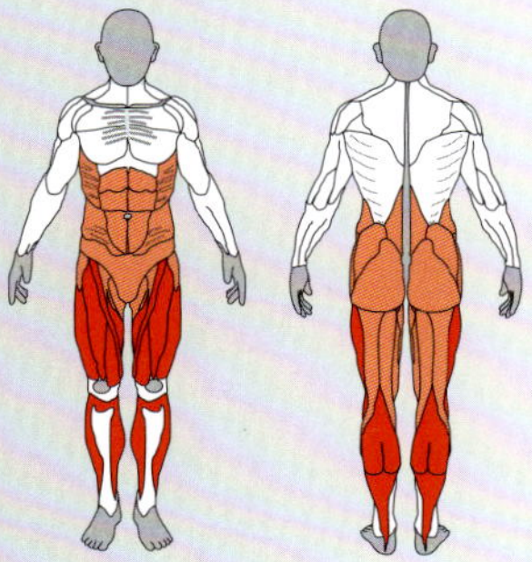

Primär:
Beinstrecker,
Wadenmuskulatur

Sekundär:
Beinbeuger,
gesamte Gesäßmuskulatur,
gesamte Rumpfmuskulatur,
Rückenstrecker

Ausführung

Stellen Sie im Abstand von 8–10 Metern zwei Markierungen auf. Sprinten Sie in Achterform so schnell wie möglich zwischen den beiden Markierungen hin und her. Beschleunigen Sie auf der Geraden und bremsen Sie vor der Markierung so schnell wie möglich ab, umrunden Sie diese und beschleunigen Sie dann wieder maximal. 3–4 Runden so schnell wie möglich.

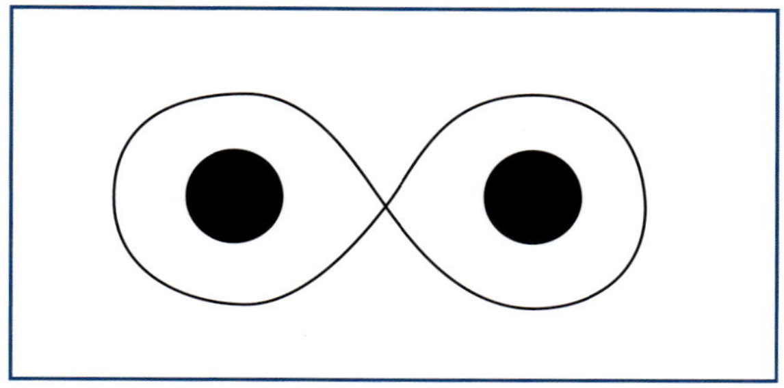

80b Paketdienst

- Kurzhanteln oder Kettlebells, Medizinball
- Leichtathletik, Kampfsport
- Start- und Stoppschnelligkeit, Beschleunigung, Schnelligkeitsausdauer

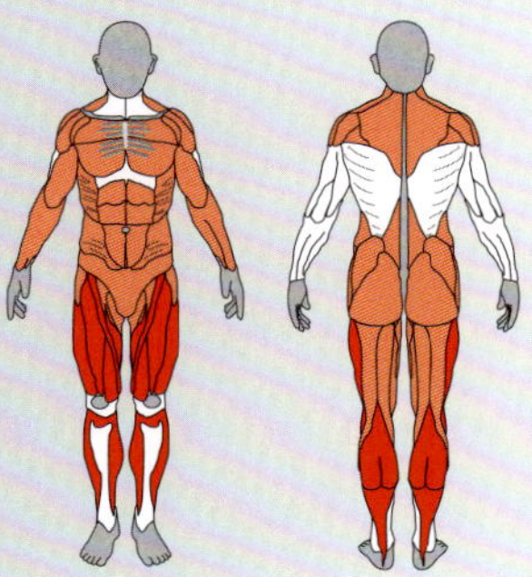

Primär:
Beinstrecker,
Wadenmuskulatur

Sekundär:
Beinbeuger,
gesamte Gesäßmuskulatur,
gesamte Rumpfmuskulatur,
Rückenstrecker,
gesamter Oberkörper

Ausführung

Bei dieser Schnelligkeitsübung müssen Sie verschiedene Gewichte so schnell wie möglich innerhalb eines Parcours von A nach B tragen. Starten Sie beispielsweise mit Kettlebells bei A, stellen Sie diese bei B ab und nehmen Sie dort einen Medizinball auf, den Sie nach C schleppen und dort abstellen. Sprinten Sie dann ohne Gerät sofort nach D. Dort nehmen Sie eine andere Kettlebell auf und sprinten nach E, stellen sie dort ab, und es geht ohne wieder zurück nach A. Seien Sie kreativ!

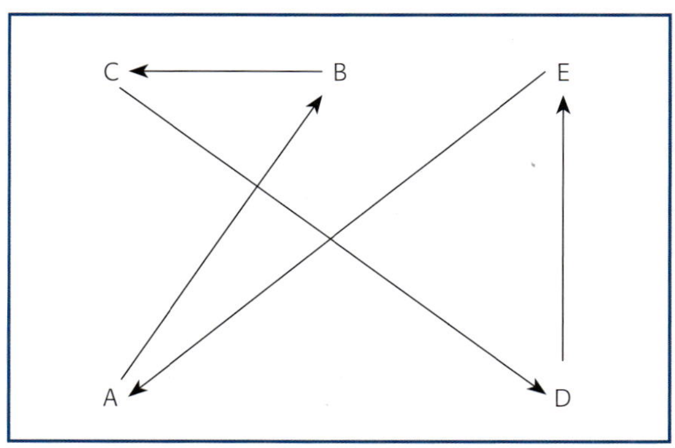

81 Schiffchen-Prellsprünge vorwärts, rückwärts, seitwärts

- keine Geräte nötig
- Gerätturnen
- Reaktive Sprungkraft, Startkraft

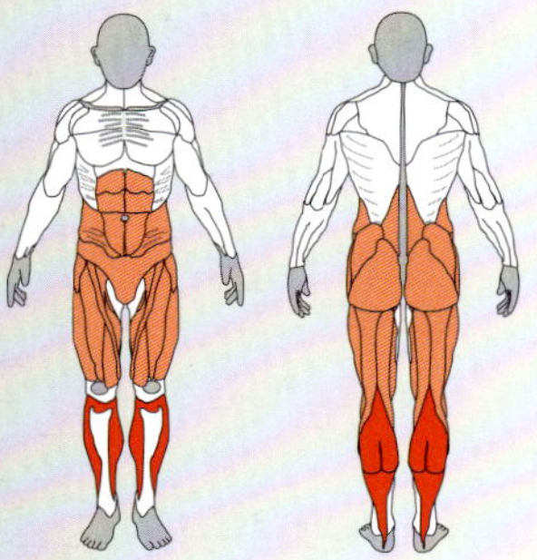

Primär:
Wadenmuskulatur

Sekundär:
Beinstrecker,
Hüftbeuger,
Beinbeuger,
gesamte Gesäßmuskulatur,
gesamte Rumpfmuskulatur,
Rückenstrecker

Ausführung

Dies ist eine wichtige Basisübung für das reaktive Absprungverhalten im Gerätturnen. Sie verbessert gleichzeitig die Rumpfstabilität während der Sprungphasen.

Stellen Sie sich aufrecht und mit über den Kopf gestreckten Arme auf den Boden. Spannen Sie den Bauch fest an und nehmen Sie eine Schiffchenstellung ein, ähnlich einer C-Position. Springen Sie nun mit Prellsprüngen je 2–3 Bahnen vorwärts, seitwärts und rückwärts. Halten Sie bei jedem Sprung die Knie möglichst gestreckt und achten Sie darauf, dass der Sprung ausschließlich durch eine kurze und schnelle Abdruckkraft aus den Fußballen erfolgt. Während der Flugphase sollten Sie die Fußballen etwas nach oben anheben, um Vorspannung in der Achillessehne und in den Waden aufzubauen. Diese wird dann durch ein möglichst schnelles Prellen in die Absprungphase übertragen.

3 Bahnen (10–20 Meter) in der Fortbewegung, je einmal vor-, seit- und rückwärts.

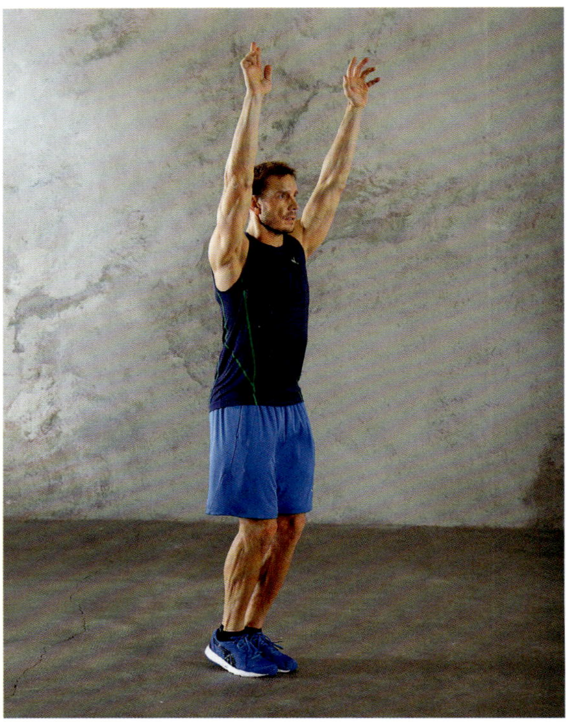

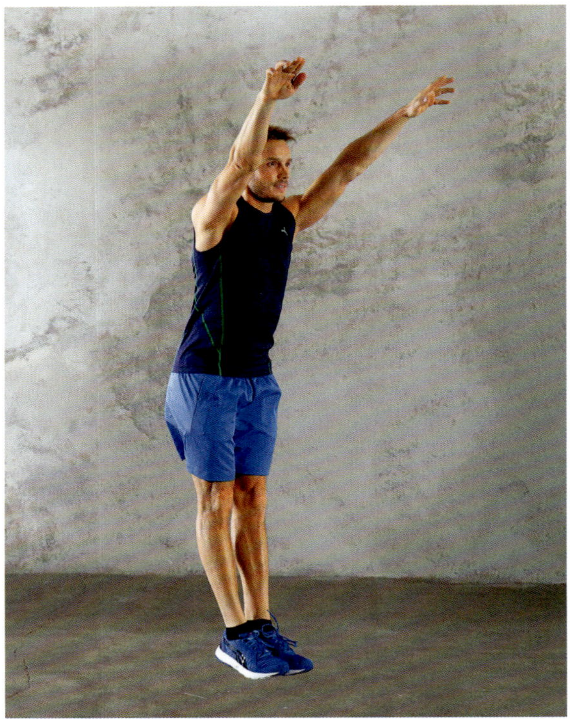

82 Plyometrische Kastensprünge

- 6–8 kleine Kästen, Treppenstufe oder andere kniehohe Fläche
- Leichtathletik, Gerätturnen
- Reaktivkraft, Startkraft

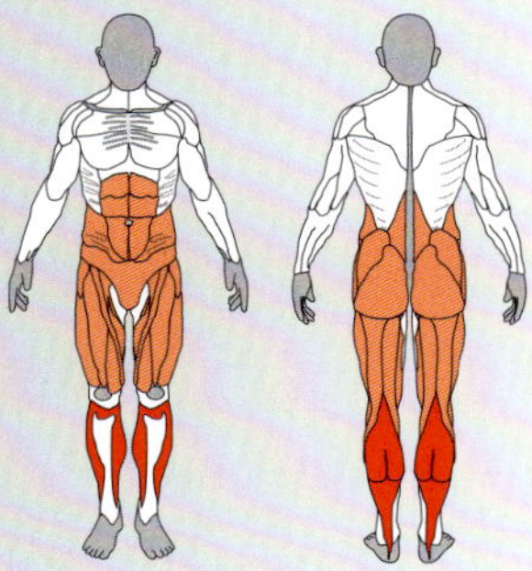

Primär:
Wadenmuskulatur

Sekundär:
Beinstrecker, Hüftbeuger, Beinbeuger, gesamte Gesäßmuskulatur, gesamte Rumpfmuskulatur, Rückenstrecker

Ausführung

Mit dieser Übung werden schnelle und reaktive Absprünge in der Leichtathletik, aber auch im Gerätturnen trainiert. Platzieren Sie 6–8 etwa kniehohe Kästen im Abstand von ca. 1 Meter hintereinander in einer Reihe. Stellen Sie sich auf den ersten Kasten und springen Sie von dort auf den Boden. Halten Sie in der Flugphase die Achillessehnen in Vorspannung, so wie in Übung 81 beschrieben. Prellen Sie bei der Landung mit den Fußballen fest auf den Boden, halten Sie die Bodenkontaktzeit möglichst kurz und springen Sie sofort wieder auf den nächsten Kasten, bis Sie die Reihe vervollständigt haben. Achten Sie immer auf eine stabile Schiffchenstellung, um die Wirbelsäule bei diesen harten Absprüngen zu schützen. 4–6 Bahnen in der Fortbewegung. Jeweils 6–8 Sprünge pro Bahn.

Tipp: Falls Sie keine Kästen zur Verfügung haben, können Sie auch mehrmals auf eine Bank, einen Stuhl oder eine Treppenstufe und wieder herunterspringen.

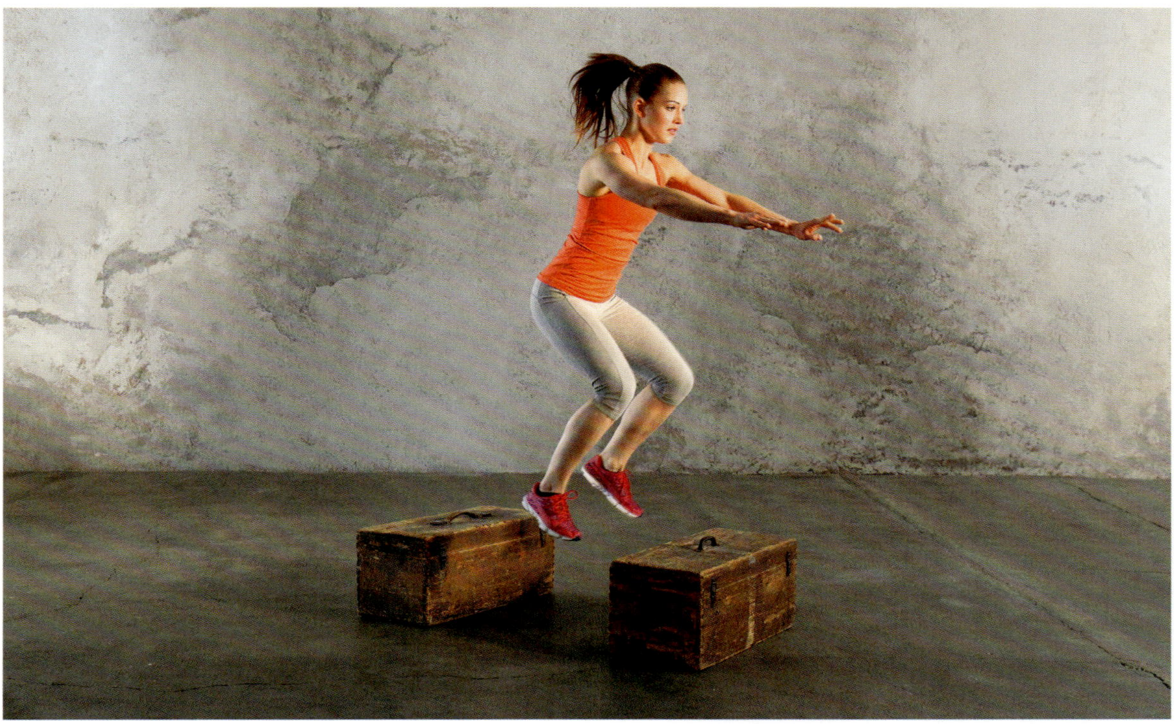

83 Hocksprünge aus dem Anlaufen

- **keine Geräte notwendig**
- **Leichtathletik**
- **Schnellkraft (Start- und Explosivkraft), Sprungkraft, aktive Anhockbeweglichkeit**

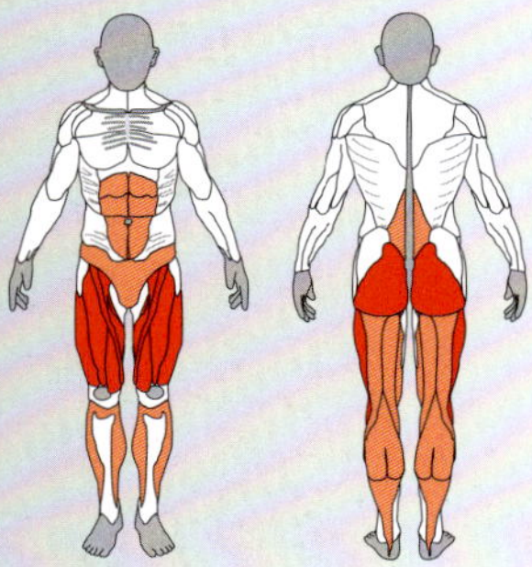

Primär:
Beinstrecker,
großer Gesäßmuskel,
Hüftbeuger

Sekundär:
Wadenmuskulatur,
Beinbeuger,
gerade und quer verlaufende Bauchmuskulatur,
Rückenstrecker

Ausführung

Mit dieser Übung bauen Sie muskuläre Sprung- und Schnellkraft auf. Beginnen Sie zunächst mit einzelnen, einfachen Sprüngen. Machen Sie 2–3 schnelle Anlaufschritte und gleiten Sie mit dem letzten Schritt zum vorderen Fuß parallel heran. Gleichzeitig werden beide Arme etwas hinter den Körper geführt, um Schwung zu holen. Dabei beugen Sie die Knie um ca. 120 bis 100 Grad. Nun springen Sie so schnellkräftig und explosiv wie möglich ab, führen die Arme vorwärts gestreckt nach oben und hocken an der höchsten Stelle des Sprungs die Beine aktiv an. Landen Sie sanft und stabil nach dem Hocksprung auf dem Boden.

Wenn Sie diese Technik beherrschen, können Sie längere Bahnen mit bis zu 10 oder 15 Sprüngen durchführen oder sogar den Anlauf zwischen den Sprüngen weglassen, um noch mehr aus der Beinmuskulatur arbeiten zu müssen.

3–4 Bahnen mit jeweils 6–8 Hocksprüngen.

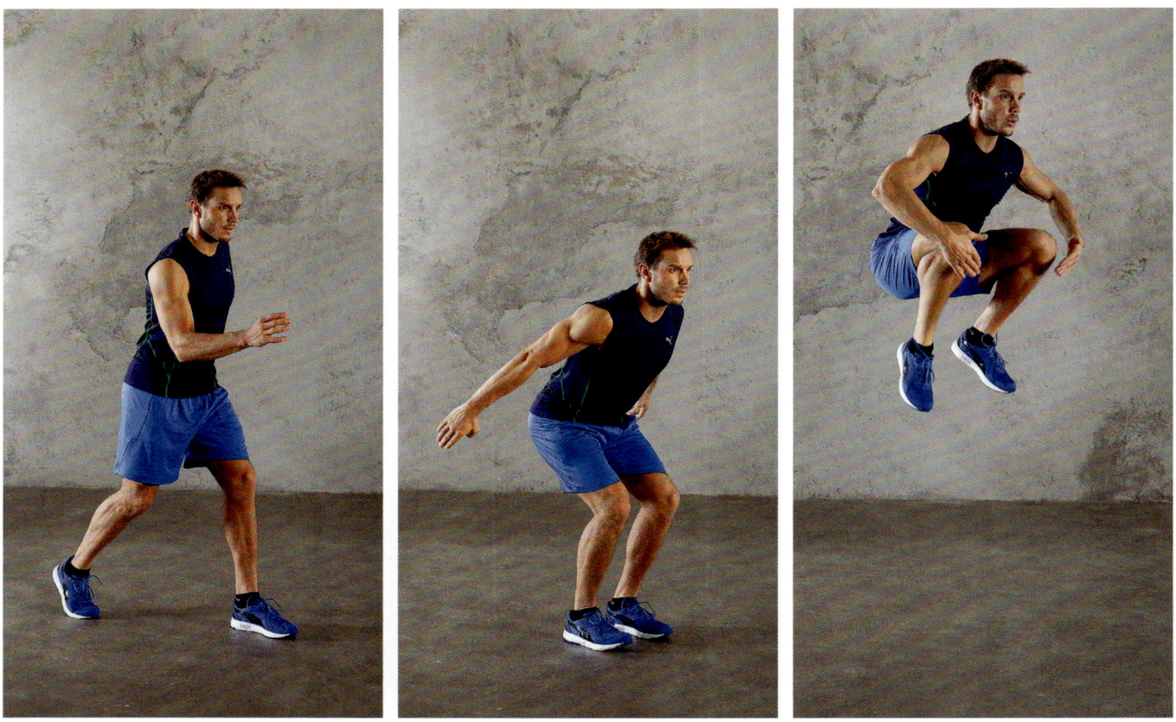

84 Sprinten mit Widerständen

- starkes Zugband/Tube, Seil mit Gewichtsscheibe oder Partner
- Leichtathletik
- Schnellkraft, Schnellkraftausdauer (bei Belastungen länger als 20 Sekunden)

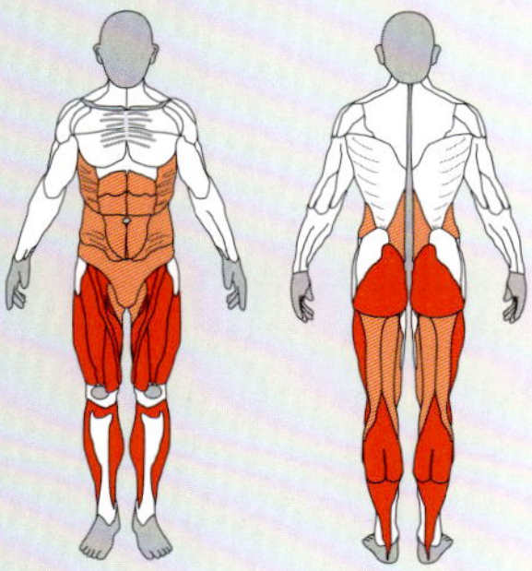

Primär:
Beinstrecker,
Wadenmuskulatur,
großer Gesäßmuskel

Sekundär:
Hüftbeuger, Beinbeuger,
gesamte Rumpfmuskulatur,
Rückenstrecker

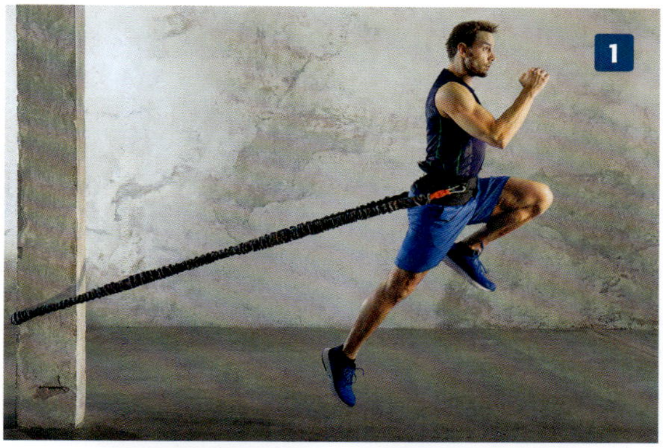

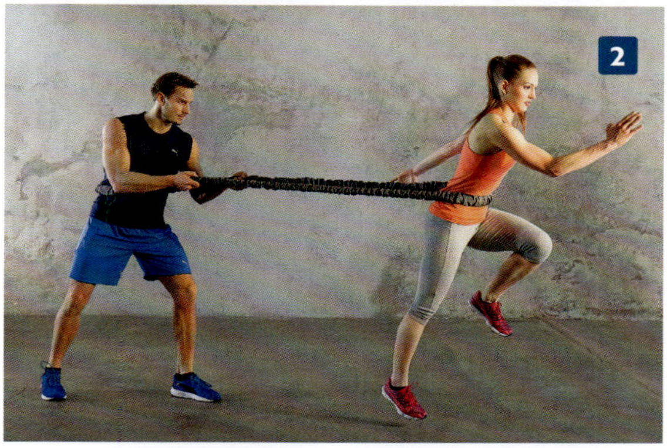

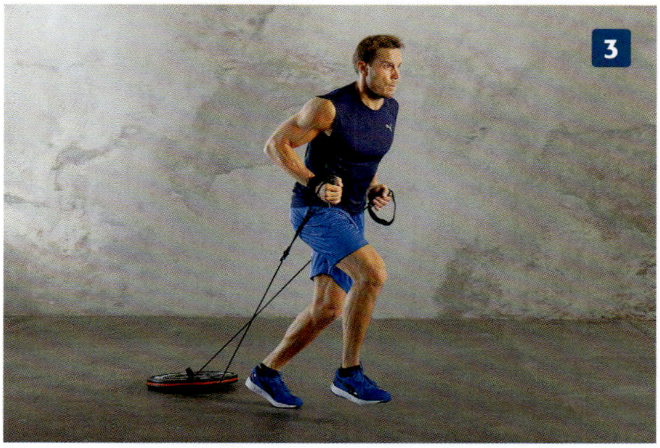

Ausführung

Das Laufen mit Widerständen gehört zum Basistraining jeder Sprintdisziplin in der Leichtathletik und wird auch in vielen Spielsportarten eingesetzt, um die Grundschnelligkeit im Antritt zu verbessern. Diese Übung kann auf verschiedene Art und Weise durchgeführt werden:

1 Kurzer Sprintantritt mit Zugband: Befestigen Sie an Ihrem Körper ein längeres Zugband, indem Sie beispielsweise zwei Therabänder® oder Tubes zusammenbinden und diese an einem Gürtel oder Seil an der Taille befestigen. Bringen Sie das Zugband auf Spannung und sprinten Sie aus dem Stand ein paar kurze, schnelle Schritte nach vorne.

2 Sprinten mit Partner: Sprinten Sie mehrmals nacheinander auf einer Laufbahn von ca. 30–50 Metern, während ein Partner hinter Ihnen läuft und Sie mit einem Seil oder Zuggurt leicht bis stark zurückhält.

3 Gewichte ziehen: Sofern Sie genügend Platz haben, sprinten Sie mit an einem Seil befestigten Gewichten (Scheibe, Zugschlitten) hinter Ihrem Körper.

3–4 Bahnen (30–50 Meter) in der Fortbewegung (siehe Bild **2+3**) oder 4–6 kurze Startsprints (2–3 Meter), falls wenig Platz vorhanden ist (siehe Bild **1**).

85 Battements tendus – vorwärts, seitwärts, rückwärts

- keine Geräte nötig
- Ballett
- Frequenzschnelligkeit, Fußgelenks-, Streck- und Beugekraft

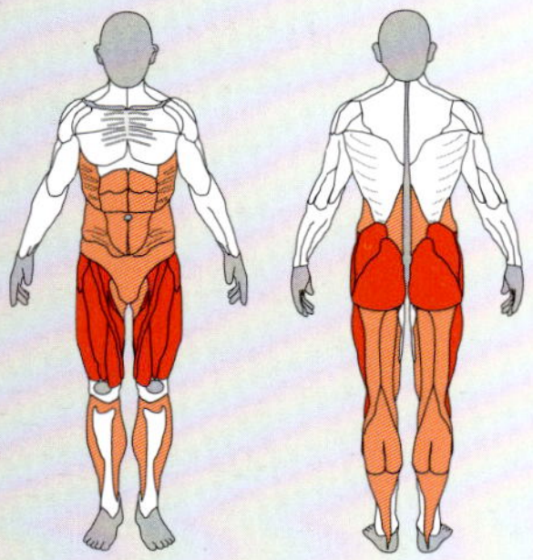

Primär:
Beinstrecker, Hüftbeuger, gesamte Gesäßmuskulatur

Sekundär:
Beinanzieher (Adduktoren), Wadenmuskulatur, Beinbeuger, gesamte Rumpfmuskulatur, Rückenstrecker

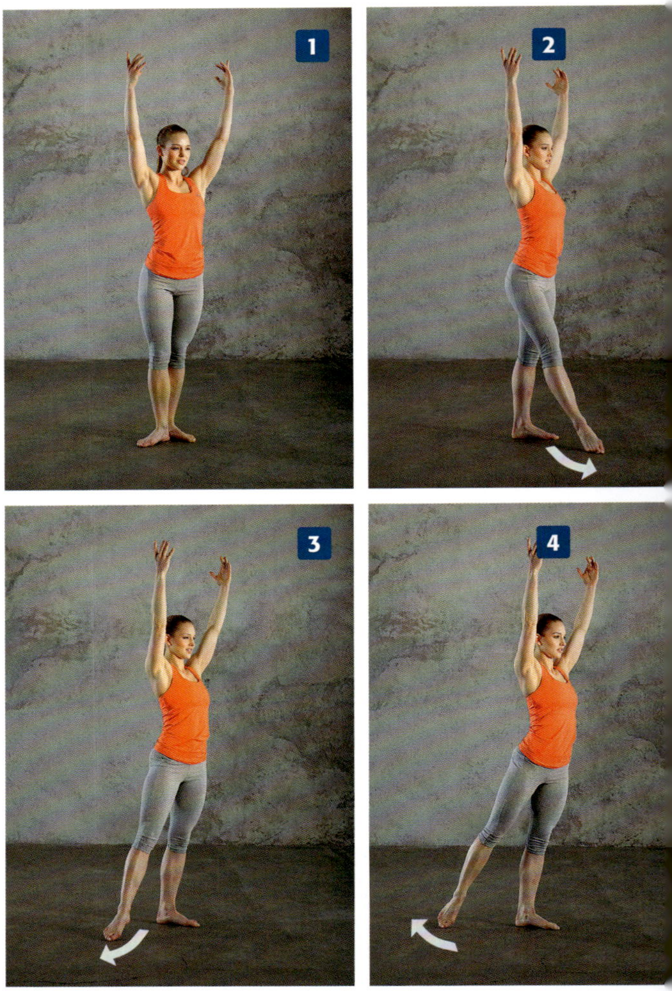

Ausführung

Battements gehören zur Basis des Balletts und zeichnen sich durch einen geschmeidigen, aber explosiven Bewegungsfluss aus, bei dem sich der gesamte Körper in ästhetischer Spannung befindet.

Das Battement tendu wird in einem kleinen Bewegungsradius ausgeführt. Sie führen bzw. schleifen ein Bein nach vorne, zur Seite oder nach hinten, wobei der Fuß nicht vollständig vom Boden abhebt, sondern am Ende der Bewegung mit den Zehen Kontakt zum Boden hält. Das Vorwärtsschleifen erfolgt aus der »dritten« Position im Ballett (Bild 1). Dabei steht das aktive Bein vor dem passiven und die Füße werden jeweils um ca. 45 Grad nach außen gedreht. Aus dieser Stellung gleiten Sie mit dem aktiven, gestreckten Bein möglichst explosiv nach vorne. Mit zunehmender Bewegung wird das Fußgelenk immer weiter gestreckt, bis es am Ende komplett bis in die Zehenspitzen ausgestreckt ist (Bild 2).

Das Zurückführen erfolgt ebenfalls geschmeidig, aber kraftvoll und der Fuß wird gleichmäßig wieder zurückgebeugt. Das Schleifen zur Seite erfolgt aus der »ersten« Position. Dabei befinden sich die Fersen aneinander und die Füße sind jeweils um 45–90 Grad nach außen gedreht. Auch hier wird das gestreckte Bein kraftvoll seitwärts nach außen geschleift (Bild 3). Das Rückwärtsgleiten (Bild 4) erfolgt auch aus der »dritten« Position, allerdings befindet sich das aktive Bein nun hinter dem passiven. Achten Sie beim Rückwärtsschleifen auf einen stabilen Rumpf und vermeiden Sie ein Hohlkreuz. Führen Sie die Bewegung in jeder Richtung mehrmals hintereinander durch.

Countdown: Mit 8 Wiederholungen pro Seite und Bewegungsrichtung beginnen, dann 4, dann 2, dann 1.

86 Petits und Grands Battements – vorwärts, seitwärts, rückwärts

- keine Geräte nötig
- Ballett
- aktive Spreiz- und Grätschkraft/Beweglichkeit, Schnellkraft

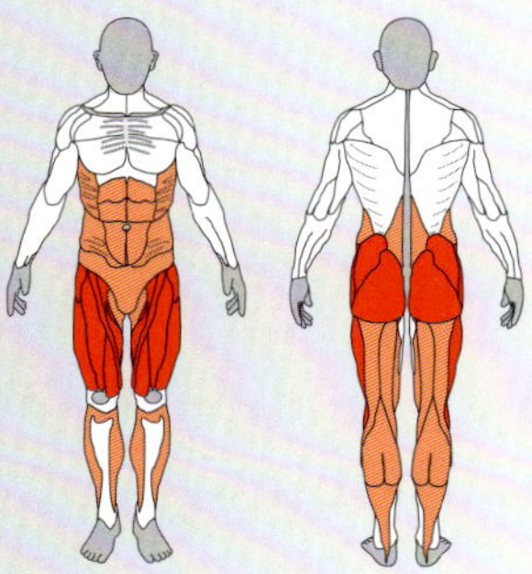

Primär:
Beinstrecker, Hüftbeuger, gesamte Gesäßmuskulatur

Sekundär:
Beinanzieher (Adduktoren), Wadenmuskulatur, Beinbeuger, gesamte Rumpfmuskulatur, Rückenstrecker

Ausführung

Diese Übung ist dem Battement tendu (Übung 85) ähnlich, bloß dass dabei das Bein am Ende des Schleifens vom Boden abgehoben wird (gleiche Ausgangsposition). Das Knie bleibt auch bei dieser größeren Bewegungsausführung des Battements immer vollständig gestreckt. Beim Petit Battement wird das Bein kraftvoll, aber geschmeidig um etwa 45 Grad und beim Grand Battement um mindestens 90 Grad angehoben (Bilder **1**, **2** und **3**). Achten Sie bei der Ausführung darauf, dass die Hüfte nicht nach außen aufgedreht wird, sondern das Becken möglichst parallel zum Boden bleibt. Beim Seitwärtsschleifen sollte das Knie nach oben zeigen. Gerne werden bei den Battements am Ende der Bewegung die Zehen angezogen. Das sollte jedoch grundlegend vermieden werden. Die Beine und die Füße bleiben bei der Bewegung gestreckt und angespannt.

Countdown: Mit 8 Wiederholungen pro Seite und Bewegungsrichtung beginnen, dann 4, dann 2, dann 1.

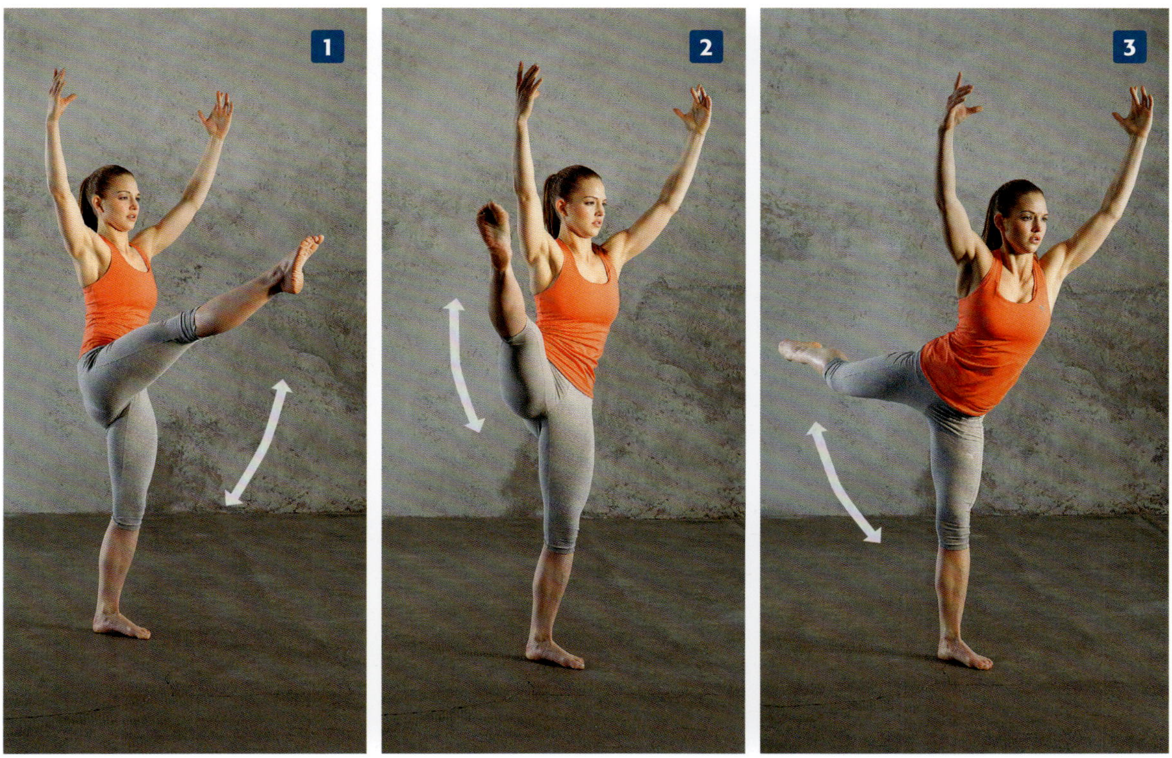

87 Sandsackboxen

- Boxsack, Schlagkissen an der Wand oder weiche Polsterfläche, Boxhandschuhe
- Kampfsport
- Armkoordination, Frequenzschnelligkeit, Schnelligkeitsausdauer (ab ca. 30 Sekunden)

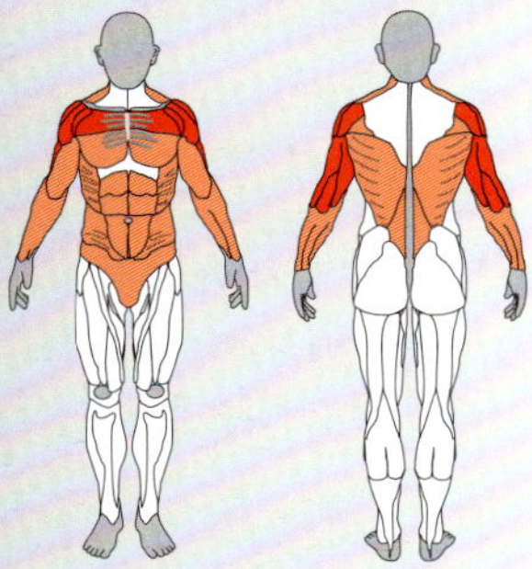

Primär:
Schultermuskulatur, oberer Brustmuskelanteil, Armstrecker (Trizeps)

Sekundär:
Unterer Brustmuskelanteil, Sägemuskel, gesamte Rumpfmuskulatur, Unterarme, oberer Kapuzenmuskelanteil, Armbeuger (Bizeps), Rautenmuskel, Armanzieher (Latissimus)

Ausführung

Boxen gegen einen Sandsack verbindet Schnelligkeit, Kraft und Ausdauer in einer äußerst effektiven Übung. Grundsätzlich gibt es vier Grundschläge beim Boxen: den Jab (vordere Gerade), den Punch (hintere Gerade), den Upper Cut (Aufwärts- oder Körperhaken) und den Hook (Seitwärtshaken).

Alle Techniken werden aus der typischen Grundstellung ausgeführt – der kurzen Deckung. Stellen Sie sich in eine schulterbreite, mittlere Schrittstellung. Das Bein der stärkeren Hand befindet sich dabei vorne. Ballen Sie die Hände zur Faust, halten Sie diese auf Höhe Ihres Kinns und legen Sie die Ellenbogen nah am Körper (Rippenbogen) an. Die vordere Faust rückt in der Deckung etwas nach vorne, die hintere bleibt fest am Kinn.

1 Boxen Sie beim Jab mit der vorderen Faust explosiv und kraftvoll in einer Linie nach vorne und treffen Sie den Boxsack. Der Kontakt sollte kurz und hart sein. Anschließend wird die Faust auf geradem Weg wieder zurück in die Deckung geführt. Der Stoßimpuls wird durch ein leichtes Mitdrehen in der Längsachse des Körpers verstärkt.

2 Der Punch wird mit der hinteren Faust ausgeführt und verfügt aufgrund des höheren Beschleunigungswegs über mehr Kraft. Boxen Sie auch hier wieder geradlinig nach vorne, drücken Sie mit den hinteren Fußballen fest in den Boden und rotieren Sie mit dem gesamten Körper in die Boxbewegung hinein. Achten Sie bei allen Stößen auf genügend Abstand zur Trefferfläche. Der Stoß trifft immer mit gestrecktem Arm. Nur die Hakenschläge werden im Halbkreis von unten oder von der Seite nah am Objekt ausgeführt.

4–6 Runden à 10 Sekunden für Schnelligkeit, à 30 Sekunden für Schnelligkeitsausdauer oder à 60 Sekunden für Kraft- und Schnelligkeitsausdauer.

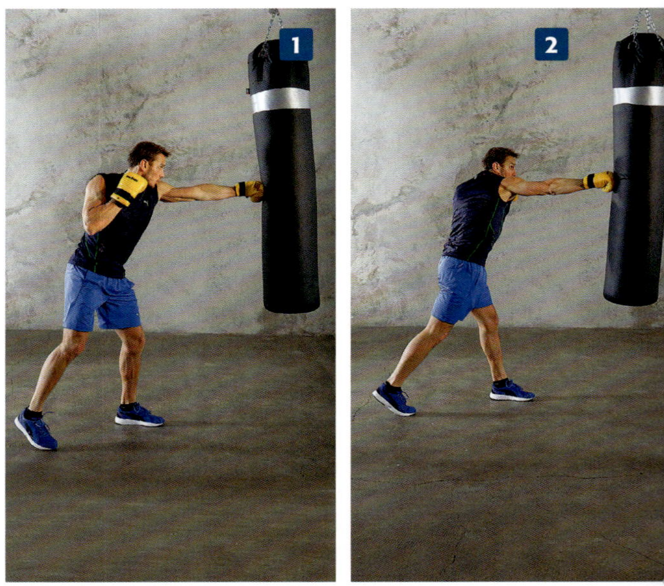

88 Boxen gegen Zugband

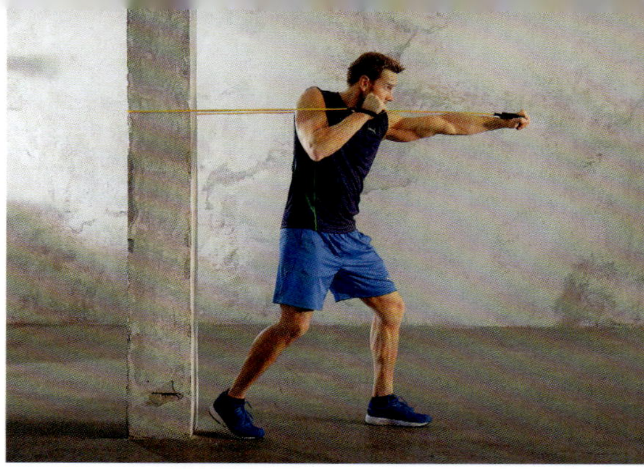

- Boxsack, Schlagkissen an der Wand oder weiche Polsterfläche, Boxhandschuhe
- Kampfsport
- Schnellkraft, Armkoordination

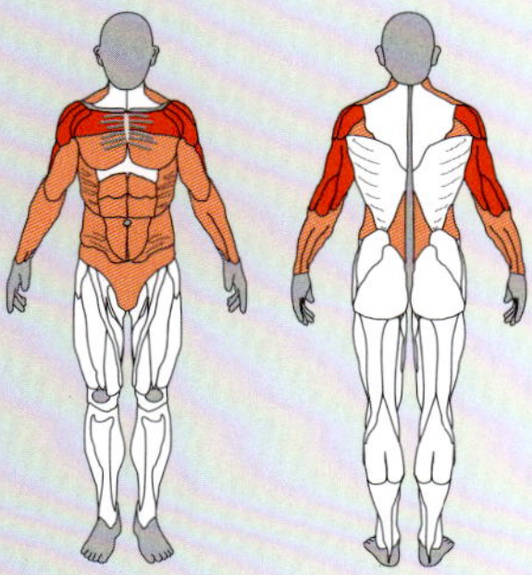

Primär:
Schultermuskulatur, oberer Brustmuskelanteil, Armstrecker (Trizeps)

Sekundär:
Unterer Brustmuskelanteil, Sägemuskel, gesamte Rumpfmuskulatur, Unterarme, oberer Kapuzenmuskelanteil, Armbeuger (Bizeps), Rautenmuskel

Ausführung

Führen Sie schnelle Jabs und Punches (wie in Übung 87 beschrieben) gegen den Widerstand eines Therabandes® oder Tubes aus. Die Bänder sollten in der Startposition bereits leicht vorgespannt sein. Boxen Sie möglichst explosiv nach vorne, bleiben Sie aber in jeder Bewegungsphase kontrolliert und halten Sie Ihren gesamten Körper in Spannung.

89 Boxen mit leichten Hanteln

- Kurzhanteln (1–3 kg)
- Kampfsport
- Schnellkraft, Armkoordination

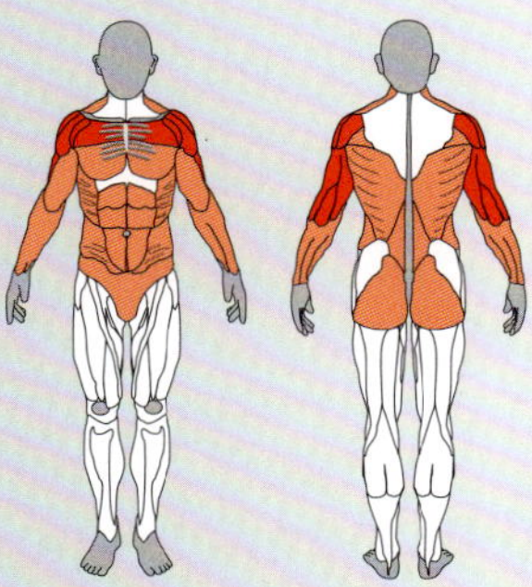

Primär:
Schultermuskulatur, oberer Brustmuskelanteil, Armstrecker (Trizeps)

Sekundär:
Unterer Brustmuskelanteil, Sägemuskel, gesamte Rumpfmuskulatur, Unterarme, oberer Kapuzenmuskelanteil, Armbeuger (Bizeps), Rautenmuskel, Armanzieher (Latissimus)

Ausführung

Halten Sie je eine leichte Kurzhantel (etwa 1–3 kg) in der Hand, nehmen Sie die in Übung 87 beschriebene Boxerstellung ein und führen Sie nun maximal schnelle Faustschläge durch. Stellen Sie sich dabei vor, dass Sie mehrere Runden gegen einen imaginären Gegner kämpfen. Imitieren Sie auch Ausweichbewegungen, wippen Sie locker auf den Beinen und bewegen Sie sich flink im Raum hin und her.

Empfehlung für beiden Übungen:
3–4 Runden à 15–20 maximal schnelle Wiederholungen pro Seite.

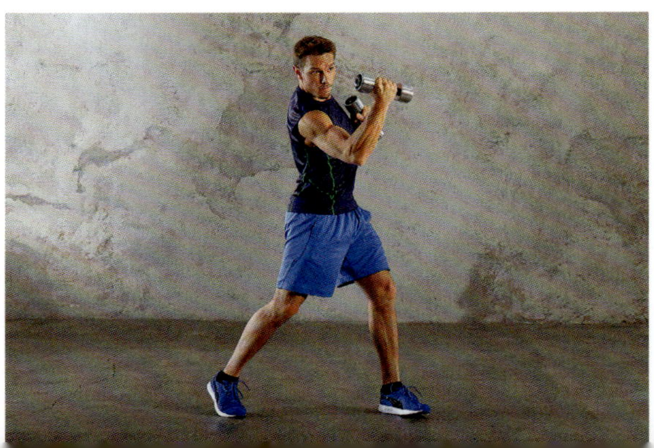

90 Speedkicks am Boxsack

- **Boxsack, Schlagkissen an der Wand oder weiche Polsterfläche, Boxhandschuhe**
- **Kampfsport**
- **Armkoordination, Frequenzschnelligkeit, Schnelligkeitsausdauer (ab ca. 30 Sekunden)**

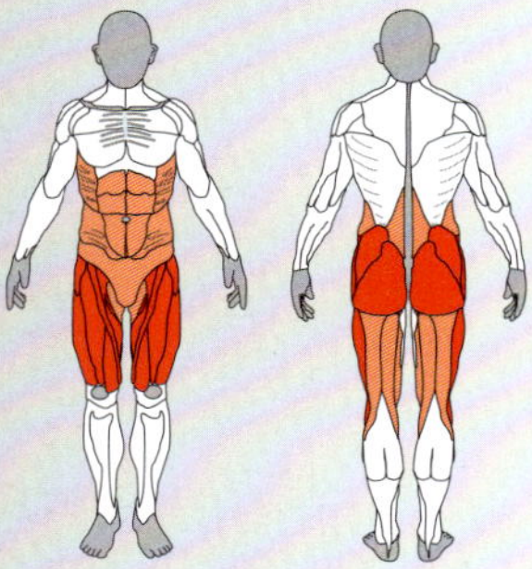

Primär:
Beinstrecker,
Hüftbeuger,
gesamte Gesäßmuskulatur

Sekundär:
Beinbeuger,
Beinanzieher (Adduktoren),
gesamte Rumpfmuskulatur,
Rückenstrecker

Ausführung

Speedkicks sind mehrere maximal schnell ausgeführte Fußtritte und dienen dazu, die Start- und Explosivkraft in den Beinen zu verbessern.

Nehmen Sie die Boxerstellung wie in Übung 87 beschrieben ein und stellen Sie sich vor einen Sandsack, ein Schlagpolster oder eine ähnliche Trefferfläche. Führen Sie nun maximal schnelle Kicksalven von 8 bis 12 Tritten durch. Absolvieren Sie mehrere aufeinanderfolgende Runden und wechseln Sie zwischen Round-, Side- und Frontkick (siehe Übungen 75, 76, 77) ab. So können Sie zum Beispiel mit dem Roundkick auf einem Bein beginnen (Bild **2**), danach auf das andere wechseln, kurz pausieren und danach mit dem Sidekick (Bild **3**) wieder von vorne beginnen, ehe Sie in der dritten Runde zum Frontkick (Bild **1**) wechseln. Sie können aber auch mehrere Runden mit einem Bein durchführen und dabei innerhalb des Intervalls zwischen den drei Kicks variieren, ehe Sie auf das andere Bein wechseln.

Achten Sie bei jedem Kick auf einen stabilen Stand und drehen Sie gerade beim Roundkick Ihren Körper mit ein. Die Bodenkontaktzeit sollte bei allen Kicks möglichst kurz gehalten werden.

3–4 Runden à 15–20 maximal schnelle Wiederholungen pro Seite. Pro Runde einen anderen Kick.

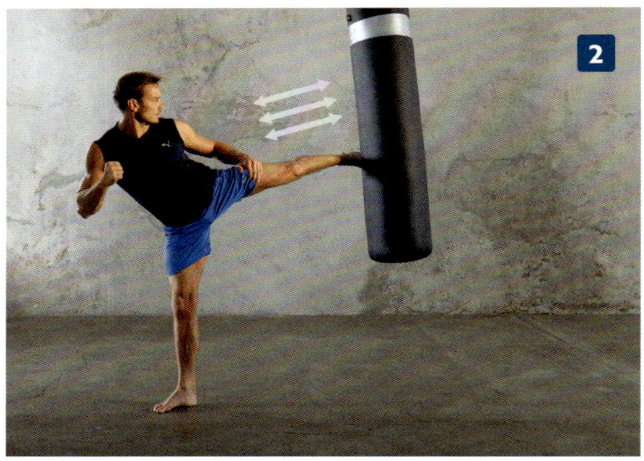

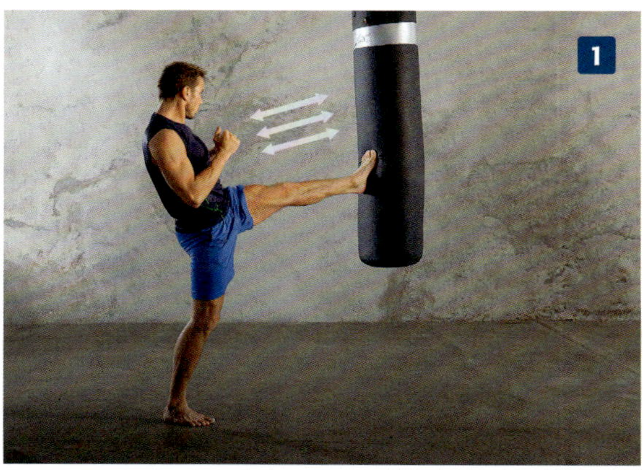

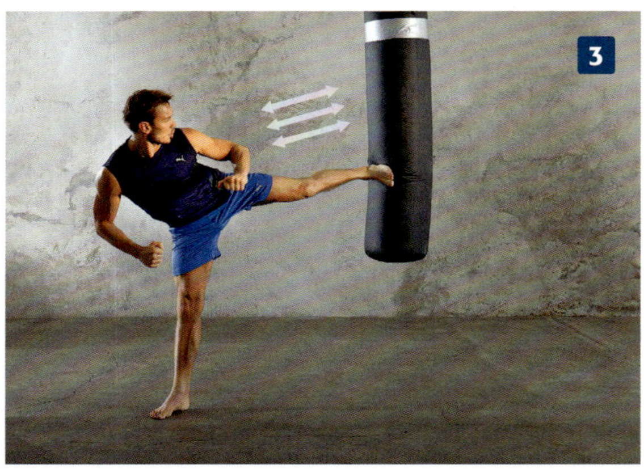

91 Frontkicks mit Wechselsprüngen

- keine Geräte nötig, ggf. Fußgewichtsmanschetten
- Kampfsport
- Beinschnelligkeit, Kopplung

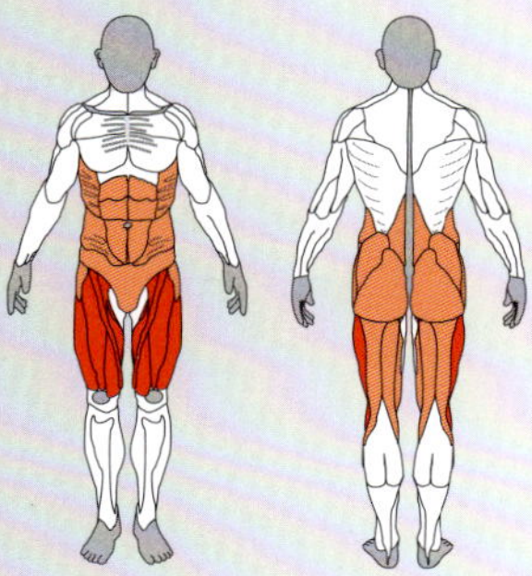

Primär:
Beinstrecker, Hüftbeuger

Sekundär:
Gesamte Gesäßmuskulatur,
Beinbeuger,
gesamte Rumpfmuskulatur,
Rückenstrecker

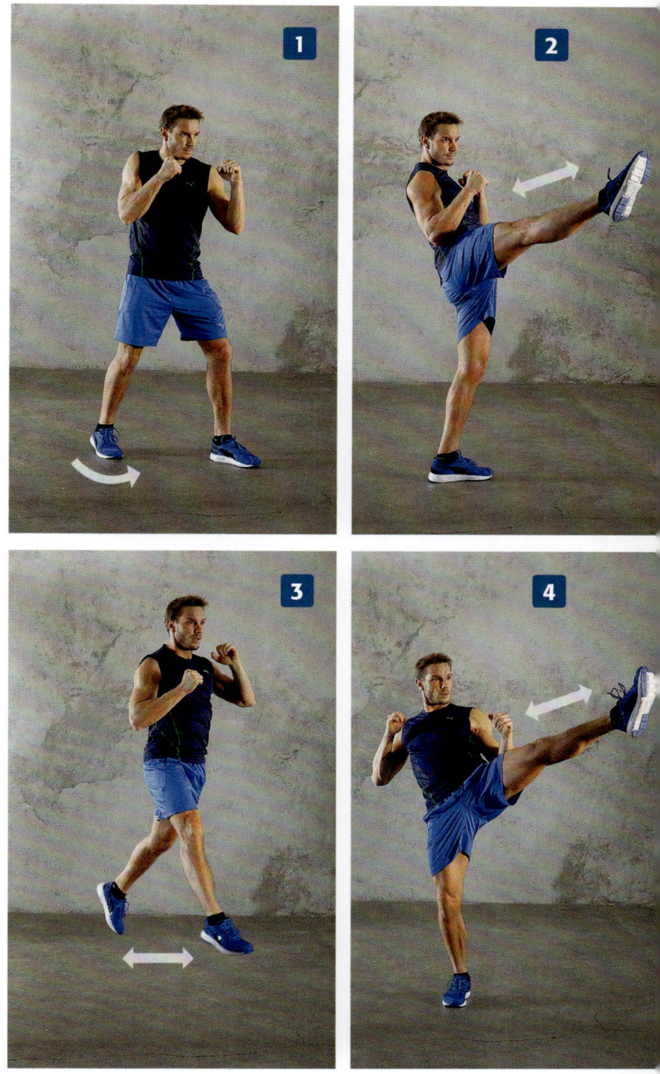

Ausführung

Diese Bewegungskombination sieht auf den ersten Blick sehr einfach aus, stellt aber bei maximal schneller Ausführung sehr hohe Ansprüche an die Kopplungsfähigkeit.

1 Nehmen Sie eine normale Schrittstellung ein und halten Sie die Fäuste in einer Boxerstellung auf Kinnhöhe.

2 Machen Sie nun einen Frontkick mit dem hinteren Bein und setzen Sie dieses nach dem Tritt exakt wieder am Startpunkt hinten ab.

3 Nun folgt ein Wechselsprung, sodass sich das Kickbein vorne befindet.

4 Führen Sie jetzt mit dem anderen Bein ebenfalls einen Frontkick durch, setzen Sie es wieder hinten ab und machen Sie erneut einen Wechselsprung.

Beginnen Sie wieder von vorne und versuchen Sie, die Kontaktzeit vom Absetzen des Kickbeins bis zum Wechselsprung so kurz wie möglich zu halten. Im Idealfall tippt der Fuß nur auf dem Boden auf und leitet sofort den Wechselsprung ein.

Steigern Sie mit zunehmendem Übungsverlauf die Geschwindigkeit, sodass alle Bewegungen nacheinander, fließend, ohne Stopp oder Pause ausgeführt werden. Um die Übung zu erschweren, können Sie während des Wechselsprungs jeweils einen Jab und Punch einbauen.

3–4 Runden à 15–20 maximal schnelle Wiederholungen im Wechsel von links nach rechts.

92 Seitliches Medizinball-Stoßen am Boden im angewinkelten V-Sitz

- Medizinball
- Kampfsport
- Schnellkraft, Rumpfrotationskraft, Rumpfstabilisation

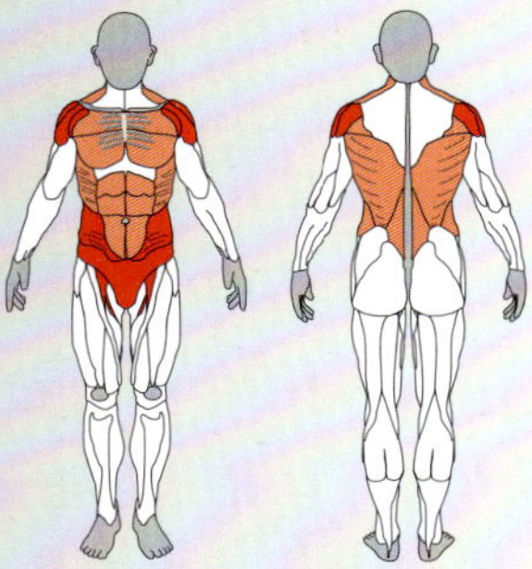

Primär:
Seitliche und quer verlaufende Bauchmuskulatur, Schultermuskulatur, Hüftbeuger

Sekundär:
Armanzieher (Latissimus), Rückenstrecker, gerade Bauchmuskulatur, Sägemuskel, oberer Kapuzenmuskelanteil, Rautenmuskel, Brustmuskulatur

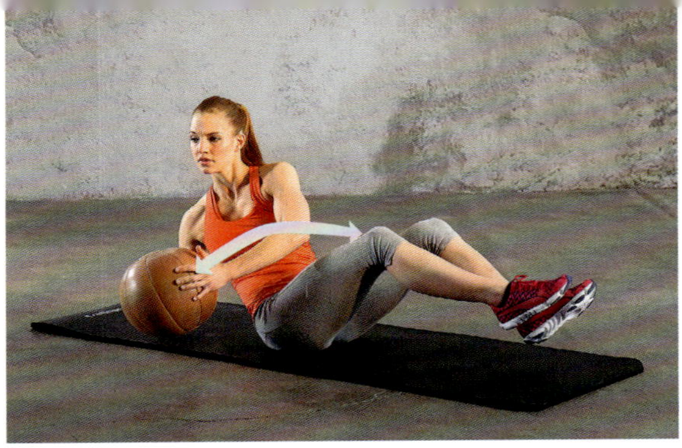

Ausführung

Setzen Sie sich mit angewinkelten Beinen auf den Boden und lassen Sie Ihre Füße, falls möglich, ca. 10 bis 15 cm über dem Boden schweben. Nehmen Sie einen Medizinball in die Hände und schlagen Sie diesen jeweils links und rechts neben dem Körper fest auf den Boden. Rotieren Sie dabei in der Längsachse so schnell wie möglich hin und her, halten Sie aber den Rücken gerade und den Körper stets in Spannung. Der Bewegungsablauf sollte während der Übung explosiv gestaltet sein.

93 Medizinball-Stoßen gegen den Boden

- Medizinball oder Core Ball
- Kampfsport
- Schnellkraft, Rumpfrotationskraft, Rumpfstabilisation

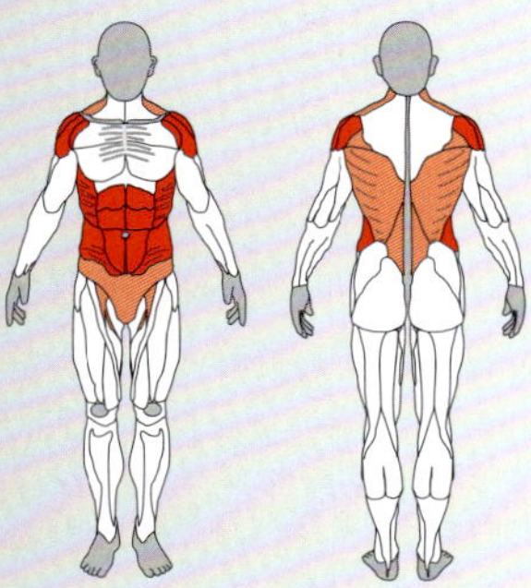

Primär:
Gesamte Bauchmuskulatur, Schultermuskulatur

Sekundär:
Armanzieher (Latissimus), Rückenstrecker, Hüftbeuger, Rautenmuskel

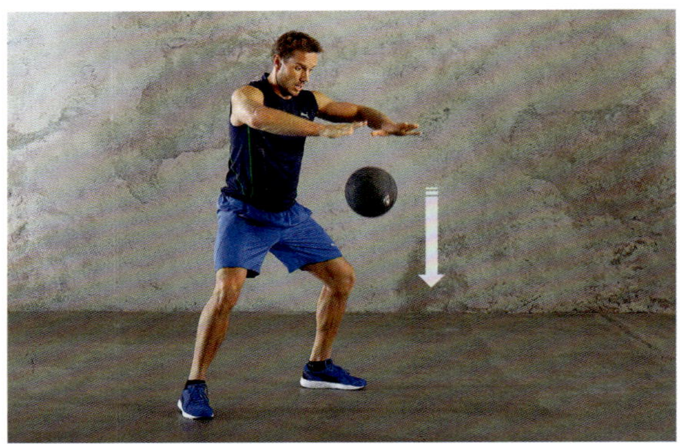

Ausführung

Stellen Sie sich schulterbreit auf den Boden und halten Sie einen Medizinball über Ihren Kopf. Nun schleudern Sie diesen Ball mit aller Kraft und so explosiv wie möglich auf den Boden. Beim Zurückprallen fangen Sie ihn wieder auf und werfen, ohne zu pausieren, erneut. Spannen Sie bei der Bewegung Ihren gesamten Körper fest an und bewegen Sie sich während der Übung flink auf den Beinen.

Empfehlung für beide Übungen:
3–4 Sätze à 30 Sekunden Belastungsdauer.

94 Medizinball-Stoßen

- **Medizinball**
- **Kampfsport, Leichtathletik**
- **Schnellkraft in den Armen, Stoßkraft, Ganzkörperstabilisation**

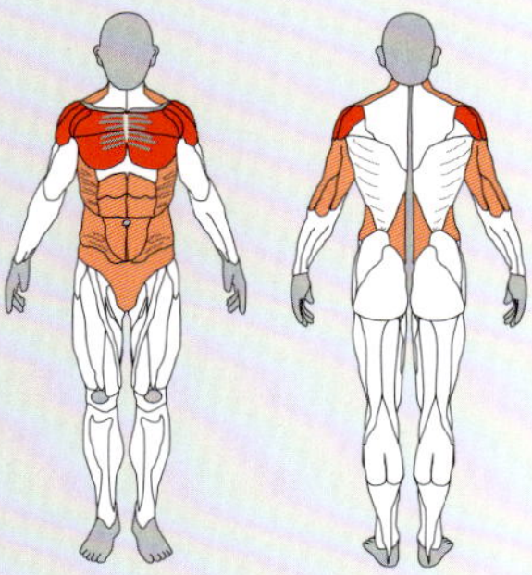

Primär:
Schultermuskulatur, Brustmuskulatur

Sekundär:
Armstrecker (Trizeps), Rumpfmuskulatur, Rückenstrecker, oberer Kapuzenmuskelanteil

Ausführung

Das Stoßen eines Medizinballs gegen die Wand wird vor allem in der Leichtathletik, aber auch im Kampfsport durchgeführt, um die Start- und Explosivkraft im Oberkörper und in den Armen zu verbessern.

Stellen Sie sich mit dem Ball in den Händen in eine stabile Schrittstellung im Abstand von ca. 2–3 Metern vor eine Wand (Achtung: keine Gipswand). Stoßen Sie den Ball nun so schnellkräftig wie möglich nach vorne gegen die Wand und halten Sie dabei den gesamten Körper in Spannung. Pressen Sie die Fußballen fest in den Boden, sodass sich der gesamte Wurfimpuls von den Beinen bis zu den Armen optimal übertragen kann.

3–4 Sätze in verschiedenen Wurfvariationen à 10–15 Stöße oder à 30–40 Sekunden.

Variationen

- beidarmig von der Brust nach vorne
- beidarmig von der Brust zur Seite (seitlich stehend)
- beidarmig über Kopf nach vorne
- einarmig stoßend nach vorne (Bild 1)
- einarmig stoßend zur Seite (seitlich stehend) (Bild 2)
- rückwärts über Kopf

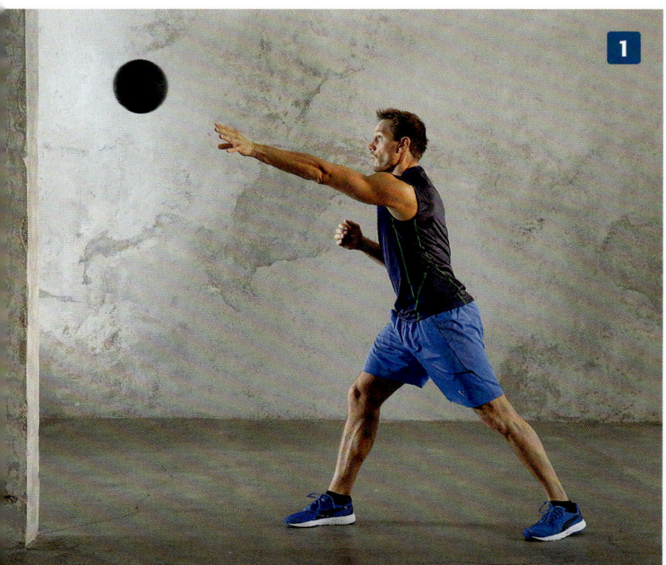

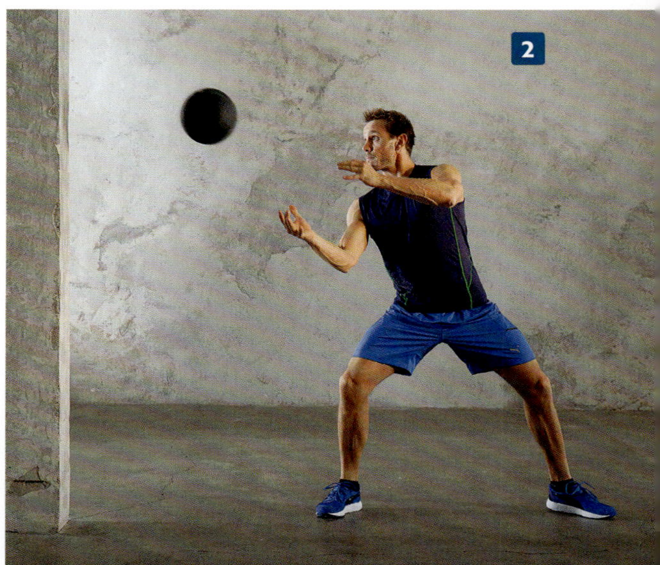

V. Ausdauer

Wie Sie bereits ab Seite 49 erfahren haben, wird auch die Ausdauer in verschiedene Subkategorien unterteilt. Der Begriff Cardio wird dabei häufig synonym zum Ausdauertraining verwendet. Das Cardiotraining wird meist zeitlich, energetisch, muskulär, allgemein, lokal und speziell unterschieden und kann sehr viele verschiedene Facetten annehmen. Für die allgemeine Leistungsfähigkeit und das Durchhalten von längeren Trainingseinheiten ist die Grundlagenausdauer besonders wichtig. Was sich zu ihrem Training eignet, sind Dauerläufe, Radfahren oder ähnliche Sportarten, bei denen Sie mit niedriger bis mittlerer Intensität mindestens eine Stunde aktiv sind. Solche Einheiten sollten Sie grundsätzlich 1–2-mal pro Woche in Ihr regelmäßiges Training einbauen, denn sie helfen bei der Regeneration und beeinflussen das Wohlbefinden positiv.

Niedrig-Intensitätstraining vs. HIIT

Für Anfänger stellen Trainingseinheiten im niedrigen Bereich über eine längere Dauer eine gute Einstiegsmöglichkeit dar. Für bereits ein wenig erfahrenere Sportler ist diese Art des Cardiotrainings jedoch nicht immer zu empfehlen, denn sie ist gegenüber den modernen HIIT-Methoden (HIIT, High Intensity Interval Training, zu dt. hochintensives Intervalltraining) ineffizient. Studien haben in den letzten Jahren gezeigt, dass durch das HIIT in kürzerer Zeit mehr Kalorien verbrannt werden und durch die extreme Muskelauslastung ein sogenannter Nachbrenneffekt entsteht, der auch nach dem Training dafür sorgt, dass für die Regeneration mehr Kalorien verstoffwechselt werden als nach einem moderaten Ausdauertraining mit niedriger Intensität. Darüber hinaus verbessert sich durch mehrere HIIT-Einheiten nacheinander auch die Grundlagenausdauer, da der Körper in der Lage ist, solch intensive Belastungen allgemein besser zu tolerieren. Mit einem Training bei niedriger Intensität optimiert man vornehmlich die Bewegungsausführung und durch die erhöhte Durchblutung helfen solche Trainingsformen bei der Regeneration am Tag nach einer sehr schweren Einheit. Wollen Sie an Ihrem Körper wirklich etwas verändern, sollten Sie möglichst nach 2–3 Wochen Eingewöhnungsphase zum HIIT wechseln. Wenn Sie ausschließlich Niedrigintensitätstraining betreiben, werden schnellzuckende Muskelfasern teilweise abgebaut, wodurch der Grundumsatz sinkt und weniger Energie verbraucht wird.

HIIT-Methoden

Wie der Name schon vermuten lässt, wird beim HIIT die maximale Muskelerschöpfung durch Kurzzeitintervalle erreicht. Die HIIT-Methode stellt also eine Art moderne Variante des klassischen Kraftausdauer- oder Intervalltrainings dar. In den letzten Jahren sind viele HIIT-Konzepte entstanden, die sich meist nur geringfügig in ihren Belastungsparametern unterscheiden. Eine der populärsten Methoden ist das sogenannte *Tabata-Training*. Diese Version des HIIT geht auf den japanischen Sportprofessor Izumi Tabata zurück, der die Effektivität dieser Methode 1996 an Olympia-Sportlern bestätigen konnte. So wurde nachgewiesen, dass sich die im Tabata-Training verwendeten Belastungs- und Pausenzeiten in besonderem Maße auf die anaerobe Kapazität und die Laktattoleranz auswirkten. Im Tabata-Training führt man pro Übung 8 Sätze mit je 20 Sekunden Belastung und 10 Sekunden Pause durch.

Darüber hinaus können Sie auch in einem HIIT-Pyramidenmodell trainieren. Bei der Gärtner-Pyramide führen Sie insgesamt 6 Sätze durch und beginnen bei 10 Sekunden mit 10 Sekunden Pause. Danach 20/20, 30/30, 30/30, 20/20, 10/10. Oder Sie arbeiten nach einem Stufenmodell und führen 3–4 Sätze für 20 Sekunden, danach 3–4 Sätze für 30 Sekunden usw. durch. Aber auch die CrossFit-Methode mit langen Belastungszeiten bis zu 4 oder 5 Minuten bei einer Übung ist sehr effektiv und kann Sie innerhalb kürzester Zeit maximal erschöpfen.

95 Seilspringen

- Springseil
- Kampfsport
- Grundlage im Kampfsport, Prellkraftausdauer, Kopplung

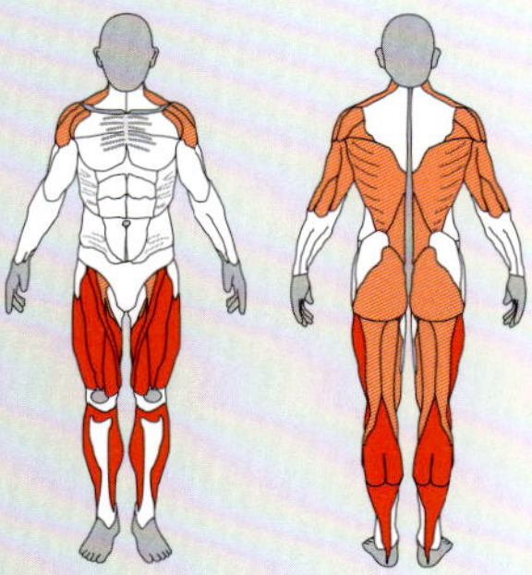

Primär:
Wadenmuskulatur,
Beinstrecker

Sekundär:
Beinbeuger,
großer Gesäßmuskel,
Schultermuskulatur,
Armanzieher (Latissimus),
Rautenmuskel,
oberer Kapuzenmuskelanteil,
Hüftbeuger, Rückenstrecker

Ausführung

Seilspringen zählt im Boxen und Kickboxen zur Standardübung und eignet sich hervorragend zum Training der Grundlagenausdauer. Springen Sie ohne Zwischensprünge und halten Sie die Arme neben Ihrem Körper ruhig. Die Bewegung wird vorwiegend aus den Handgelenken gesteuert. Wechseln Sie zwischen verschiedenen Sprungstilen: beidbeinig, von links nach rechts, hohe und tiefe Skippings, Double Unders (Seil zweimal durchschwingen während eines Sprungs).

Springen Sie in Intervallen, zum Beispiel 6 Runden à 1–2 Minuten.

96 Schattenkickboxen in Intervallen

- keine Geräte nötig (ggf. leichte Hanteln 1–2 kg)
- Kampfsport
- Grundlagenausdauer Boxen/Kickboxen, Schnelligkeitsausdauer

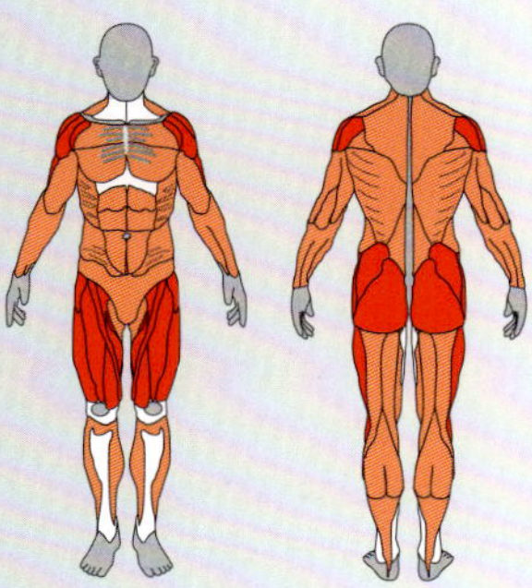

Primär:
Schultermuskulatur,
Beinstrecker, Gesäßmuskulatur, Hüftbeuger

Sekundär:
Armstrecker (Trizeps),
Armbeuger (Bizeps),
Kapuzenmuskel, Rautenmuskel, Rückenstrecker,
gesamte Rumpfmuskulatur,
Armanzieher (Latissimus),
Wadenmuskulatur,
Beinanzieher, -beuger

Ausführung

Schattenboxen gehört ebenso wie das Seilspringen zu den Grundlagen vieler Kampfsportarten. Führen Sie in Zeitintervallen von 1–3 Minuten mehrere Runden durch und imitieren Sie dabei Box- und Kicktechniken, als ob Sie gegen einen imaginären Gegner kämpfen würden.

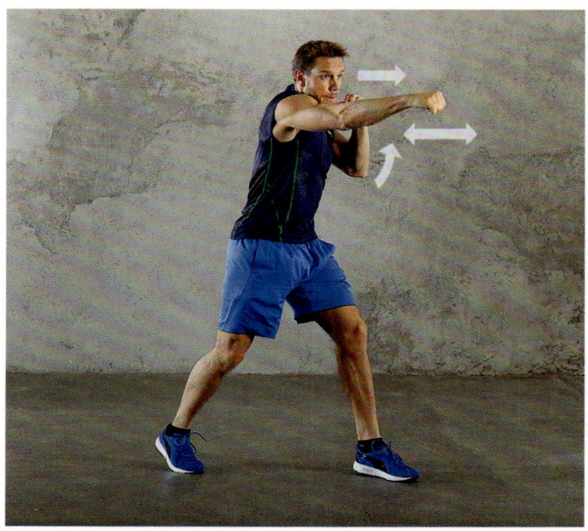

97 Forcierte Pendelläufe mit Power-Drills

- keine Geräte nötig (ggf. 2 Markierungen)
- Kampfsport, Leichtathletik
- Grundlagenausdauer 2, Laktaktbildung

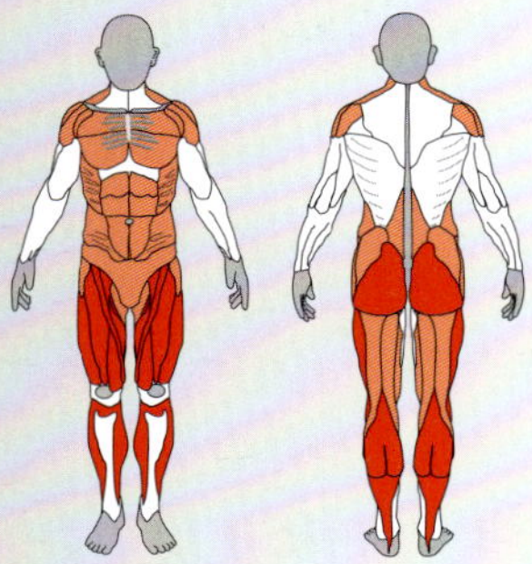

Primär:
Beinstrecker, Hüftbeuger, Wadenmuskulatur, großer Gesäßmuskel

Sekundär:
Beinbeuger, Beinanzieher, kleiner und mittlerer Gesäßmuskel, gesamte Rumpfmuskulatur, Rückenstrecker, Brustmuskulatur, Schultermuskulatur

Ausführung

Machen Sie einen Pendellauf, indem Sie zwischen zwei etwa 20–30 Meter entfernten Markierungen schnell hin und her laufen. Forcieren Sie Ihr Tempo jeweils beim Antreten und bremsen Sie an der Markierung abrupt ab. Dort führen Sie am Ende einer Bahn eine Kraft- oder Schnellkraftübung (Powerdrill) durch. Dies kann ein Liegestütz, Kick, Hocksprung, Strecksprung, eine Kniebeuge o. Ä. sein. Absolvieren Sie mehrere Runden zu je 1 oder 2 Minuten.

98 Burpees (Liegestütz-Anhocksprünge)

- keine Geräte nötig
- Kampfsport, Leichtathletik
- Ganzkörper-Kraftausdauer

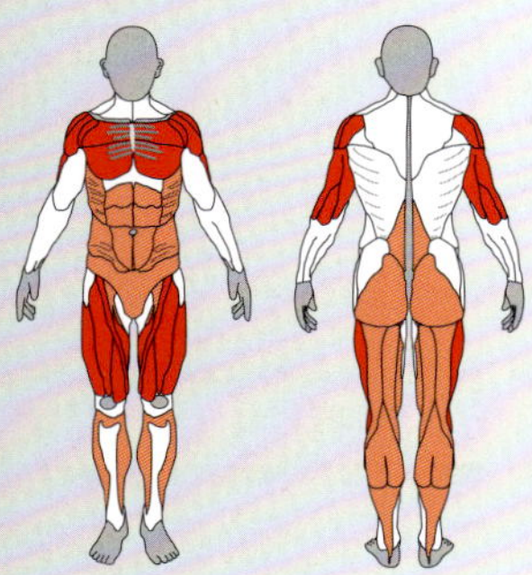

Primär:
Brustmuskulatur, Schultermuskulatur, Armstrecker (Trizeps), Beinstrecker

Sekundär:
Hüftbeuger, großer Gesäßmuskel, Wadenmuskulatur, Beinbeuger, gesamte Rumpfmuskulatur, Rückenstrecker

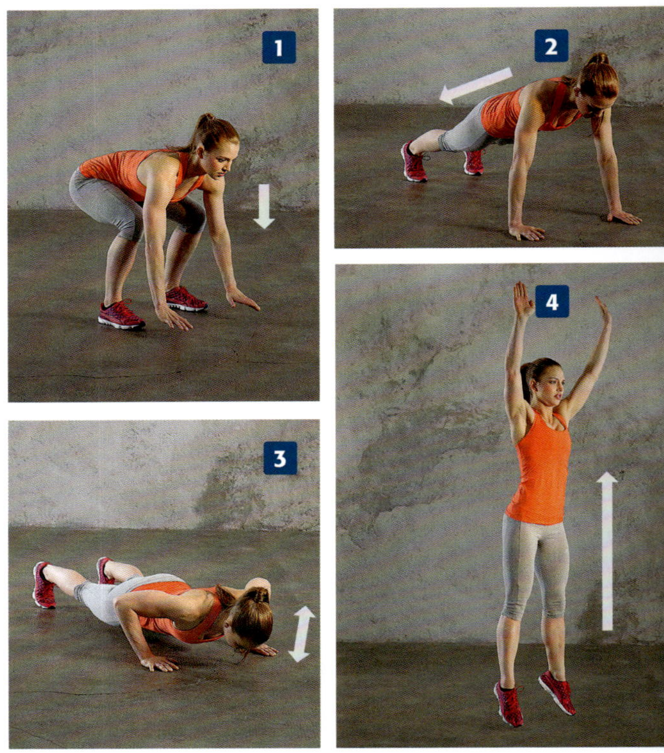

Ausführung

1–4 Sie starten in einer neutralen, etwa schulterbreiten Standposition. Beugen Sie die Beine in eine tiefe Hocke und stützen Sie die Hände vor Ihren Knien auf den Boden. Springen Sie mit den Beinen nach hinten in eine Hocke und machen einen Liegestütz. Achten Sie darauf, dass Sie Ihren Körper in der Beugeposition bis zum Boden absenken. Drücken Sie sich wieder hoch, hocken Sie nach vorne an und machen Sie einen hohen Strecksprung.

99 Kastensteigen mit Knie-/Frontkicks

- Kasten, Bank, Stuhl oder ähnliche kniehohe Auflagefläche
- Kampfsport
- Tritt- und Beinstreck-Kraftausdauer

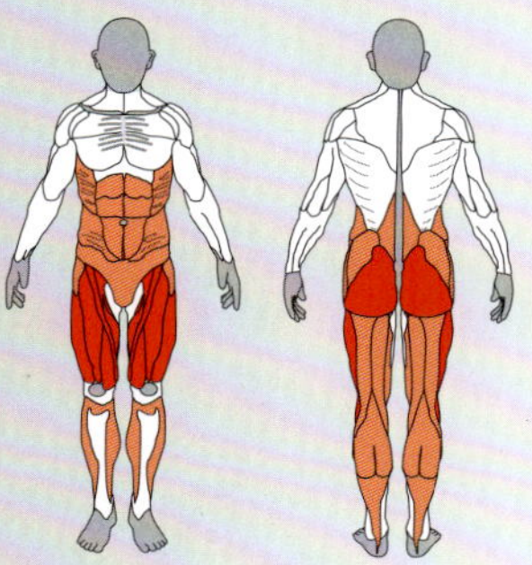

Primär:
Beinstrecker,
Hüftbeuger,
großer Gesäßmuskel

Sekundär:
Wadenmuskulatur,
Beinbeuger,
gesamte Rumpfmuskulatur,
Rückenstrecker

Ausführung

1 Stellen Sie das linke Bein auf einen Step, kleinen Kasten oder Stuhl. Stoßen Sie sich mit dem rechten Bein vom Boden ab, während Sie gleichzeitig mit dem linken kraftvoll auf die Erhöhung steigen. Am obersten Punkt führen Sie mit dem rechten Bein einen Kniekick oder Frontkick durch, ziehen das Bein auf den Boden zurück und beugen das linke Bein, sodass Sie sich wieder in der Ausgangsstellung befinden. Führen Sie mehrere Runden zu je 20–30 Sekunden nacheinander so schnell wie möglich durch. Wechseln Sie nach jeder Runde das Bein.

100 Step-Taps

- Step, Treppenstufe oder ähnlich hohe Auflagefläche
- Leichtathletik
- Frequenzschnelligkeitsausdauer

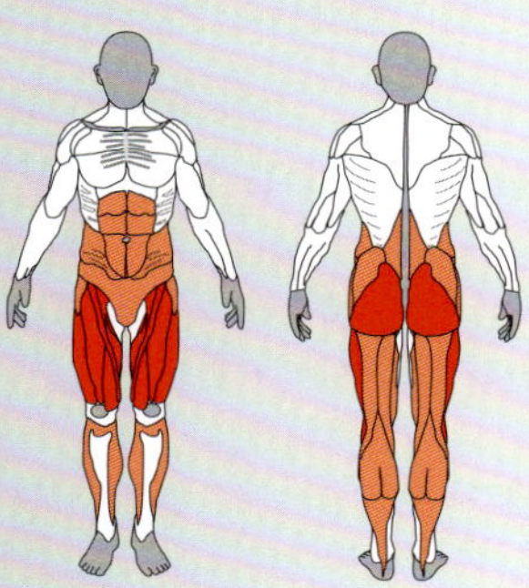

Primär:
Beinstrecker,
Hüftbeuger,
großer Gesäßmuskel

Sekundär:
Waden,
Beinbeuger,
gesamte Rumpfmuskulatur,
Rückenstrecker

Ausführung

2 Bei dieser Übung geht es darum, eine hohe Bewegungsfrequenz möglichst lange durchzuhalten, ohne dabei die Geschwindigkeit zu reduzieren. Stellen Sie sich vor einen Step, eine Treppenstufe oder eine ähnlich hohe Auflagefläche. Beginnen Sie mit kurzen, schnellen Skippings und tippen Sie dabei nacheinander mit den Fußballen kurz und schnell auf die Auflagefläche. Die Arme schwingen dabei leicht und locker neben dem Körper. Führen Sie mehrere Runden zu je 30–60 Sekunden durch.

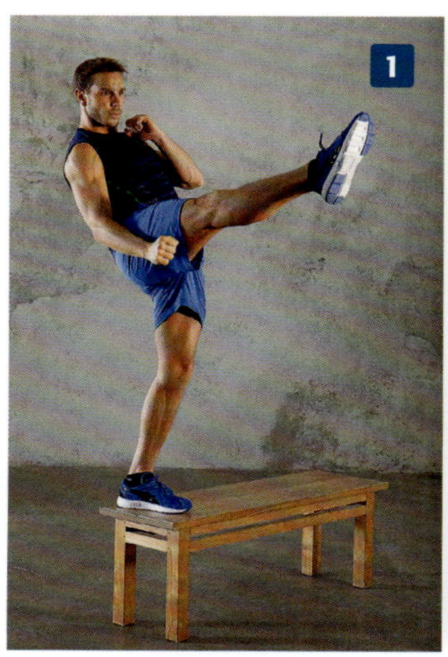

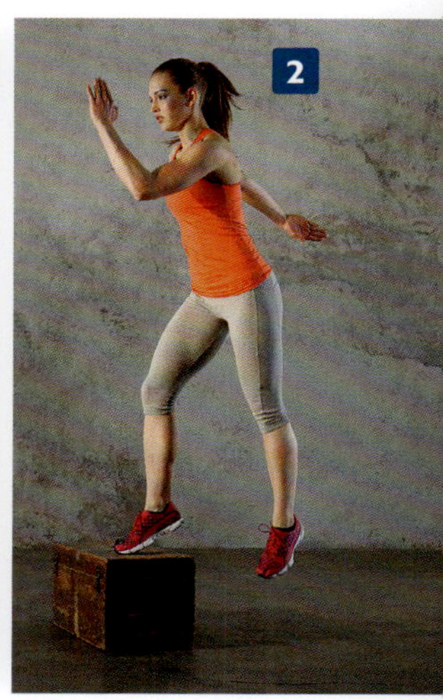

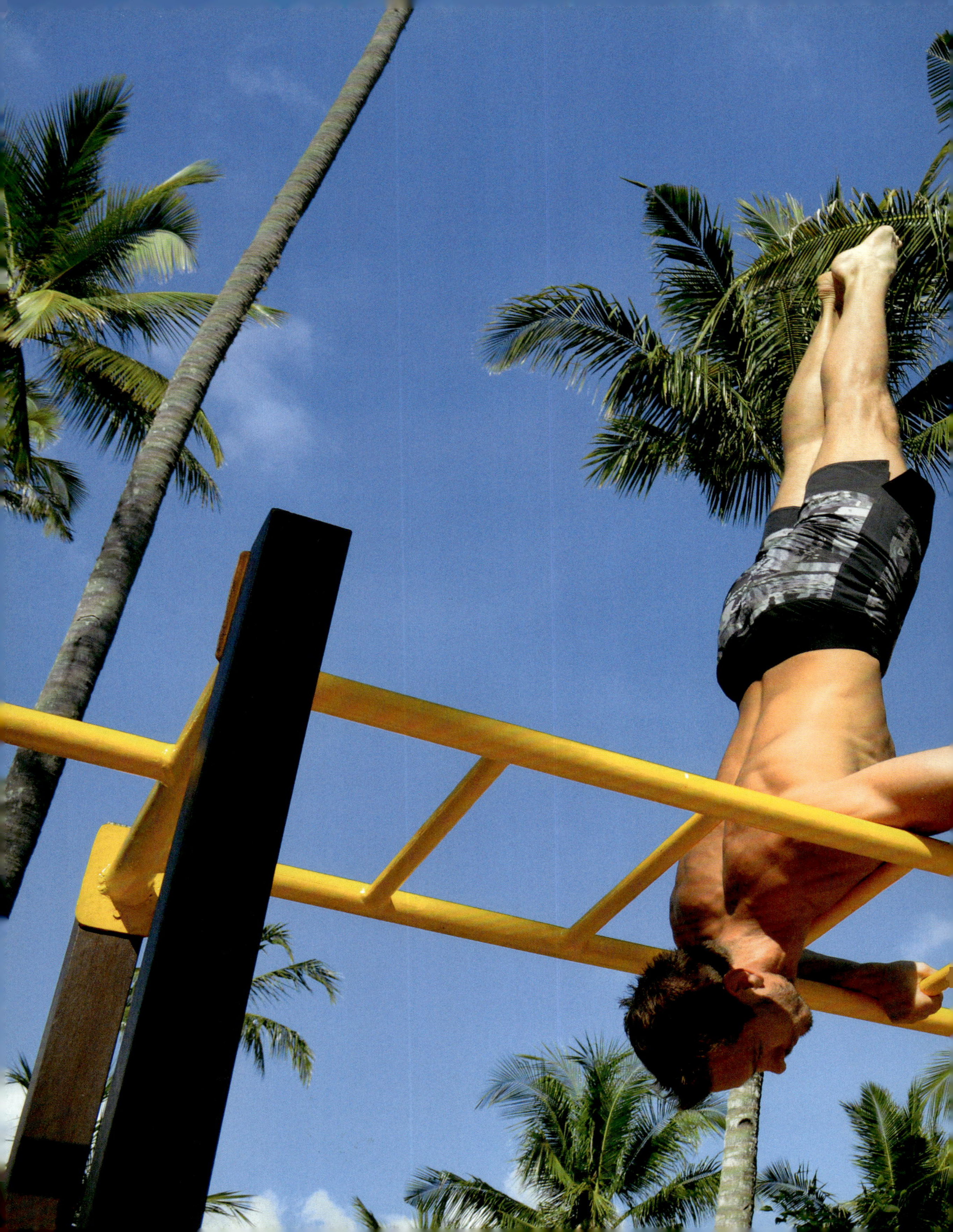

Trainingspläne

In diesem Kapitel finden Sie Trainingspläne, mit denen Sie sofort starten können, ohne Zeit für die Zusammenstellung eigener Übungskombinationen verschwenden zu müssen. Besonders beliebt sind die hocheffektiven Short-Workouts, die sich als »Quickie« auch in einen engen Terminkalender integrieren lassen. Darüber hinaus werden ganzheitlich konzipierte, längere Einheiten vorgestellt, die auf verschiedene Leistungslevels abgestimmt sind – das 5-Dimensionen-Gesamtprogramm. Also, worauf warten Sie noch? – Suchen Sie sich Ihren Trainingsplan aus und werden Sie ganzheitlich fit!

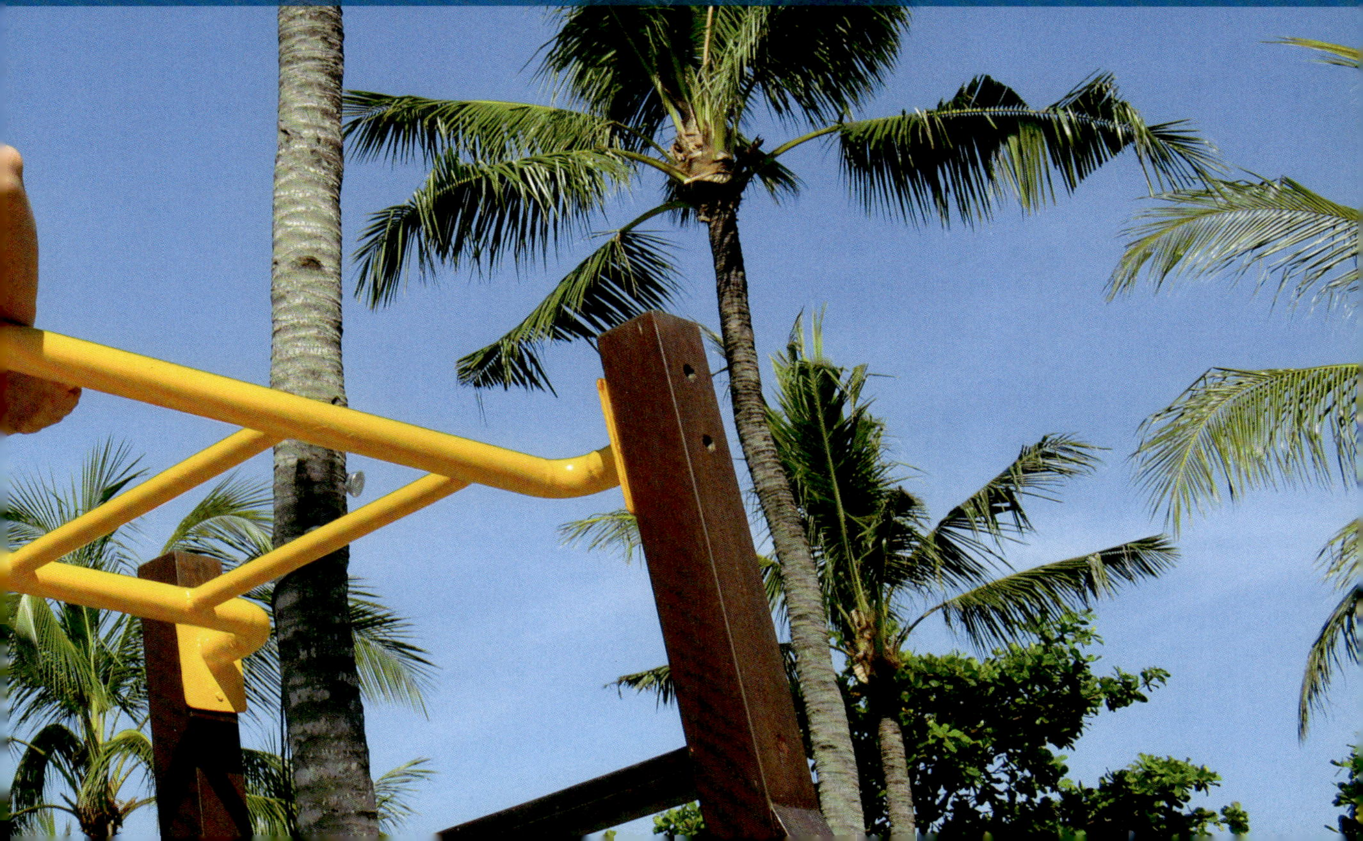

Tipps für Ihre Trainingsplanung

Zielsetzungen

Viele Menschen treiben Sport und verfolgen dabei die unterschiedlichsten Zielsetzungen. Während die einen eher auf Muskelmasse trainieren, geht es bei manchen vielleicht mehr um die Ausbildung der Kraft, ohne dabei große Muskelberge aufzubauen. Für andere steht die Ausdauer oder die Schnelligkeit im Vordergrund. Viele wollen abnehmen und dabei ist es ihnen egal, wie sie das schaffen. Einige wollen ihren regulären Sport durch Fitnesstraining verbessern und haben bereits ein gutes Körpergefühl, andere wiederum sind Anfänger, die noch nie Sport gemacht haben. Sie sehen also, dass es schon alleine aus diesen verschiedenen Gründen kein einheitliches Trainingsschema geben kann. Um Ihnen trotzdem ein wenig Transparenz zu verschaffen und Ihre individuelle Trainingsplanung zu vereinfachen, helfen Ihnen hoffentlich diese Tipps und aktuellen Erkenntnisse.

MEIN TIPP FÜR ANFÄNGER

Üben Sie sich als Anfänger vorwiegend in elementaren Übungen, wie etwa Liegestütz, Klimmzüge, Basisbewegungen mit der Lang- und Kurzhantel, Laufen und Springen und prägen Sie sich eine perfekte Technik ein. Diese Basis wird Ihnen bei allen weiterführenden Übungen und gesteigerten Schwierigkeiten beiseitestehen und Ihnen ein stabiles Grundgerüst verschaffen. Neueste Studien haben gezeigt, dass VIEL nicht gleich VIEL hilft. Seien Sie am Anfang nicht übermotiviert und trainieren Sie zwei bis maximal drei Mal pro Woche. Erst nach etwa 4–6 Wochen können Sie Ihr Trainingspensum auf 3–4-mal pro Woche steigern. Kombinieren Sie in Ihrem Training Kraft, Ausdauer, Beweglichkeit, Koordination und Schnelligkeit miteinander. Der Schwerpunkt sollte jedoch im Bereich Kraft und Beweglichkeit liegen, um eine starke und geschmeidige Basis für die Zukunft aufzubauen.

Tipps für Anfänger

Sie haben sich vielleicht schon oft gefragt, wie und wie oft Sie als Anfänger trainieren sollen, um schnelle und nachhaltige Ergebnisse zu erzielen. Die Antwort auf das, was funktioniert, lautet: ALLES. Wenn jede Art von Fitnesstraining neu für Sie ist, dann zeigt Ihnen der Körper schnell, wie anpassungsfähig er ist. Denn in den ersten 3–4 Trainingswochen verbessern Sie sich sehr schnell. Dies liegt daran, dass der Körper die Bewegungen lernt und im Gehirn abspeichert, ehe überhaupt einmal eine physische Anpassung geschieht. Letztendlich verbessern Sie sich durch alle Maßnahmen, die Sie von nun an regelmäßig durchführen.

Tipps für Fortgeschrittene

Bei Fortgeschrittenen, die bereits regelmäßig trainieren, entsteht häufig ein Leistungsplateau, über das nur wenige Sportler hinwegkommen. Es werden keine Muskeln mehr aufgebaut oder das Fett will einfach nicht verschwinden. Die Gründe liegen oft an der Ernährung, am Übertraining oder an der fehlenden Abwechslung. Versuchen Sie doch einmal, ein bis zwei Wochen Trainingspause zu machen und dann mit einem neuen Trainingsplan, mit neuen Übungen, neuen Belastungs-/Pausenzahlen und Zielen zu starten. Geht es um den Abbau von Körperfett, so essen Sie vielleicht einfach zu viele Kalorien. Bringt man es auf einen Nenner, so besteht die einzige Möglichkeit, Fett abzubauen, darin, mehr Energie zu verstoffwechseln als zuzuführen. Der Körper muss dieses Defizit ausgleichen, um weiterhin zu funktionieren. Doch Vorsicht – der Körper wird diesen Ausgleich nicht nur aus den Fettreserven ziehen. Er baut zunächst den in den Muskeln und in der Leber gespeicherten Zucker (Glukogen) ab und greift unter Umständen auch auf Muskeleiweiß als Energieträger zurück. Wer also Fett abbauen will, läuft auch immer Gefahr, Muskeln abzubauen. Sie können dem entgegenwirken, indem Sie den Körper davon überzeugen, dass er seine Muskeln benötigt. Und das erreichen Sie mit regelmäßigem Krafttraining. Der Versuch, ohne Krafttraining wirklich nachhaltig abzunehmen, führt immer zum Jo-Jo-Effekt und bringt auf die Dauer nichts. Zudem verlangsamt sich der Stoffwechsel, wenn die Muskeln nicht arbeiten müssen.

Hochintensive Short-Workouts bei Zeitmangel

Der Hauptgrund, warum viele Menschen keinen Sport treiben, ist Zeitmangel. Aufgrund unseres lebhaften und ständig vollgepackten Tagesablaufs ist es vielen nicht möglich, einem regelmäßigen Sportprogramm im Verein oder im Fitnessstudio nachzugehen. Meist dauern die Trainingseinheiten gerade in den Vereinen über 90 Minuten oder Fitnesskurse in den Studios mindestens 60 Minuten. Das ist für viele von uns schon der Grund, nicht an solchen Sportaktivitäten teilzunehmen. Es fehlt schlicht und ergreifend an Zeit. Denn mit dem Training alleine ist es nicht getan. Meist müssen kostbare Minuten für die Fahrt dorthin, für das Umziehen und den Heimweg aufgewendet werde, was unser Zeitkonto zusätzlich belastet. Hinzu kommt, dass man lokal und zeitlich an den Kurs gebunden ist und seinen kompletten Tagesplan danach ausrichten muss. Aus diesem Grund machen hochintensive Kurz-Workouts Sinn, die nahezu überall durchführbar sind und Ihnen auch die zeitliche Flexibilität ermöglichen. Studien haben gezeigt, dass sich der Energieumsatz durch hochintensive und kurze Trainingseinheiten signifikant erhöht und Sie nicht täglich über eine Stunde aktiv sein müssen. Es muss jedoch vorausgesetzt sein, dass Sie bei den Übungen an Ihre Leistungsgrenze gehen. Dadurch ist der Körper auch noch lange nach den Einheiten gezwungen, seine Ressourcen wiederherzustellen, und dafür verbraucht er Kalorien.

Die 28-Minuten-Workouts

Auf den folgenden Seiten werden fünf sogenannte 28-Minuten-Workouts vorgestellt. Wie der Name schon zu erkennen gibt, trainieren Sie maximal 28 Minuten und absolvieren dabei verschiedene Übungen, die im vorangegangenen Kapitel beschrieben wurden. Dabei sind Sie jedoch nicht an die 28 Minuten gebunden, denn die Workouts beinhalten 8 verschiedene Übungen, wobei Sie bei Zeitmangel auch nur 4 oder 5 durchführen und dadurch Ihre Trainingszeit verkürzen können. Grundsätzlich sollten Sie aber versuchen, immer zwischen 20 und 30 Minuten zu trainieren, um auch Ihre Grundlagenausdauer zu verbessern und das Herz-Kreislauf-System zu optimieren. Und warum die Grundlagenausdauer nicht vernachlässigt werden sollte, haben Sie bereits im Kapitel Grundlagen erfahren.

Um für Abwechslung zu sorgen und möglichst viele verschiedene Fähigkeiten zu trainieren, finden Sie sechs verschiedene 28-Minuten-Workouts. Sie sollten alle 6 Workouts jeweils in einer Woche an verschiedenen Tagen durchführen, um optimale Ergebnisse zu erzielen. Diese Short-Workouts sind nämlich hauptsächlich dafür gedacht, um ein Training kurz und knapp in Ihren Tagesplan einzuschieben. 28 Minuten an 6 Tagen pro Woche sollten daher schon möglich sein. Am siebten Tag ist Pause angesagt. Sie können einfach einmal nichts machen oder sich aktiv erholen, indem Sie locker joggen, einen Spaziergang machen oder sich eine Massage gönnen. Falls Ihnen 6 Einheiten pro Woche zu viel sind und Sie vielleicht an anderen Tagen einen

MEIN TIPP FÜR FORTGESCHRITTENE

Sorgen Sie bei einem Leistungsplateau für regelmäßige Pausen und variieren Sie in Ihrem Training. Visualisieren Sie Ihre Trainingsziele und stellen Sie sich vor, wie Sie aussehen wollen. Die Kraft der Suggestion bewirkt im Sport wahre Wunder. Sofern Fettabbau zu Ihren primären Zielen zählt, ernähren Sie sich gesund und ausgewogen und treiben Sie ausreichend Kraft- und Ausdauertraining. Gerade Frauen, die meinen, mit dem Krafttraining zuzunehmen und Muskelberge aufzubauen, irren. Denn so leicht und schnell, wie Sie vielleicht meinen, werden Sie nicht zum Bodybuilder.

anderen Sport betreiben, reduzieren Sie die Einheiten auf mindestens 2 bis 3 Tage pro Woche. Die Short-Workouts sind auch hervorragend als »Quickie« zwischendurch geeignet, wenn Sie beispielsweise Ihrem regulären Sport oder Kurs im Fitnessstudio aus zeitlichen Gründen nicht hinterherkommen.

Sie können die 28-Minuten-Workouts optimal mit Ihrem regulären Sport kombinieren und als Ergänzung einschieben. Nehmen wir an, Sie würden am Montag einen Fitnesskurs im Studio besuchen und am Mittwoch immer eine Stunde laufen. Dann könnten Sie 2–3 Einheiten hervorragend jeweils am Dienstag, Freitag und Samstag einlegen. Probieren Sie es einfach aus und absolvieren Sie das Workout, das Ihnen gerade am meisten zusagt. Der Allrounder passt immer in die Trainingswoche hinein und die anderen Programme können je nach Gusto durchgeführt werden.

Sie können in Ihren 28-Minuten-Workouts zwischen folgenden Schwerpunkten wählen:

1. **Allrounder:** Von allem etwas – Koordination, Kraft, Ausdauer, Schnelligkeit, Beweglichkeit. Führen Sie dieses Workout mindestens einmal pro Woche durch. Dadurch trainieren Sie alle motorischen Formen in einer Kombination und im ausgewogenen Verhältnis zueinander.

2. **Kreuzhang:** Schwerpunkt Kraft und Beweglichkeit aus dem Turnen. Dieses Programm betont die Kraft- und Beweglichkeitskomponenten durch Übungen aus dem Turnen. Als Basis für eine perfekte Körperspannung, Stütz- und Hangkraft sollten Sie dieses Programm im Idealfall einmal pro Woche, mindestens aber einmal alle 14 Tage durchführen.

3. **Warrior:** Schwerpunkt Schnelligkeit und Kraftausdauer aus dem Kampfsport. Dieses Workout beinhaltet hauptsächlich schnelligkeits- und kraftausdauerbetonte Übungen. Sie können dieses Programm auch optimal im Wechsel mit dem Workout 6 »Athlet« jede Woche einmal durchführen.

4. **Primaballerina:** Schwerpunkt Schnelligkeit und Beweglichkeit aus dem Ballett. Durch schnelle und vor allem ästhetische Übungen werden in diesem Programm vor allem Ihre aktive Beweglichkeit und das Ganzkörpergefühl trainiert. Dieses Workout sollte mindestens alle 14 Tage einmal gemacht werden.

5. **Strongman:** Schwerpunkt Kraft aus dem Gewichtheben. In diesem Workout geht es um den Aufbau elementarer Kraft durch die Basisübungen aus dem Gewichtheben. Da diese Bewegungsmuster für alle Kraftfähigkeiten besonders wichtig sind, sollte dieses Programm mindestens einmal pro Woche absolviert werden.

6. **Athlet:** Schwerpunkt Schnelligkeit und Ausdauer aus der Leichtathletik. Das Athletenprogramm beinhaltet vorwiegend schnelle, schnellkräftige und ausdauernde Belastungen. Es lässt sich aufgrund der ähnlichen Anforderung mit dem Warrior-Workout im wöchentlichen Wechsel sehr gut umsetzen.

Steigerung der Leistung

Mit diesen kurzen Workouts können Sie Ihren Trainingsfortschritt auf einfache Art und Weise kontrollieren. Ihnen stehen pro Übung jeweils 2 Runden zu je 60 Sekunden Belastung zur Verfügung. Beginnen Sie mit kontrollierten Bewegungen in den ersten Einheiten, um die Übungen kennenzulernen, und steigern Sie dann im Lauf der Zeit das Tempo und die Ausführungsgeschwindigkeit. Achten Sie aber trotz einer schnelleren Wiederholungsausführung auf eine saubere Technik. Zählen Sie in jedem Workout die geschafften Wiederholungszahlen und schreiben Sie diese gegebenenfalls in einem Protokoll nieder. Versuchen Sie, alle 2 bis 3 Wochen von jeder Übung mindestens 4 bis 5 Wiederholungen mehr zu schaffen. Vergleichen Sie die absolvierten Wiederholungszahlen für jedes Workout miteinander. Dadurch erhalten Sie einen informativen Überblick über Ihren Fortschritt im Training. Und auch die Motivation steigt, denn solche Fortschritte wirken sich positiv auf unser Belohnungssystem aus.

Intensive Workouts – das 5-Dimensionen-Gesamtprogramm

Wie Sie bereits erfahren haben, dienen die Short-Workouts dazu, Ihr bereits vorhandenes Training aufzupeppen oder bei Zeitmangel eine kurze Einheit einzuschieben. Falls Sie jedoch kein regelmäßiges Trainingsprogramm absolvieren oder ein neues, ganzheitliches Trainingskonzept verfolgen möchten, dann ist das »5-Dimensionen-Gesamtprogramm« genau das Richtige für Sie. Je nach Schwierigkeitsstufe – Einsteiger/Fortgeschrittener/Profi – können Sie sofort loslegen, indem Sie mit einem durchdachten Programm über einen längeren Zeitraum trainieren und dabei ganzheitlich fit werden.

Einsteiger

Als Einsteiger gelten Sie, wenn Sie bisher noch keine bzw. nur bedingt Sporterfahrung gemacht haben oder eine längere Sportpause über mindestens 3 Jahre hatten und jetzt wieder einsteigen wollen. Als Einsteiger sollten Sie diesen Trainingsplan mindestens 3-mal pro Woche durchführen und jeweils 1 bis 2 Tage Pause zwischen den Workouts einbauen, sodass sich die Muskulatur wieder vollständig erholen kann. An den Pausentagen ist es jedoch empfehlenswert, sich nicht nur auf die faule Haut zu legen. Leichte Bewegung, wie etwa ein 20–30-minütiges schnelles Spazierengehen, Joggen oder Radfahren, sorgen für eine bessere Durchblutung im Organismus und beschleunigen die Regeneration. Außerdem verbessern sich dadurch Ihre Grundlagenausdauer und Ihr allgemeines Wohlbefinden. Sie sollten als Einsteiger jedoch langsam beginnen und die sportliche Belastung stufenweise steigern. Auf Grundlage dieser Empfehlung finden Sie in der folgenden Tabelle auf Seite 169 einen Trainingsplan, den Sie 4 bis 6 Wochen lang absolvieren sollten. Danach geht es fließend in das Fortgeschrittenen-Programm über. Bitte beachten Sie, dass es sich hierbei um einen Beispiel-Trainingsplan handelt. Die Einteilung der Trainingstage können Sie selbstverständlich so anpassen, dass Sie mit Ihrem individuellen Arbeits- und Terminplan vereinbar sind.

Fortgeschrittener

Als Fortgeschrittener gelten Sie, wenn Sie bereits hin und wieder Fitnesstraining betreiben, dies aber eher unregelmäßig und nach Lust und Laune durchführen. Das bedeutet, dass Sie über einen gewissen Bewegungsschatz verfügen und Ihr Körper ein mittelmäßiges Grundgerüst besitzt. Je ambitionierter Sie Sport treiben und mit dem Training wirklich ernsthafte Erfolge erzielen wollen, umso höher sollten im Laufe der Zeit der Umfang und die Intensität werden. Dabei sollten Sie das Training nicht als lästige Pflicht bewerten, sondern als Selbstverständlichkeit in den Alltag integrieren. Deshalb steigert sich mit zunehmender Leistung in diesem Programm der Trainingsumfang auf mindestens 3 bis 4 Workouts pro Woche. Innerhalb der Trainingseinheiten können Sie selbstverständlich hin und wieder nur eine oder zwei Runden trainieren, falls es Ihr Zeitmanagement nicht anders zulässt. Sollten Sie zudem bei einigen Übungen an Ihre Grenzen stoßen, stoppen Sie das Training nicht, sondern führen die Bewegung mit einer leichteren Variante fort. Dieses Programm können Sie 4 bis 6 Wochen lang durchführen und danach fließend in das Profi-Programm wechseln.

Profi

Als Profi gelten Sie, wenn Sie bereits über einige Jahre regelmäßig nach Plan trainieren und Sport zu Ihrem täglichen Leben gehört. Sie verfügen schon über einen großen Erfahrungsschatz und wollen an diesem Punkt vielleicht einmal ein neues Trainingskonzept ausprobieren. Dieses Konzept ist an leistungsorientierte Sportler adressiert, die es gewohnt sind, regelmäßig mit schweren Übungen bis zum Muskelversagen zu trainieren. Sofern Sie sich als Fortgeschrittener erst einmal langsam an dieses Training herantasten wollen, können Sie während der Übungen jederzeit zu einer weniger intensiven Ausführungsform wechseln. Aber auch durch das Verwenden von Zusatzgewichten, schwereren Hanteln oder Fußmanschetten können Sie nach 2 bis 3 Wochen die Intensität steigern. Insgesamt macht es Sinn, dieses Programm bis zu 8 Wochen lang durchzuführen und sich von Woche zu Woche hinsichtlich der Wiederholungszahlen oder Gewichte zu steigern.

5 Dimensionen – »28er«-Short-Workouts

Die positiven Wirkungen dieser HIIT-Einheiten sprechen für sich und sie können in den verschiedensten Varianten ausgeführt werden. Ein Schema, das sich bei Zeitmangel oder als »Quickie« sehr gut einschieben lässt, ist das »28er«:

28er

8 Übungen – zu je 2 × 1 Minute Belastung und 30 Sekunden (s) Satzpause und 1 Minute Pause bei Übungswechsel = 28 Minuten

Workout 1: Allrounder

Kurzes Aufwärmprogramm (ca. 3–5 Minuten): Übungen 1, 2, 8.			Im Anschluss kurz leicht dynamisch dehnen (10–20 Sekunden pro Übung) ohne CR/AC. Folgende Übungen eignen sich für dieses Programm: 16, 21, 26, 24.				
I	II	III	IV	V	VI	VII	VIII
38	97	64	92	42	100	52	83
Umsetzen und Stoßen	Forc. Pendelläufe + Drills	Schiffchen + V-Sitz	Medizinballstoßen V-Sitz	Klimmzug rücklings	Step-Taps	Liegestütz Ringe/Sling	Hocksprünge a. d. Anlaufen
Belastung 60 s	Belastung 60 s	Belastung 60 s	Belastung 60 s	Belastung 60 s	Belastung 60 s	Belastung 60 s	Belastung 60 s
Pause 30 s	Pause 30 s	Pause 30 s	Pause 30 s	Pause 30 s	Pause 30 s	Pause 30 s	Pause 30 s
Belastung 60 s	Belastung 60 s	Belastung 60 s	Belastung 60 s	Belastung 60 s	Belastung 60 s	Belastung 60 s	Belastung 60 s
Pause 60 s ⇨ Wechsel zu II	Pause 60 s ⇨ Wechsel zu III	Pause 60 s ⇨ Wechsel zu IV	Pause 60 s ⇨ Wechsel zu V	Pause 60 s ⇨ Wechsel zu VI	Pause 60 s ⇨ Wechsel zu VII	Pause 60 s ⇨ Wechsel zu VIII	60 Sekunden Auslaufen, Lockern, Ende

Workout 2: Kreuzhang

Kurzes Aufwärmprogramm (ca. 3–5 Minuten): Übungen 1, 2, 8.			Im Anschluss kurz leicht dynamisch dehnen (10–20 Sekunden pro Übung) ohne CR/AC. Folgende Übungen eignen sich für dieses Programm: 16, 21, 26, 24.				
I	II	III	IV	V	VI	VII	VIII
52	45	57	67	62	42	61	53
Liegestütz an den Ringen	Gestrecktes Beinheben	Kreuzhang-Spr. (Ringe)	Anrutschen in die Bücke	Schiffen vl., rl. sl. wechselnd	Klimmzug rücklings	Handstand-Steigen Wand	Butterfly + Armext. Ri./Sli.
Belastung 60 s	Belastung 60 s	Belastung 60 s	Belastung 60 s	Belastung 60 s	Belastung 60 s	Belastung 60 s	Belastung 60 s
Pause 30 s	Pause 30 s	Pause 30 s	Pause 30 s	Pause 30 s	Pause 30 s	Pause 30 s	Pause 30 s
Belastung 60 s	Belastung 60 s	Belastung 60 s	Belastung 60 s	Belastung 60 s	Belastung 60 s	Belastung 60 s	Belastung 60 s
Pause 60 s ⇨ Wechsel zu II	Pause 60 s ⇨ Wechsel zu III	Pause 60 s ⇨ Wechsel zu IV	Pause 60 s ⇨ Wechsel zu V	Pause 60 s ⇨ Wechsel zu VI	Pause 60 s ⇨ Wechsel zu VII	Pause 60 s ⇨ Wechsel zu VIII	60 Sekunden Auslaufen, Lockern, Ende

Workout 3: Warrior

Kurzes Aufwärmprogramm (ca. 3–5 Minuten): Übungen 1, 2, 8.			Im Anschluss kurz leicht dynamisch dehnen (10–20 Sekunden pro Übung) ohne CR/AC. Folgende Übungen eignen sich für dieses Programm: 16, 21, 26, 24.				
I	II	III	IV	V	VI	VII	VIII
95	87	73	90	97	88	92	99
Seilspringen (Tempo)	Sandsack-Boxen	Kn. Beinheb. I. links, II. rechts	Speedkicks am Boxsack	Forc. Pendelläufe + Drills	Boxen mit Zugband	Seitl. Medizin-Ballstoßen	Kastensteigen mit Frontkicks
Belastung 60 s	Belastung 60 s	Belastung 60 s	Belastung 60 s	Belastung 60 s	Belastung 60 s	Belastung 60 s	Belastung 60 s
Pause 30 s	Pause 30 s	Pause 30 s	Pause 30 s	Pause 30 s	Pause 30 s	Pause 30 s	Pause 30 s
Belastung 60 s	Belastung 60 s	Belastung 60 s	Belastung 60 s	Belastung 60 s	Belastung 60 s	Belastung 60 s	Belastung 60 s
Pause 60 s ⇨ Wechsel zu II	Pause 60 s ⇨ Wechsel zu III	Pause 60 s ⇨ Wechsel zu IV	Pause 60 s ⇨ Wechsel zu V	Pause 60 s ⇨ Wechsel zu VI	Pause 60 s ⇨ Wechsel zu VII	Pause 60 s ⇨ Wechsel zu VIII	60 Sekunden Auslaufen, Lockern, Ende

Workout 4: Primaballerina

Kurzes Aufwärmprogramm (ca. 3–5 Minuten): Übungen 1, 2, 8.			Im Anschluss kurz leicht dynamisch dehnen (10–20 Sekunden pro Übung) ohne CR/AC. Folgende Übungen eignen sich für dieses Programm: 16, 21, 26, 24.				
I	II	III	IV	V	VI	VII	VIII
85	4	83	71	86	5	70	81
Battements tendus je 8/S.	Gehen im Ballenstand	Hocksprünge a. d. Anlaufen	Beinspreizen rückwärts	Grands Battements je 8/S.	Drehsprünge, sanfte Landung	Beinheben im Seitstütz	Schiffchen-Prellsprünge
Belastung 60 s	Belastung 60 s	Belastung 60 s	Belastung 60 s	Belastung 60 s	Belastung 60 s	Belastung 60 s	Belastung 60 s
Pause 30 s	Pause 30 s	Pause 30 s	Pause 30 s	Pause 30 s	Pause 30 s	Pause 30 s	Pause 30 s
Belastung 60 s	Belastung 60 s	Belastung 60 s	Belastung 60 s	Belastung 60 s	Belastung 60 s	Belastung 60 s	Belastung 60 s
Pause 60 s ⇨ Wechsel zu II	Pause 60 s ⇨ Wechsel zu III	Pause 60 s ⇨ Wechsel zu IV	Pause 60 s ⇨ Wechsel zu V	Pause 60 s ⇨ Wechsel zu VI	Pause 60 s ⇨ Wechsel zu VII	Pause 60 s ⇨ Wechsel zu VIII	60 Sekunden Auslaufen, Lockern, Ende

Workout 5: Strongman

Kurzes Aufwärmprogramm (ca. 3–5 Minuten): Übungen 1, 2, 8.			Im Anschluss kurz leicht dynamisch dehnen (10–20 Sekunden pro Übung) ohne CR/AC. Folgende Übungen eignen sich für dieses Programm: 16, 21, 26, 24.				
I	II	III	IV	V	VI	VII	VIII
38	41	80b	39	31	94	43	34
Umsetzen und Stoßen	Klimmzug (ggf. Hilfe)	Paketdienst (schwere Gew.)	Bankdrücken	Kniebeuge	Medizinball-Stoßen (Wand)	Knieheben + einrollen	Vorgebeugtes Rudern
Belastung 60 s	Belastung 60 s	Belastung 60 s	Belastung 60 s	Belastung 60 s	Belastung 60 s	Belastung 60 s	Belastung 60 s
Pause 30 s	Pause 30 s	Pause 30 s	Pause 30 s	Pause 30 s	Pause 30 s	Pause 30 s	Pause 30 s
Belastung 60 s	Belastung 60 s	Belastung 60 s	Belastung 60 s	Belastung 60 s	Belastung 60 s	Belastung 60 s	Belastung 60 s
Pause 60 s ⇨ Wechsel zu II	Pause 60 s ⇨ Wechsel zu III	Pause 60 s ⇨ Wechsel zu IV	Pause 60 s ⇨ Wechsel zu V	Pause 60 s ⇨ Wechsel zu VI	Pause 60 s ⇨ Wechsel zu VII	Pause 60 s ⇨ Wechsel zu VIII	60 Sekunden Auslaufen, Lockern, Ende

Workout 6: Athlet

Kurzes Aufwärmprogramm (ca. 3–5 Minuten): Übungen 1, 2, 8.			Im Anschluss kurz leicht dynamisch dehnen (10–20 Sekunden pro Übung) ohne CR/AC. Folgende Übungen eignen sich für dieses Programm: 16, 21, 26, 24.				
I	II	III	IV	V	VI	VII	VIII
95	93	84	97	82	98	79	100
Seilspringen	Medizinball-Stoßen (Boden)	Sprinten mit Widerständen	Forc. Pendel-läufe + Drills	Plyometr. Kastensprünge	Burpees	Kniehebelauf (ü. Hindernisse)	Step-Taps
Belastung 60 s	Belastung 60 s	Belastung 60 s	Belastung 60 s	Belastung 60 s	Belastung 60 s	Belastung 60 s	Belastung 60 s
Pause 30 s	Pause 30 s	Pause 30 s	Pause 30 s	Pause 30 s	Pause 30 s	Pause 30 s	Pause 30 s
Belastung 60 s	Belastung 60 s	Belastung 60 s	Belastung 60 s	Belastung 60 s	Belastung 60 s	Belastung 60 s	Belastung 60 s
Pause 60 s ⇨ Wechsel zu II	Pause 60 s ⇨ Wechsel zu III	Pause 60 s ⇨ Wechsel zu IV	Pause 60 s ⇨ Wechsel zu V	Pause 60 s ⇨ Wechsel zu VI	Pause 60 s ⇨ Wechsel zu VII	Pause 60 s ⇨ Wechsel zu VIII	60 Sekunden Auslaufen, Lockern, Ende

5 Dimensionen – Intensive Workout: Einsteiger

Nr.	Übung	Sätze	Wiederholungen bzw. Dauer	Pause	Zielsetzung
1	Armkreisen gegengleich	2/Seite	10–15 Wdh. rechts + links	keine	Aufwärmen Schulter, Kopplung und Mobilisation
2	Hampelmann	4	15–20 Wdh.	20–30 s	Aufwärmen, Herz-Kreislauf, Kopplung
66	Raupe	2	30–40 s	40–60 s	Aktive und passive Hüftbeugefähigkeit, Stützkraft
21	Ausfallschritt am Boden	2/Seite	CR 5–8 s Dehnen 20–30 s	10–20 s	Aktive und passive Spreizfähigkeit
78	Skippings/Kniehebelauf	4	20–30 s	40–60 s	Frequenzschnelligkeit, Beinkoordination
4	Gehen im Ballenstand	4	30–40 s	20–30 s	Gleichgewicht, Sensomotorik
81	Schiffchen-Prellsprünge vor-, rück-, seitwärts	2/Seite	20–30 s	40–60 s	Reaktive Sprungkraft, Startkraft
16	Arm-Rumpf-Winkel	2	CR 5–8 s AC 5–8 s Dehnen 20–30 s	10–20 s	Aktive und passive Arm-Rumpf- und Schulter-beweglichkeit
89	Boxen mit leichten Hanteln	4	20–30 s	40–60 s	Schnellkraft, Armkoordination
26	Grätsche kniend am Boden	2	CR 5–8 s Dehnen 20–30 s	10–20 s	Adduktoren-Dehnung, Hüftgelenksmobilisation
85	Battements tendus vor-, rück-, seitwärts	12/Seite	Pyramide: je Seite 8/4/2/1 Wdh.	keine	Frequenzschnelligkeit, Fußgelenksfeinkoordination
31	Kniebeuge	3	12–15 Wdh.	40–60 s	Beinkraft, Gesamtstabilität
35	Hantel-Drücken	3	12–15 Wdh.	40–60 s	Schulter-Trizeps-Kraft
42	Klimmzug rücklings	3	8–10 Wdh.	60–90 s	Zugkraft, oberer Rücken
52	Liegestütz an den Ringen oder am Sling	3	12–15 Wdh.	60–90 s	Brust, Drück- und Stützkraft
58	Beckenheben rücklings	3	12–15 Wdh.	40–60 s	Gesamtstabilität, unterer Rücken
63	Schiffchen (nur rücklings und ggf. angewinkelte Beine)	3	12–15 Wdh.	40–60 s	Gesamtstabilität, Bauchkette
66	Raupe	3	6–8 Wdh.	40–60 s	Gesamtstabilität, Stützkraft, aktive Beweglichkeit
97	Forcierte Pendelläufe mit Power-Drills	2	60 s	60–90 s	Grundlagenausdauer 2
96	Schattenkickboxen in Intervallen	3 Runden	60 s	60 s	Grundlagenausdauer, Ausklang
	Auslaufen niedrige Intensität, Auslockern	1	60–90 s	keine	Cool Down

5 Dimensionen – Intensive Workout: Fortgeschrittene

Nr.	Übung	Sätze	Wiederholungen bzw. Dauer	Pause	Zielsetzung
1	Armkreisen gegengleich	2/Seite	10–15 Wdh. rechts + links	keine	Aufwärmen Schulter, Kopplung und Mobilisation
85	Battements tendus	12/Seite	Pyramide: je Seite 8/4/2/1 Wdh.	keine	Frequenzschnelligkeit, Fußgelenksfeinkoordination
2	Hampelmann	4	15–20 Wdh.	20–30 s	Aufwärmen, Herz-Kreislauf, Kopplung
21	Ausfallschritt am Boden	2/Seite	CR 5–8 s Dehnen 20–30 s	10–20 s	Aktive und passive Spreizfähigkeit
8	Laufkoordination mit Beinheben	4	30–40 s	10–20 s	Aufwärmen, Herz-Kreislauf, Beinkopplung
24	Rumpfbeuge beidbeinig am Boden	2	AC 5–8 s Dehnen 20–30 s	10–20 s	Aktive und passive Hüftbeugefähigkeit
67	Anrutschen in die Bücke	3	6–8 Wdh.	30–40 s	Stützkraft, Rumpfbeugekraft
30	Gesäß- und Wirbelsäulendehnung im Liegen	2	Dehnen 20–30 s	10–20 s	Passive Hüftbeugefähigkeit und Gesäßdehnung
70	Beinheben im Seitstütz	2/Seite	10–15 Wdh.	30–40 s	Stützkraft, Gesamtkörperstabilität
27	Grätschsitz am Boden	2	CR + AC 5–8 s Dehnen 20–30 s	10–20 s	Aktive und passive Grätschfähigkeit
75	Sidekicks mit Zugband	2/Seite	12–15 Wdh.	30–40 s	Beinstreckkraft, Gesäßmuskulatur
76	Roundkicks mit Zugband	2/Seite	12–15 Wdh.	30–40 s	Beinstreckkraft, Gesäßmuskulatur
77	Frontkicks mit Zugband	2/Seite	12–15 Wdh.	30–40 s	Beinstreckkraft, Hüftbeuger
90	Speedkicks am Boxsack	2/Seite	20–30 s	40–60 s	Frequenzschnelligkeit, Beinkoordination
32	Kniebeuge mit Gewicht über Kopf	3	12–15 Wdh.	40–60 s	Beinkraft, Arm-Rumpf-Winkelkraft, Gesamtstabilität
37	Umsetzen	3	12–15 Wdh.	40–60 s	Schultern, Ganzkörperkoordination
41	Klimmzug	3	8–12 Wdh. (mit Hilfe)	40–60 s	Armbeugekraft, oberer Rücken
43	Knieheben und Becken einrollen	3	8–12 Wdh.	40–60 s	Hüftbeugekraft, Hangkraft
54	Handstandziehen mit Füßen in Ringen/Sling	3	8–12 Wdh.	40–60 s	Stützkraft, Schultern, Ganzkörperkraft
55	Reverse Armextension und Butterfly an Ringen/Sling	3	12–15 Wdh.	40–60 s	Oberer Rücken
93	Medizinball-Stoßen gegen Boden	3	30–40 s	40–60 s	Schnellkraft/Schnelligkeitsausdauer
87	Sandsackboxen	4	60 s	40–60 s	Schnellkraft/Schnelligkeitsausdauer
95	Seilspringen	4–8 Sätze	60–90 s	40–60 s	Grundlagenausdauer, Ausklang
	Auslaufen, Auslockern	1	60–90 s	keine	Cool Down

5 Dimensionen – Intensive Workout: Profi

Nr.	Übung	Sätze	Wiederholungen bzw. Dauer	Pause	Zielsetzung
1	Armkreisen gegengleich	2/Seite	10–15 Wdh. rechts + links	keine	Aufwärmen Schulter, Kopplung und Mobilisation
9	Knie- und Armheben im Springen	2/Seite	30–40 s	keine	Aufwärmen, Arm-Bein-Kopplung
17	Brust	2/Seite	CR-AC 5–8 s Dehnen 20–30 s	10–20 s	Aktive und passive Brustbeweglichkeit
87	Petits und Grands Battements	12/Seite	Pyramide: je Seite 8/4/2/1 Wdh.	keine	Frequenzschnelligkeit, Fußgelenksfeinkoordination
13	Einarmiges Ballwerfen und Boxen	2/Seite	30–40 s	10–20 s	Kopplung, Reaktion, Differenzierung
22	Ausfallschritt mit angewinkeltem Bein am Boden	2/Seite	CR 5–8 s Dehnen 20–30 s	10–20 s	Spreiz- und Hüftbeweglichkeit
69	Springen im Liegestütz	3	30–40 s	40–60 s	Stützkraft, reaktive Abdruckkraft
95	Seilspringen (Tempo)	1	60–90 s	keine	Grundlagenausdauer
38	Umsetzen und Stoßen	3	8–12 Wdh.	40–60 s	Ganzkörperkraft
83	Hocksprünge aus dem Anlaufen	3	12–15 Wdh.	40–60 s	Schnellkraft, Sprungkraft
95	Seilspringen (Tempo)	1	60–90 s	keine	Grundlagenausdauer
47	Gestrecktes Beinkreisen im Langhang	3	8–12 Wdh.	40–60 s	Hangkraft, Hüftbeugekraft
94	Medizinball-Stoßen	4 versch. Varianten	30–40 s	40–60 s	Schnellkraft Oberkörper und Arme
95	Seilspringen (Tempo)	1	60–90 s	keine	Grundlagenausdauer
57	Kreuzhang-Springen	3	10–15 Wdh.	30–40 s	Stützkraft, Brust
65	Schiffchen 360 Grad	2/Seite	je 2 Umdrehungen	30–40 s	Ganzkörperspannung, Core
72	Handstand vorlings gehockt an der Wand	3	30–40 s	40–60 s	Oberer Rücken, Stützkraft
74	Dragonflag	3	30–40 s	40–60 s	Zugkraft, Ganzkörperspannung
97	Forcierte Pendelläufe mit Power-Drills und Zusatzgewicht	2 mit Gewichten	60 s	60–90 s	Grundlagenausdauer 2
98	Burpees	3	40–60 s	40–60 s	Ganzkörper-Kraftausdauer
99	Kastensteigen mit Frontkicks	2/Seite	40–60 s	40–60 s	Tritt- und Beinstreckkraftausdauer
	Auslaufen, Auslockern	1	60–90 s	keine	Cool Down

Kombi-Workout: Kraft und Beweglichkeit

Nr.	Übung	Sätze	Wiederholungen bzw. Dauer	Pause	Zielsetzung
Aufwärmen + Koordination					
1	Armkreisen gegengleich	4	10–15 Wdh.	10–20 s	Mobilisation, Kopplung
8	Laufkoordination	4	30–40 s	10–20 s	Herz-Kreislauf-System, Beinkoordination, Kopplung
66	Raupe	2	30–40 s	30–40 s	Ganzkörperspannung, aktive Rumpfbeuge
Kraft und Beweglichkeit in Kombination: Nach einer Kräftigungsübung wird sofort der Gegenspieler gedehnt, um die Reflexaktivität auszunutzen und um das intermuskuläre Zusammenspiel zu verbessern.					
77	Frontkicks mit Zugband	2 komplette Durchläufe	je 10–15 Wdh.	keine Pause, nur Beinwechsel	Führen Sie den ersten Satz der Übung 77 durch. Im Anschluss daran nehmen Sie sofort die einbeinige Rumpfbeuge (Übung 20) ein und dehnen das Bein 20 Sekunden an. Danach CR und wieder dehnen. Wechseln Sie nun das Bein. Pro Seite 2 Sätze.
+ 20	+ Einbeinige Rumpfbeuge im Stehen		20 s Dehnen, 5–8 s CR 20–30 s Dehnen		
76	Roundkicks mit Zugband	2 komplette Durchläufe	je 10–15 Wdh.	keine Pause, nur Beinwechsel	Führen Sie den ersten Satz der Übung 76 durch. Im Anschluss daran nehmen Sie sofort den Grätschsitz am Boden (Übung 27) ein und dehnen die Adduktoren. Absolvieren Sie 2 Sätze zu ca. 20 Sekunden Dehnung.
+ 27	+ Grätschsitz am Boden		20 s Dehnen, 5–8 s CR 20–30 s Dehnen		
25	Einbeiniges Spreizen mit Zugband	2 komplette Durchläufe	je 10–15 Wdh. und 20–30 Sekunden nachdehnen (bei Übung 25). Sofort danach Übung 21.	10–15 s	Führen Sie den ersten kompletten Durchlauf der Übung 25 mit einem Bein durch und pausieren Sie kurz für 10–15 s. Fahren Sie mit Übung 21 fort und wechseln Sie danach das Bein.
+ 21	+ Ausfallschritt am Boden				
64	Schiffchen + V-Sitz	2 komplette Durchläufe	je 10–15 Wdh.	keine Pause	Führen Sie den ersten Satz der Übung 64 durch, legen Sie die Beine gestreckt auf dem Boden ab und fahren Sie mit Übung 24 fort. Dehnen Sie nur, denn die AC-Anspannung wurde bereits in Übung 64 erreicht. 2 Sätze.
+ 24	+ Rumpfbeuge beidbeinig am Boden (ohne AC, nur Dehnen)		20–30 Sekunden Dehnen im Anschluss an Übung 64		
28	Halbes Grätschen im Kniestand	2 pro Seite	10–15 Wdh. 20 s Dehnen, 5–8 s CR 20–30 s Dehnen	keine Pause, nur Beinwechsel	Heben Sie 10–15-mal das Bein gestreckt im rechten Winkel zum Körper auf und ab. Danach nehmen Sie eine halbe Grätsche ein und fahren mit der CR-Technik fort.
55	Reverse Butterfly + Arm-Extension an den Ringen	2 komplette Durchläufe	je 10–15 Wdh.	10–15 s	Führen Sie den ersten Satz der Übung 55 durch. Im Anschluss daran machen Sie sofort mit Übung 16 und dem Dehnen des Arm-Rumpf-Winkels weiter.
+ 16	+ Arm-Rumpf-Winkel (ohne AC, nur Dehnen)		20–30 Sekunden Dehnen sofort im Anschluss an den ersten Satz von Übung 55		

Übungsverzeichnis

Stichwortverzeichnis

Verwendete Literatur und Literaturempfehlungen

Freiwald, Jürgen (2009): Optimales Dehnen. Sport – Prävention – Rehabilitation. Spitta, Balingen.
Fritzsche, Jürgen (2013): Koordinationstraining für Kampfsportler – Teil 1. Dr. Jürgen Fritzsche Verlag, Usingen.
Fritzsche, Jürgen (2013): Koordinationstraining für Kampfsportler – Teil 2. Dr. Jürgen Fritzsche Verlag, Usingen.
Gärtner, Daniel (2014): Einfluss verschiedener Dehnmethoden auf ausgewählte Leistungsparameter im Kampfsport. Sierke, Göttingen.
Gießing, Jürgen (2010): HIT-Fitness. HochintensitätsTraining. Riva, München.
Grosser, Manfred/Renner, Thomas (2007): Schnelligkeitstraining. Grundlagen, Methoden, Leistungssteuerung, Programme für alle Sportarten. BLV, München.
Grosser/Starischka/Zimmermann (2012): Das neue Konditionstraining. Grundlagen | Methoden | Leistungssteuerung | Übungen | Trainingsprogramme. BLV, München.
Hartig, Roswitha/Buchmann, Günter (2011): Gerätturnen. Trainingsmethodik. Meyer/Meyer, Berlin.
Klee, Andreas/Wiemann, Klaus (2005): Praxis Ideen. Bewegungskompetenzen. Beweglichkeit/Dehnfähigkeit. Hofmann, Schorndorf.
Lehmann, Philipp (2014): Project Body. Nachhaltiger Trainingseinstieg. Die Wahrheit über gesunde Ernährung. Motivation und Trainingsphilosophie. Amazon Distribution, Leipzig.
Scheid, Volker/Prohl, Robert (2007): Bewegungslehre. Kursbuch Sport 3. Limpert, Wiebelsheim.
Thines, Gerd (2000): Beweglichkeitstraining. Grundlagen, Methoden, Leistungssteuerung, Übungen. BLV, München.
Weineck, Jürgen (2010): Optimales Training. Leistungsphysiologische Trainingslehre unter besonderer Berücksichtigung des Kinder- und Jugendtrainings. Spitta, Balingen.
Wirth, Klaus, et al. (2012): Krafttraining im Leistungssport. Theoretische und praktische Grundlagen für Trainer und Athleten. Sportverlag Strauß, Köln.

Ein herzlicher Dank an Puma für die Ausstattung unserer Models. PUMA

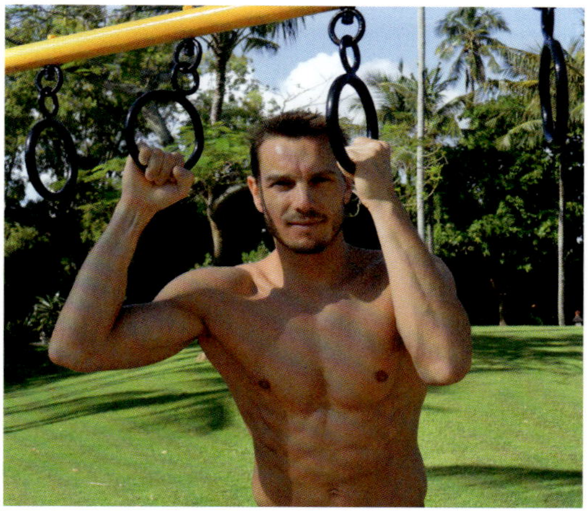

Über den Autor

Dr. Daniel Gärtner ist Sportwissenschaftler und staatlich geprüfter Sportlehrer. Er ist Dozent an der TU München und forscht auf dem Gebiet der Biomechanik im Sport. Seine Studenten unterrichtet er in Geräteturnen, Kampfsport und Fitness. Außerdem entwickelt er Fitness-Videos für zu Hause und dreht Berichte für Film und Fernsehen. Zu seinen größten Erfolgen im Leistungssport gehört der dreimalige Weltmeistertitel im Kickboxen. Fit hält sich Dr. Daniel Gärtner mit Körpergewichtsübungen und Krafttraining. Zudem zählen Geräteturnen und Klettern zu seinen Hobbys.
www.dr-daniel-gaertner.de

Impressum

Bibliografische Information der Deutschen Nationalbibliothek

Die Deutsche Nationalbibliothek verzeichnet diese Publikation in der Deutschen Nationalbibliografie; detaillierte bibliografische Daten sind im Internet über http://dnb.d-nb.de abrufbar.

BLV Buchverlag GmbH & Co. KG
80636 München

www.facebook.com/blvVerlag

Bildnachweis
Alle Fotos von Ulli Seer, außer S. 1, 6/7, 55, 66/67, 138/139, 160/161, 175: Daniel Gärtner; S. 9: Shutterstock/Sergey Golotvin; S. 11: Shutterstock: Diego Barbieri; S. 15: Fotolia/Petro Feketa; S. 49: Shutterstock/Stefan Schurr

Grafiken
Angelika Brauner, München

Umschlagkonzeption: Kochan & Partner, München
Umschlagfotos: Vorderseite und Rückseite: Ulli Seer

Lektorat: Stella Rahn
Herstellung: Timo Wenda
Buchgestaltung: Kathrin Michel, Satz+Layout Fruth GmbH

Gedruckt auf chlorfrei gebleichtem Papier

Printed in Germany

ISBN 978-3-8354-1382-5

Hinweis
Das vorliegende Buch wurde sorgfältig erarbeitet. Dennoch erfolgen alle Angaben ohne Gewähr. Weder Autor noch Verlag können für eventuelle Nachteile oder Schäden, die aus den im Buch vorgestellten Informationen resultieren, eine Haftung übernehmen.